高职高专护理类教材

Pathology

病理学

曹娟 等 主编

河南大学出版社
HENAN UNIVERSITY PRESS

·郑州·

图书在版编目（CIP）数据

病理学 / 曹娟等主编. -- 郑州：河南大学出版社，
2024.12. -- ISBN 978-7-5649-6203-6

Ⅰ. R36

中国国家版本馆 CIP 数据核字第 2024EV9111 号

BINGLIXUE
病理学

责任编辑：阮林要
责任校对：林方丽
封面设计：郭　灿

出　版	河南大学出版社
	地址：郑州市郑东新区商务外环中华大厦2401号
	邮编：450046
	电话：0371-86059701（营销部）
	网址：hupress.henu.edu.cn
排　版	河南树青文化传播有限公司
印　刷	广东虎彩云印刷有限公司
版　次	2024年12月第1版　　印次　2024年12月第1次印刷
开　本	787 mm×1092 mm　1/16　　印张　24.5
字　数	422千字　　定价　75.00元

（本书如有印装质量问题，请与河南大学出版社营销部联系调换。）

编委会

主　编

曹　娟　深圳市儿童医院

李　莹　中国中医科学院广安门医院

阿曼别克·阿曼塔依　新疆医科大学第一附属医院

曹　丹　深圳市第三人民医院

范海明　广州华商学院

副主编

杨　海　深圳市第三人民医院

赵　宇　北京大学深圳医院

朱晓俊　湖北医药学院附属襄阳市第一人民医院

何艳霞　河南中医药大学第一附属医院

万晓蓉　三峡大学第一临床医学院 宜昌市中心人民医院

前 言

为落实国家"十二五"医学高等专科教育教学改革的要求,充分体现《国家中长期教育改革和发展规划纲要(2010—2020)》的精神,适应现代社会对医护人才岗位能力和职业素质的需要,迎合新的职业资格考试大纲的修订,我们力邀知名专家学者组织编写了《病理学》这本教材。

本教材在编写过程中,编者始终遵循"贴近学生、贴近考试、贴近专业、贴近社会"的基本原则,努力做到以学生认知规律为导向、以护理专业培养目标为本位、以新颁教学大纲为统领,切合学生参加国家护士执业资格考试和新时期护理岗位的实际需求,体现"实用为本,够用为度"的特点,注重思想性、科学性、先进性、启发性和适用性"五性"相结合,积极构建"理论—实践—测试"三位一体的高职高专教育教材体系。为充分体现职业教育中项目教学、案例教学和问题导向教学的研究成果,我们在教材的编写形式上进行了大胆的尝试:教材正文以项目为单位,每个项目下先按照掌握、熟悉、了解三个层次列出知识目标,让师生明确要做什么;项目下再设置若干个任务供师生完成,任务中安排少量知识链接,不但不增加学生的学习负担,还可以帮助学生拓展知识,提高学习兴趣;文后插有大量的彩图,图图比较、图文并茂,使教学更直观、生动;各项目后作出"小结",展示"画龙点睛"的神功,有助于学生吸纳项目知识的精髓;最后列出精心编选的贴近国家护士资格考试的目标检测题,引导学生进行自我检测,提高自学能力,为学生将来参加国家护士资格考试和顺利走上护理岗位奠定坚实的基础。

本教材分绪论、总论和各论三部分:项目一至项目十二为总论,重点叙述疾病的基本形态、功能、代谢变化;项目十三到项目二十为各论部分,叙述各系统常见病、多发病的病因、发病机制、病理变化、病理临床联系、结局等，并将重点放在病理变化及病理临床联系上，尽量简化发病机制的叙述，体现与相关课程的衔接。

本教材编写时，借鉴、参考了很多有关文献、书籍，有了前辈、同仁奠定的坚实基础，这次编写工作才得以顺利完成，在此献上编者最真挚的敬意。

由于受编写水平、经验和时间的限制，书中疏漏与不足之处一定不少，恳请各位读者批评指正，并及时向编写组反馈意见与建议，以便再版时纠正。谨致谢意！

编　者

目 录

绪 论 ·· 1

项目一　疾病概述 ··· 6
　　任务一　健康与疾病 ·· 6
　　任务二　病因学 ·· 7
　　任务三　发病学 ·· 9
　　任务四　疾病经过 ·· 12

项目二　细胞、组织的适应、损伤与修复 ·· 16
　　任务一　细胞、组织的适应 ·· 17
　　任务二　细胞、组织的损伤 ·· 19
　　任务三　损伤的修复 ··· 25

项目三　局部血液循环障碍 ·· 37
　　任务一　充血和淤血 ··· 38
　　任务二　出血 ··· 41
　　任务三　血栓形成 ·· 42
　　任务四　栓塞 ··· 46
　　任务五　梗死 ··· 49

项目四　炎症 ··· 55
　　任务一　炎症的原因 ··· 56
　　任务二　炎症的基本病理变化 ·· 57
　　任务三　炎症介质 ·· 62
　　任务四　炎症的局部临床表现和全身反应 ·· 64

任务五　炎症的临床类型 …………………………………………………… 65
　　任务六　炎症的病理学类型及其特点 ……………………………………… 66
　　任务七　炎症的结局 ………………………………………………………… 70

项目五　肿瘤 ……………………………………………………………………… 75
　　任务一　概念 ………………………………………………………………… 76
　　任务二　特征 ………………………………………………………………… 76
　　任务三　良性肿瘤与恶性肿瘤的区别 ……………………………………… 84
　　任务四　命名和分类 ………………………………………………………… 85
　　任务五　分级和分期 ………………………………………………………… 88
　　任务六　癌前病变、上皮内瘤变和原位癌 ………………………………… 88
　　任务七　常见肿瘤举例 ……………………………………………………… 89
　　任务八　肿瘤的病因学 ……………………………………………………… 97
　　任务九　肿瘤的发病学 ……………………………………………………… 101
　　任务十　肿瘤的防治原则 …………………………………………………… 103

项目六　水、电解质代谢紊乱 …………………………………………………… 107
　　任务一　水、钠代谢紊乱 …………………………………………………… 107
　　任务二　钾代谢紊乱 ………………………………………………………… 114

项目七　酸碱平衡失调 …………………………………………………………… 119
　　任务一　概述 ………………………………………………………………… 119
　　任务二　单纯性酸碱平衡失调 ……………………………………………… 122
　　任务三　混合性酸碱平衡失调 ……………………………………………… 127

项目八　发热 ……………………………………………………………………… 130
　　任务一　发热原因和机制 …………………………………………………… 131
　　任务二　发热时相和代谢特点 ……………………………………………… 132
　　任务三　发热时机体的功能代谢变化 ……………………………………… 133

项目九　缺氧 ……………………………………………………………………… 136
　　任务一　概述 ………………………………………………………………… 136
　　任务二　缺氧的类型、原因、机制及特点 ………………………………… 137
　　任务三　缺氧时机体功能及代谢改变 ……………………………………… 141
　　任务四　影响机体对缺氧耐受性的因素 …………………………………… 143

项目十　休克 ……………………………………………………………………… 145
　　任务一　分类 ………………………………………………………………… 145

| 任务二 | 发生机制 | 147 |
| 任务三 | 机体代谢与功能变化 | 150 |

项目十一　弥散性血管内凝血　154

任务一	原因及发生机制	155
任务二	影响DIC发生、发展的因素	156
任务三	分期和分型	157
任务四	病理临床联系	158

项目十二　应激　163

任务一	概述	163
任务二	应激的全身性反应	165
任务三	应激与疾病	167

项目十三　心血管系统疾病　172

任务一	动脉粥样硬化	173
任务二	冠状动脉粥样硬化性心脏病	176
任务三	高血压	180
任务四	感染性心内膜炎	184
任务五	心瓣膜病	185
任务六	心肌病	187
任务七	心肌炎	188
任务八	心功能不全	190

项目十四　呼吸系统疾病　203

任务一	慢性阻塞性肺疾病	203
任务二	慢性肺源性心脏病	208
任务三	肺炎	210
任务四	肺硅沉着症	214
任务五	肺癌	217
任务六	呼吸功能不全	220

项目十五　消化系统疾病　227

任务一	胃炎	228
任务二	消化性溃疡病	231
任务三	病毒性肝炎	233
任务四	肝硬化	238

任务五　消化系统常见肿瘤 …………………………………………………… 242
　　任务六　肝性脑病 ………………………………………………………………… 249
项目十六　泌尿系统疾病 ……………………………………………………………… 258
　　任务一　肾小球肾炎 ……………………………………………………………… 259
　　任务二　肾盂肾炎 ………………………………………………………………… 263
　　任务三　泌尿系统常见肿瘤 …………………………………………………… 265
　　任务四　肾功能不全 ……………………………………………………………… 268
项目十七　生殖系统疾病及乳腺疾病 …………………………………………… 280
　　任务一　女性生殖系统疾病 …………………………………………………… 280
　　任务二　乳腺疾病 ………………………………………………………………… 288
　　任务三　男性生殖系统疾病 …………………………………………………… 290
项目十八　内分泌系统与风湿免疫系统疾病 ………………………………… 294
　　任务一　甲状腺疾病 ……………………………………………………………… 294
　　任务二　风湿病 …………………………………………………………………… 299
　　任务三　糖尿病 …………………………………………………………………… 303
项目十九　传染病 ……………………………………………………………………… 307
　　任务一　结核病 …………………………………………………………………… 308
　　任务二　伤寒 ……………………………………………………………………… 315
　　任务三　细菌性痢疾 ……………………………………………………………… 318
　　任务四　流行性脑脊髓膜炎 …………………………………………………… 319
　　任务五　流行性乙型脑炎 ……………………………………………………… 321
　　任务六　流行性出血热 ………………………………………………………… 322
　　任务七　手足口病 ………………………………………………………………… 324
　　任务八　性传播疾病 ……………………………………………………………… 326
项目二十　寄生虫病 …………………………………………………………………… 332
　　任务一　阿米巴病 ………………………………………………………………… 332
　　任务二　血吸虫病 ………………………………………………………………… 335
参考文献 ………………………………………………………………………………… 339
彩色插页 ………………………………………………………………………………… 341

绪 论

学习目标

知识目标

1. 熟悉病理学与病理生理学的研究对象、方法和内容。
2. 了解病理学与病理生理学在医学中的地位及发展简史。

病理学与病理生理学是利用自然科学的方法研究疾病的病因、发病机制、病理变化（疾病时发生的形态、功能和代谢改变）和转归的一门医学基础学科。掌握疾病的发生、发展规律，为疾病的防治提供科学的理论基础。

一、教学内容

病理学侧重从形态、结构的角度研究疾病的本质，病理生理学则侧重从功能、代谢的角度研究疾病的本质，而在疾病的发生、发展过程中，机体的形态、结构和功能、代谢的变化相互联系、相互影响。因此，本教材把病理学与病理生理学的内容融为一体，共立二十个项目，项目一至十二为总论，包括细胞、组织的适应、损伤与修复及局部血液循环障碍、炎症、肿瘤等，为各类不同疾病的共同病理变化。项目十三至二十为各论，包括心血管系统疾病、呼吸系统疾病、消化系统疾病、泌尿系统疾病等，阐述了各系统常见疾病的特殊病理规律。总论和各论之间联系密切，有共性和个性关系。

二、在医学中的地位

病理学与病理生理学是沟通基础医学（解剖学与组织胚胎学、生理学、生物化学、病原生物学与免疫学等）和临床医学（内科学、外科学、妇科学、产科学、儿科学、中医学、危急重症监护等）的桥梁，起着承前启后的作用。病理学与病理生理学既是基础医学课的临床，又是临床医学课的基础。临床医学运用病理学与病理生理学研究方法（尸体剖检、活体组织检查、动物实验、组织和细胞培养等），为临床明确死亡原因、疾病的诊断、新药物的研制、药物疗效的观察等提供了科学依据，从而提高了各类疾病的防治水平。

三、研究方法及其在临床医学中的应用

1. 尸体剖检（autopsy）

尸体剖检即对死亡者的遗体进行病理解剖检验，简称尸检。通过肉眼和显微镜下观察各器官和组织的病理变化，其目的是：①确定疾病诊断，查明死因，提高医疗技术水平；②及时发现新发生的传染病、地方病，为防病治病提供科学依据；③完成医疗事故的鉴定，明确责任；④广泛收集病理学与病理生理学教学标本，供医务人才使用。

2. 活体组织检查（biopsy）

活体组织检查即用手术、钳取、穿刺、针吸等方法，取出活体内病变组织，进行病理检查，简称活检。临床上常应用活检确定病变性质，验证及观察疗效，估计患者的预后；必要时可做冷冻切片，快速诊断，帮助临床医生选择最佳治疗方案。活检时，应注意活检的部位应准确，切忌挤压组织，取出的组织应及时放入盛有固定液（10%甲醛，即商品甲醛1份加水9份）的容器内。标本容器上注明患者姓名、标本名称等，有利于病理诊断。

3. 细胞学检查（cytology）

细胞学检查是指通过各种方法采集病变部位的细胞，涂片染色后进行镜下观察，作出细胞学诊断。临床常用的有印片细胞学检查（体表溃疡、手术切除新鲜组织等直接用玻璃片印沾病变的细胞），与外界相通内脏器官的刷片、刮片（食管、阴道、肺等）及深部组织的细针头穿刺细胞学检查（乳腺、淋巴结、肝）等。此方法具有设备简单、操作简便、患者痛苦小等优点，主要用于疾病诊断、健康普查、激素水平测定（阴道脱落细胞涂法）及为细胞培养提供标本等。

4. 动物实验（animal experiment）

在实验动物身上复制某些人类疾病的模型，通过疾病复制，研究疾病的病因和发病机制，病理变化，发生、发展规律，转归，验证药物疗效等。但应注意动物和人之间存在种种差异，不能将动物实验结果不加分析地直接应用于人体，仅仅作为研究人体疾病的参考。

5. 组织培养和细胞培养（tissue and cell culture）

将人体或动物体内某种组织或细胞取出，在体外用适宜的培养基进行培养，动态观察在各种致病因素作用下，细胞、组织病变的发生和发展，如抗癌药物对肿瘤细胞生长的影响等。体外环境与体内环境有很大差异，不能将体外研究结果与体内变化同等对待。

四、观察方法

1. 肉眼观察

通过肉眼，借助于量尺、磅秤等对所检大体标本及其病变组织（大小、形状、色泽、重量、质地、表面、切面与周围组织关系）进行观察、测量、取材和记录等。肉眼观察对临床医师手术时了解病变性质、决定切除范围和病理医师选择取材的部位都具有十分重要的意义。

2. 组织学和细胞学观察

组织学和细胞学观察即自大体标本中，取病变部位的组织（细胞）制成切片，常规苏木精-伊红染色（HE染色）或特殊染色，镜下观察，作出病理诊断。组织学和细胞学观察是常用的病理学与病理生理学诊断和研究方法。

3. 超微结构观察

运用透射、扫描电子显微镜对细胞的内部及表面超微结构进行观察，即从亚细胞（细胞器）和分子水平了解细胞的病变。

4. 组织化学和细胞化学观察

运用化学试剂与组织、细胞中某种化学成分起特异性化学反应而显色的方法，从而显示病变组织、细胞的化学成分，如蛋白质、脂类、糖类等，对某些病变诊断具有重要价值。

5. 免疫组织化学观察

利用抗原抗体高度特异性的结合反应，检测组织或细胞中未知的抗原或抗体、激素等。此方法常用于病理学与病理生理学研究、诊断和鉴别诊断，如免疫荧光技术在临床上用于肾小球肾炎的分类等。

五、学习方法

（1）重视总论与各论之间的密切联系。总论是学习各论的基础，学习各论的同时，要不断复习总结，注意两者密切结合。

（2）重视理论课与实验课的联系。在学习时，注意大体标本、病理切片、动物实验的观察，通过形态、结构的改变，理解功能、代谢的变化；由功能、代谢的变化，联想形态的改变，做到理论联系实际。

（3）注意动态地认识疾病的形态、功能、代谢的变化及相互联系。同一疾病不同时期，其病理变化不同，只有动态地认识疾病变化，才能更好地应用于临床。

（4）重视病变局部和整体的联系。局部病变可累及全身，但又受整体所制约；全身性疾病表现为局部病变，既要注意局部，也不能忽视整体。

（5）重视病理变化与临床联系。应用病理学与病理生理学知识解释临床表现，由临床表现联系其病理变化，有利于疾病的防治。

（6）重视病理学与病理生理学与相关学科的联系。必须掌握正常人体形态、功能和代谢特点，以正常为标准，判断患者各种变化。

总之，在学习病理学与病理生理学时，要注意独立思考、综合分析，认识疾病的病因、发病机制、病理变化、病理临床联系、病理过程和转归，通过标本观察、动物实验、多媒体教学及病例分析等，提高学习效率。

临床病理讨论会（Clinical Pathological Conference，CPC）是由临床医师和病理医师共同参与的学术性活动，定期或不定期举行。临床专家和病理专家从各自不同的角度，对有价值的疾病进行分析、综合，提高诊断、治疗水平，促进科研和教育事业的发展。

六、发展简史

我国秦汉时期的医学巨著《黄帝内经》、隋唐时代巢元方的《诸病源候论》、南宋时期宋慈的《洗冤集录》等对病理学与病理生理学的发展作出了重大贡献。长期以来，我国现代病理学与病理生理学家对传染病、恶性肿瘤、心血管疾病等进行了深入的研究，取得了丰硕的成果。同时，通过多种形式，培养造就了一大批病理学与病理生理学工作者，为我国病理学与病理生理学事业的发展作出了巨大贡献。

随着科学的发展，病理学与病理生理学学术体系逐渐完善。如肉眼观察器官病变，称为解剖病理学；借助于显微镜进行组织学或细胞学研究，称为组织病理学或细胞病理学；利用电子显微镜技术，观察病变的超微结构变化，称为超微结构病理学。随着实验病理学、免疫组织化学、流式细胞术、图像分析技术和分子生物学等理论和技术应用，又极大地推动了传统病理学与病理生理学的发展。特别是学科间的互相渗透，使病理学与病理生理学出现了许多新的分支学科，如免疫病理学、分子病理学、遗传病理学和定量病理学等。而对疾病的研究也从个体向群体、社会发展，并与环境相结合，出现了地理病理学与病理生理学、社会病理学与病理生理学等。这些大大加深了对疾病本质的认识，也为许多疾病的防治开辟了光明的前景。

项目小结

  病理学与病理生理学是研究疾病发生发展和转归规律的一门基础医学课程。其研究方法有尸体剖检、活体组织检查、细胞学检查和动物实验等。病理学及病理生理学是沟通基础医学和临床医学的桥梁。

（朱晓俊）

项目一 疾病概述

学习目标

知识目标

1. 掌握疾病发生发展过程中的共同规律，死亡各期的特点，脑死亡的判断标准。
2. 熟悉健康与疾病的概念、疾病发生的原因和条件、疾病的经过与转归。
3. 了解疾病发生的基本机制。

任务一 健康与疾病

一、健康（health）

根据现代生物-心理-社会医学模式，世界卫生组织（World Health Organization，WHO）将健康定义为：健康不仅是没有疾病或病痛，而且是保持躯体上、心理上及社会适应上的完好状态。躯体健康是指人体组织结构和生理功能正常；心理健康是指人精神、情绪和意识方面的良好状态，如情绪稳定乐观、精力充沛、人际关系协调等；社会适应是指能够按照社会道德行为规范准则约束自己，以及自身价值的实现和对社会的贡献等。

二、疾病（disease）

疾病是指机体在病因和条件的共同作用下，自稳调节紊乱而发生的异常生命活动。机体出现功能、代谢和形态结构的变化，表现出一系列临床症状和体征。症状是指疾病过程中患者主观感觉到的异常现象，如恶心、头痛、烦躁等；体征是指体格检查时客观发现的病理状态，如心脏杂音、肝大等。

三、亚健康（subhealth）

亚健康是指介于健康与疾病之间的生理功能低下状态，又称"次健康""中间状态""灰色状态"等。虽然临床检查无明显器质性病变，但常表现倦怠乏力、精神不振、烦躁易怒、食欲减退、失眠焦虑等，其原因与工作学习负荷过大、心理应激、不良生活习惯、环境污染等因素有关。如果不及时调整，亚健康可转向疾病。因此，加强体育锻炼，养成良好的饮食和生活习惯，改善心理调节，提高免疫力等干预措施，可以预防疾病。

四、病理过程（pathological process）

在多种疾病中都可以出现的共同的、成套的功能、代谢和结构的变化称为病理过程，如发热、水肿等。同一疾病可以有不同的病理过程，不同的疾病可以有相同的病理过程。

（万晓蓉）

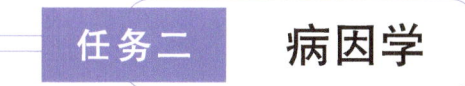

任务二　病因学

病因学（etiology）是研究疾病发生原因与条件的科学。

一、疾病发生的原因

疾病发生的原因又称致病因素（病因），是引起疾病发生必不可少的特异性因素，主要有以下几类。

1. 生物因素

生物因素是最常见的病因，如细菌、病毒、真菌、支原体、立克次体、寄生虫（原虫、线虫、蠕虫）等。常通过一定的途径引起感染性疾病，其致病作用主要取决于病原体侵入机体的数量、毒力、侵袭力等。

2. 物理因素

物理因素如机械力、高温、低温、电离辐射等。其致病作用主要取决于作用的强度、部位及持续时间。其致病特点为一般潜伏期较短或没有，无器官选择性，如刀割伤、子弹贯通伤等。

3. 化学因素

化学因素如强酸、强碱、化学毒物及植物毒性物质（白毒伞）等。其致病作用与毒物的性质、剂量、作用部位有关。

4. 遗传因素

遗传因素是指通过染色体异常和基因突变直接引起疾病或使机体获得遗传易感性（遗传决定的易于患某种疾病倾向性）的因素。染色体异常可表现为染色体数目异常和结构畸变，如常染色体数目异常（47，trisomy21）导致唐氏综合征、性染色体畸变（47，XXY）导致Klinefelter's综合征（两性畸形）。基因突变（基因缺失、突变、插入和融合等）可引起相应的分子病，如血友病。遗传倾向性疾病（高血压、精神分裂症、糖尿病、癌症等）可能是多个基因的变异，其发病常是遗传因素与环境因素共同作用的结果。

5. 先天性因素

先天性因素是指能影响胎儿生长发育，导致胎儿损害引起疾病。由先天性因素引起的疾病称为先天性疾病，如先天性心脏病等。

6. 营养因素

机体营养物质的缺乏常导致疾病，如维生素A缺乏可引起夜盲症、维生素D缺乏引起佝偻病。而营养物质过剩也可导致疾病，如脂肪摄入过多导致肥胖症等。

7. 免疫因素

免疫功能异常导致的疾病包括：①变态反应性疾病，如荨麻疹、支气管哮喘等；②自身免疫性疾病，如类风湿性关节炎、系统性红斑狼疮等；③免疫缺陷病，有先天性（先天性胸腺发育不全Digeorge综合征）和后天获得性（艾滋病）两种。

8. 精神、心理及社会因素

精神、心理及社会因素与疾病的发生关系密切，如高血压病、消化性溃疡等。

二、疾病发生的条件

疾病发生的条件是指在病因作用于机体的前提下,影响疾病发生、发展的因素。条件本身并不直接导致疾病,但它的存在可促进或阻碍疾病的发生。例如,结核分枝杆菌是结核病发生的原因,但并不是所有感染了结核分枝杆菌的个体都会发生结核病。只有在各种因素如过度劳累、营养不良、居住环境恶劣等导致机体免疫功能低下时才容易患病。那些能够促进或加强某一疾病或病理过程发生发展的因素称为诱因,如心律失常、妊娠、分娩等就是心力衰竭发生的诱因。

病因与条件的关系:①病因决定疾病的特异性,但致病条件可能影响疾病的发生和发展;②并不是所有疾病的发生都需要有条件的存在,如机械暴力、毒物中毒并不需要条件即可致病;③病因和条件是相对的。同一个因素,在一种疾病中是病因,而对于另一种疾病又可能是条件。例如,营养不足本身是营养不良症的致病原因,营养不足使机体抵抗力降低,又可以成为多种感染发生的条件。某些可促进疾病发生的因素,但尚未阐明是该疾病的原因还是条件,这些因素被统称为危险因素,如吸烟、高脂血症被认为是动脉粥样硬化的危险因素。

(万晓蓉)

任务三　发病学

发病学(pathogenesis)是研究疾病发生的基本机制,以及发生、发展及转归规律的科学。

一、疾病发生、发展的一般规律

1. 损伤与抗损伤反应贯穿疾病的始终

损伤反应包括初始病因引起的损伤及疾病过程中产生的继发性损伤,抗损伤反应是机体针对损伤产生的防御反应。损伤与抗损伤反应相互抗争,两者的力量对比决定着病程发展的方向和转归。如创伤造成血管破裂、出血,血容量减少时,机体则通过一系列的抗损伤反应来维持机体正常的代谢功能。如通过反射性引起交感神经兴奋,外周血管收缩,增加回心血量以维持血压水平;通过心率加快、心肌收缩力加强等代偿作用使心排血量增加，以保证心、脑等生命器官的血液供应。如果损伤反应较轻，通过抗损伤反应和有效治疗，机体可恢复健康；反之，抗损伤反应低下，又未进行合理治疗，则病情恶化，甚至危及生命。有些变化兼有损伤与抗损伤的双重作用，如炎症的渗出。

2. 因果交替转化

因果转化规律是疾病发生发展中的一个基本规律。致病原始因素"因"作用于机体后产生损伤"果"，这些"果"在一定条件下又可作为新的因素（新的"因"）引起另一些新的损伤（新的"果"），从而促使疾病不断发展。

（1）良性循环：如外伤性大失血，如果能及时采取有效的止血、输血等措施，可防止病情的恶化，使病情向机体康复方向发展。

（2）恶性循环：如外伤性大失血，如不能及时采取有效的治疗措施，则可引起血容量减少、血压下降，使回心血量和心排血量进一步减少，导致器官功能障碍，使病情进一步恶化。因此，认真分析病情变化，采取及时有效的措施，终止恶性循环，可促使疾病向良性循环方向发展。

3. 局部与整体相互影响

正确认识局部与整体的相互关系，客观分析疾病的发生、发展，对疾病的诊断和治疗具有重要意义。如冠状动脉粥样硬化虽然是局部病变，但它能使心肌缺血、缺氧而影响心脏功能，导致心排血量减少，使全身供血不足；糖尿病是一种全身性疾病，但它可引起皮肤疖、痈等局部病变。

二、疾病发生的基本机制

不同疾病发生机制不同，但都存在着基本机制。

1. 神经机制

许多致病因素可通过影响神经系统而导致疾病：①直接损害神经系统，如脊髓灰质炎病毒能直接损害运动神经元，导致小儿麻痹症；②神经反射引起相应组织器官的功能和代谢变化，如腹部钝击伤引起迷走神经反射，可致心脏停搏；③影响神经递质的合成、释放、分解等导致疾病，如有机磷农药中毒等；④大脑皮质功能紊乱而致病，如长期精神紧张、焦虑等导致原发性高血压等。

2. 体液机制

致病因素直接或间接改变体液的量、成分或体液调节，导致内环境紊乱而引起疾病，如严重脱水、休克。体液因子，如组胺、儿茶酚胺、前列腺素、活化的凝血、纤溶物质等；细胞因子，如白介素、肿瘤坏死因子等，分别通过内分泌、旁分泌和自分泌方式作用于靶细胞受体而发挥相应作用。

3. 细胞机制

致病因素可通过直接或间接损伤组织细胞导致疾病。损伤方式有三种：①直接损伤细胞，如创伤、烧伤等；②细胞膜功能障碍，如缺氧导致细胞膜上钠钾泵功能异常，而致细胞水肿；③细胞器功能障碍，如细菌毒素、大剂量的放射线抑制线粒体呼吸功能，引起细胞生物氧化障碍而致病。

4. 分子机制

任何疾病都可表现出分子水平上的异常。

（1）分子病：是指由于DNA遗传变异所引起的一类以蛋白质异常为特征的疾病。其包括：酶缺陷病，如白化病；蛋白质缺陷病，如珠蛋白生成障碍性贫血；膜病，即细胞膜特异性载体蛋白缺陷而造成膜转运障碍的疾病，如遗传性红细胞增多症；受体缺陷病，如家族性高胆固醇血症、重症肌无力等。

（2）基因病：主要是指基因突变、缺失或其表达调控障碍而引起的疾病。如由一个致病基因引起的基因病（单基因病），如多囊肾等；由多个基因共同控制其表达的疾病（多基因病），如原发性高血压、糖尿病等。

知识链接

人类基因组计划是指研究和测定人类基因组碱基对的序列，寻找人类基因及在染色体上的位置，破译人类遗传信息。它的实施对一些疾病（肿瘤、糖尿病、高血压病和阿尔茨海默病等）相关基因或易感基因的找寻及基因诊断、治疗奠定了基础。

（万晓蓉）

任务四　疾病经过

疾病是一个逐渐发生、发展的过程，一般将其分为以下四个阶段。

一、潜伏期

潜伏期是指病因作用于机体后到疾病最初症状出现前的一段时间，患者在此期间无明显自觉症状。其长短与病因、疾病的类型等有关，有的疾病潜伏期很短或没有（创伤、烧伤），有的可长达数十年（狂犬病）。正确认识疾病的潜伏期，对疾病的预防具有重要意义。

二、前驱期

前驱期是指疾病最初症状出现到典型症状出现前的一段时间。患者表现为全身不适、乏力、头痛、食欲减退、低热等非特异性症状，容易造成误诊。尽早发现，有利于疾病的早期诊断和治疗。

三、症状明显期

症状明显期是指疾病出现特征性临床表现的时期。此期所出现的典型症状与体征常常是诊断疾病的依据。如脑膜炎患者出现的颈强直、角弓反张等脑膜刺激征。此期的长短，主要取决于疾病类型和机体反应性。

四、转归期

转归期是疾病发展的最后阶段。其结局包括康复与死亡。

1. 康复

（1）完全康复（完全痊愈）：是指病因去除，患者的临床症状和体征已经消失，机体形态结构、代谢、功能和自稳调节及心理和社会适应能力均已恢复正常，如天花、麻疹等。

（2）不完全康复（不完全痊愈）：是指损伤性变化虽然得到控制，主要症状和体征消失，但体内仍存在不可恢复的病变和后遗症，需要机体通过代偿维持相对正常生命活动，如风湿性心瓣膜病等。

2. 死亡

死亡是生命活动的终结，也是生命最终的必然结果，可分为生理性死亡和病理性死亡。

（1）传统医学将死亡过程分为三个阶段：①濒死期。濒死期又称临终状态，主要是脑干以上中枢功能抑制或丧失，主要表现为意识模糊或消失、各种反射迟钝、各系统功能严重障碍、心跳减弱、血压降低、呼吸微弱或出现不规则呼吸等。濒死期的时间长短因人、因病而异。②临床死亡期。此期持续时间较短，一般5~6 min，主要是延髓以上中枢神经处于深度抑制状态，标志是自主呼吸和心跳停止、反射消失，但组织细胞仍进行微弱代谢活动。以上两期都属于可逆阶段，如能及时采取有效措施，患者可复活。③生物学死亡期。此期是死亡过程的最后阶段，机体新陈代谢停止，随即出现尸斑、尸僵和尸冷，最终腐烂、分解。

（2）脑死亡：虽然死亡是机体整体功能的永久停止，但各个器官组织并非同时发生死亡。鉴于脑是机体整体功能的灵魂和统帅，目前以脑死亡作为判断死亡的重要标志。脑死亡（brain death）诊断标准有：①不可逆的昏迷和大脑无反应性；②呼吸停止，人工呼吸15 min仍无自主呼吸；③瞳孔散大及固定；④脑神经反射（瞳孔反射、角膜反射、咳嗽反射、吞咽反射等）消失；⑤脑电波消失；⑥脑血液循环完全停止。脑死亡一旦确立，就能精确地判断患者死亡时间，提供死亡的法律依据。它可以协助医务人员确定终止复苏抢救的界限，减少人力、物力消耗；也为器官移植争取良好的时机。

脑死亡和"植物状态"是两个不同的概念。植物状态（植物人）是指因颅脑严重病变（外伤或大脑缺氧等）导致脑认知功能完全丧失，无言语、意识、思维，但仍有自主呼吸、脉搏、血压、体温等，能吞咽食物，有睡眠-醒觉周期及新陈代谢、生长发育等躯体的基本功能。

项目小结

健康是一种躯体上、精神上和社会上处于完好的状态。疾病是机体在一定条件下，受损害因素作用后，由于自稳调节紊乱而发生的异常生命活动过程。病因是指能引起疾病并决定疾病特异性的因素。疾病的发生、发展一般遵循损伤与抗损伤、因果转化及局部与整体的规律。疾病发生、发展的基本机制包括神经机制、体液机制、细胞机制及分子机制。疾病的转归有康复与死亡。脑死亡是指全脑功能的不可逆性永久性丧失，是机体整体死亡的标志。

（万晓蓉）

目标检测

1. 有关健康的说法正确的是（　　）
   A．不生病就是健康
   B．健康是指体格健全
   C．健康是指精神上的完全良好状态
   D．健康是指社会适应能力的完全良好状态
   E．健康是指没有疾病或病痛，躯体上、精神上和社会上的完全良好状态

2. 下述哪项属于患者的症状（　　）
   A．体温升高　　　　　　　　　　B．耳鸣
   C．白细胞升高　　　　　　　　　D．呕吐
   E．肝大

3. 体征是指（　　）
   A．疾病引起患者主观感觉上的异常　　B．在患病机体检查出的客观存在的异常
   C．患者有目的的语言和行为异常　　　D．在体表可以观察到的病理变化
   E．在机体内部出现的结构变化

4. 下述哪项不属于病理过程（　　）
   A．肺炎　　　　　　　　　　　　B．休克
   C．缺氧　　　　　　　　　　　　D．发热
   E．水肿

5. 疾病发生必不可少的因素是（　　）
   A．疾病的条件　　　　　　　　　B．疾病的原因
   C．疾病的危险因素　　　　　　　D．疾病的诱因
   E．疾病的外因

6. 能够促进疾病发生、发展的因素称为（　　）
   A．疾病的条件　　　　　　　　　B．疾病的原因
   C．疾病的危险因素　　　　　　　D．疾病的诱因
   E．疾病的外因

7. 下述哪项不属于生物性致病因素（　　）
   A．病毒　　　　　　　　　　　　B．细菌
   C．四氯化碳　　　　　　　　　　D．立克次体
   E．疟原虫

8. 血友病的致病因素属于（ ）

A. 生物性因素 B. 遗传性因素

C. 先天性因素 D. 营养性因素

E. 免疫性因素

9. 疾病的发展方向取决于（ ）

A. 病因的数量与强度 B. 存在的诱因

C. 机体的抵抗力 D. 损伤与抗损伤力量的对比

E. 机体自稳调节的能力

10. 下述哪项不符合完全康复的标准（ ）

A. 致病因素已经消除或不起作用 B. 疾病时发生的损伤性变化完全消失

C. 劳动能力完全恢复 D. 机体的自稳调节恢复正常

E. 遗留有基本病理变化，通过机体的代偿来维持内环境相对稳定

11. 死亡的概念是指（ ）

A. 呼吸、心跳停止，各种反射消失 B. 各组织器官的生命活动终止

C. 机体作为一个整体机能的永久性停止 D. 脑干以上中枢神经系统处于深度抑制状态

E. 重要生命器官发生不可逆性损伤

12. 濒死期表现为（ ）

A. 心跳、呼吸停止

B. 各种反射消失

C. 意识模糊、反应迟钝、血压下降、呼吸不规则

D. 脑血循环停止

E. 机体难以复苏

13. 只在生物学死亡期出现的变化是（ ）

A. 心跳、呼吸停止 B. 颅神经反射消失

C. 延髓深度抑制 D. 尸冷、尸僵和尸斑

E. 所有组织细胞仍保持微弱的代谢活动

14. 下列哪项不宜作为脑死亡的标准（ ）

A. 心跳停止 B. 自主呼吸停止

C. 颅神经反射消失 D. 不可逆昏迷和大脑无反应性

E. 瞳孔散大或固定

15. 进行复苏的关键时期是（ ）

A. 濒死期 B. 临床死亡期

C. 生物学死亡期 D. 脑死亡期

E. 转归期

项目二 细胞、组织的适应、损伤与修复

学习目标

 知识目标

1. 掌握萎缩、肥大、增生、化生、变性的概念，常见变性的多发部位、形态特征，坏死的基本病变、类型及形态特征，再生、修复的概念，常见的各种组织的再生能力，纤维性修复的概念，肉芽组织形态特点及功能。

2. 熟悉萎缩、肥大、化生的形态特征，细胞凋亡的概念及形态特点，一期愈合与二期愈合的区别，骨折愈合的基本过程。

3. 了解各种组织的再生过程，变性、坏死的相互关系及其后果，影响创伤愈合的因素。

人生命活动过程中，机体细胞、组织不断地受内、外环境变化的刺激，并通过自身的反应和调节机制，以适应外环境条件的改变。当刺激超过一定界限，则出现组织、细胞的适应、损伤与修复。

任务一　细胞、组织的适应

适应（adaptation）是指细胞和由其构成的组织、器官能耐受内外环境中各种有害因子的刺激作用而得以存活的过程。适应在形态上表现为萎缩、肥大、增生和化生。

一、萎缩

萎缩（atrophy）是指已发育正常的实质细胞、组织或器官的体积缩小，可以伴发细胞数量的减少。组织、器官的实质细胞萎缩时，常继发其间质细胞增生，有时使组织、器官的体积比正常还大，称为假性肥大（萎缩的胸腺、肌肉等）。器官先天性的部分性和完全性未发育所致的体积小，分别称为发育不全（hypoplasia）和不发育（agensis），并非萎缩。

萎缩分为生理性萎缩和病理性萎缩两类。人体的许多组织、器官，如胸腺、生殖系统等，随年龄增长会自然地发生生理性萎缩。

1. 原因及类型

（1）营养不良性萎缩：脑动脉粥样硬化时因慢性缺血所致的脑萎缩；蛋白质等摄入不足或消耗过多引起的全身性营养不良性萎缩，如饥饿、慢性消耗性疾病和恶性肿瘤的恶病质等。

（2）压迫性萎缩：如尿路梗阻时，因肾盂积水引起的肾脏萎缩（图2-1）。

（3）失用性萎缩：因长期工作负荷减少所致的萎缩，如长期卧床时的肌肉萎缩、骨质疏松。

（4）去神经性萎缩：如因神经、脑或脊髓损伤所致的肌肉萎缩。

（5）内分泌性萎缩：如因腺垂体肿瘤或缺血性坏死等引发的肾上腺萎缩，严重者还可致甲状腺、性腺和全身性萎缩（Simmonds综合征）。

2. 病理变化

肉眼观，器官体积缩小，重量减轻，颜色变深，质地变硬，包膜皱缩。脑萎缩时，体积缩小，重量减轻，脑回变窄，脑沟变宽，切面皮质变薄。镜下观，实质细胞体积变小，数目减少，间质结缔组织增生。

轻度病理性萎缩时，去除原因后，萎缩的细胞有可能恢复常态；持续性萎缩的细胞会最终死亡。

二、肥大

肥大（hypertrophy）是指细胞、组织和器官体积的增大。肥大分为生理性肥大和病理性肥大。细胞肥大通常具有功能代偿意义，多属于代偿性肥大。由激素引发的肥大称为内分泌性肥大。肥大的组织、器官常伴发细胞数量的增多（增生），即肥大常与增生并存。骨骼肌和心肌是不具分裂能力的永久性细胞，只能以代偿性肥大适应其工作负荷的增加，如运动员有关肌肉的生理性肥大，高血压时左心室排血阻力增加所致的左心室肌壁病理性肥大（图2-2）。妊娠期子宫和哺乳期乳腺发生生理性肥大常兼有增生，属于内分泌性（激素性）肥大。

三、增生

增生（hyperplasia）是指实质细胞的增多。增生可导致组织、器官的体积增大。细胞增生时也常伴发细胞肥大。受机体调控的细胞增生，随其有关引发因素的去除而停止。这显然不同于肿瘤细胞的失控性增生。但是，过度增生的细胞有可能演变为肿瘤性增生。

细胞增生常与激素和生长因子的作用有关。生理和病理情况下都可发生激素性增生，如女性青春期乳腺和妊娠期的子宫均属生理性增生；雌激素水平升高所致的子宫内膜和乳腺增生则属病理性增生。功能代偿也可引发增生，如低钙血症引发的甲状旁腺代偿性增生。

细胞增生通常为弥漫性，以致增生的组织、器官弥漫、均匀地增大。在有关激素的过度作用下，前列腺、甲状腺、肾上腺和乳腺等常呈结节性增生。这可能是由于这类器官中有的靶细胞对于激素的作用更为敏感，因而在正常或大致正常的组织中形成单个或多发性结节。

四、化生

化生（metaplasia）是指一种分化成熟的细胞因受刺激因素的作用转化为另一种分化成熟细胞的过程。化生主要发生于上皮细胞，也见于间叶细胞，可能与干细胞（如上皮组织的贮备细胞、间叶组织的原始间叶细胞）调控分化的基因重新编程（reprogramming）有关，属于细胞的转型性分化。这种分化上的转向通常只发生于同源性细胞之间，即上皮细胞之间和间叶细胞之间。化生有多种类型，最常见为柱状上皮（如子宫颈管和支气管黏膜的腺上皮）、移行上皮等化生为鳞状上皮，称为鳞状上皮化生（简称鳞化）。慢性萎缩性胃炎时胃黏膜腺上皮的肠上皮化生（简称肠化）（图2-3）。在间叶组织中，纤维组织可化生为软骨组织或骨组织（骨化性肌炎时的骨组织形成）。化生的生物学意义利害兼有，以呼吸道黏膜纤毛柱状上皮的鳞状上皮化生为例，化生的鳞状上皮一定程度上强化了局部抗御环境因子刺激的能力，因此属于适应性变化；但是，却减弱了黏膜的自净机制。化生的上皮可以恶变，如肺内的支气管黏膜可发生鳞状细胞癌，胃黏膜可发生肠型腺癌。

（曹　娟）

任务二　细胞、组织的损伤

损伤（injury）是指细胞和组织遭受不能耐受的有害因子刺激后，引起细胞和细胞间质的异常代谢、功能和形态变化。轻度可逆性损伤称为变性，严重不可逆性损伤称为坏死。

一、变性

变性（degeneration）是指细胞或细胞间质受损伤后因代谢发生障碍，导致细胞浆内或细胞间质内有各种异常物质或正常物质蓄积，伴有功能下降，某些为可逆性形态学变化。

（一）细胞水肿

细胞水肿（cellular swelling）又称为水变性（hydropic degeneration），是细胞轻度损伤后常发生的早期病变，多发于肝、心、肾等实质细胞的细胞质。细胞水肿的主要原因是缺氧、感染和中毒。

1. 细胞水肿发生机制

缺氧时线粒体受损伤，使ATP生成减少，细胞膜Na^+-K^+泵功能因而发生障碍，导致细胞质内钠、水增多。

2. 病理变化

发生了细胞水肿的肝、肾等体积增大，颜色变淡。去除病因后，水肿的细胞可恢复正常。弥漫性细胞胀大，细胞质淡染、清亮，核可稍大，重度水肿的细胞称为气球样变（见于病毒性肝炎）。

（二）脂肪变性

细胞浆内甘油三酯（中性脂肪）的蓄积称为脂肪变（fatty change）或脂肪变性（fatty degeneration），多由于营养障碍、感染、中毒和缺氧等引起，多发生于肝细胞、心肌纤维和肾小管上皮。

病理变化：肝细胞是脂代谢的部位，最常发生脂肪变。显著弥漫性肝脂肪变称为脂肪肝。肉眼观，肝增大、边缘钝、色淡黄、较软，切面油腻感。重度脂肪变的肝细胞，其胞核被细胞质内蓄积的脂滴压向一侧，形似脂肪细胞，脂滴表现为大小不等的近圆形空泡（脂肪被制片时的有机溶剂溶解）（图2-4）。肝细胞脂肪变通常不引起肝功能障碍。重度脂肪变的肝细胞可坏死，并可继发肝硬化。去除病因后，蓄积于细胞质内的脂肪可消失。

心肌脂肪变常累及左心室的内膜下和乳头肌，肉眼观可见大致横行的黄色条纹，与未脂肪变的暗红色心肌相间，形似虎皮斑纹，称为"虎斑心"。

心外膜处显著增多的脂肪组织，可沿心肌层的间质向着心腔方向伸入，心肌因受伸入脂肪组织的挤压而萎缩并显薄弱，称为心肌脂肪浸润，并非脂肪变性。重度心肌脂肪浸润时，浸润于心肌内的脂肪组织可接近（甚至达于）心内膜下方，可导致心肌破裂、出血，引发猝死。

（三）玻璃样变

玻璃样变（hyaline change）又称玻璃样变性或透明变性（hyaline degeneration），泛指细胞内、纤维结缔组织间质或细动脉壁等，在HE染片中呈现均质、粉染至红染、毛玻璃样半透明的蛋白质蓄积。其发生机制如下。

1. 细胞内玻璃样变

蓄积于细胞内的异常蛋白质形成均质、红染大小不等的近圆形小体，通常位于细胞浆内。如肾小管上皮细胞的玻璃样小滴变性（蛋白尿时由原尿中重吸收的蛋白质）、浆细胞细胞质中的Russell小体（蓄积的免疫球蛋白）和酒精性肝病时肝细胞细胞质中的Mallory小体等。

2. 纤维结缔组织玻璃样变

纤维结缔组织玻璃样变是胶原纤维老化的表现，见于纤维结缔组织的生理性增生（如发生于萎缩的子宫、乳腺、睾丸等）和病理性增生（瘢痕、动脉粥样硬化斑块、肾小球纤维化、硅肺、心瓣膜病、浆膜粘连、血栓或坏死组织的机化等）。镜下观，增生的胶原纤维变粗、融合，形成均质、粉色或淡红染的索、片状结构，其中很少有纤维细胞和血管。肉眼观，大范围透明变性的纤维结缔组织（如大块瘢痕）呈灰白色、均质半透明，较硬韧。胶原纤维透明变性可能是由于胶原蛋白交联增多，使胶原纤维大量融合、多量糖蛋白蓄积其间；也可能是胶原蛋白变性、融合的结果。

3. 细动脉壁玻璃样变

细动脉壁玻璃样变又称细动脉硬化（arteriolosclerosis），常见于缓进性高血压和糖尿病患者，弥漫地累及肾、脑、脾和视网膜等处的细小动脉壁。玻璃样变的细小动脉壁因有蛋白质蓄积而显增厚、均质性红染，管腔狭窄，可导致血管变硬、血液循环外周阻力增加和局部缺血；管壁弹性减弱、脆性增加，因而继发扩张，导致破裂出血。

（四）淀粉样变

淀粉样变（amyloidosis）是在细胞外的间质内，特别是小血管基底膜处，有蛋白质-黏多糖复合物蓄积，并显示淀粉样呈色反应，即遇碘液后呈棕褐色，再遇稀硫酸时由棕褐色变为深蓝色。这种淀粉样物质（amyloid）在HE染片中呈均质性粉色至淡红色，类似玻璃样变，但被刚果红染成红色、甲基紫染成紫红色。电镜下，淀粉样物质呈细丝状（宽0.75~10 nm）。局部性淀粉样变发生于皮肤、眼结膜、舌、喉、气管和肺、膀胱、胰岛（糖尿病时）等处，也可蓄积于恶性淋巴瘤和神经内分泌肿瘤（如甲状腺髓样癌）的间质内。全身性淀粉样变分为原发性和继发性。继发性者的淀粉样物质来源未明，常继发于严重的慢性炎症（如慢性空洞性肺结核病、慢性化脓性骨髓炎等）和某些恶性肿瘤；原发性者的淀粉样物质来源于免疫球蛋白的轻链。全身性淀粉样变时可累及许多部位，引发相关的临床表现。

（五）黏液样变性

黏液样变性（mucoid degeneration）是指间质内有黏多糖（透明质酸等）和蛋白质的蓄积，常见于间叶组织肿瘤、风湿病、动脉粥样硬化和营养不良时的骨髓和脂肪组织等。镜下观，间质疏松，有多突起的星芒状纤维细胞散在于淡蓝色黏液样基质中。甲状腺功能减退时，可能是由甲状腺素减少所致的透明质酸酶活性减弱，使含有透明质酸的黏液样物质及水分蓄积于皮肤及皮下的间质中，形成黏液性水肿。

（六）病理性色素沉着

有色物质（色素）在细胞内、外的异常蓄积称为病理性色素沉着（pathologic pigmentation）。沉着的色素主要是由体内生成的内源性色素，包括含铁血黄素（hemosiderin）、脂褐素（lipofuscin）、胆红素、黑色素（melanin）等。随空气吸入肺内的炭尘、文身等属于外源性色素沉着（图2-5，图2-6）。

（七）病理性钙化

病理性钙化（pathologic calcification）是指在骨和牙齿外的软组织内有固体性钙盐（主要是磷酸钙和碳酸钙）的沉积。肉眼观，灰白色，颗粒状或团块状，质硬触之有砂粒感。在HE染色时，光镜下可见钙盐呈蓝色颗粒状或片块状。继发于局部变性、坏死组织或其他异物（如血栓、死亡的寄生虫卵）内的钙化，称为营养不良性钙化。由于钙磷代谢障碍，骨钙大量溶解进入血液，形成高血钙导致肾小管、胃黏膜等处钙化，称为转移性钙化。

二、细胞死亡

细胞因受严重损伤而累及细胞核时，呈现代谢停止、结构破坏和功能丧失等不可逆性变化，此即细胞死亡（cell death）。细胞死亡包括坏死和凋亡两大类型。

（一）坏死

坏死（necrosis）是活体内范围不等的局部细胞死亡，死亡细胞的质膜（细胞膜、细胞器膜等）崩解、结构自溶（坏死细胞被自身的溶酶体酶消化）并引发急性炎症反应。炎症时渗出的中性粒细胞释放溶酶体酶，可促进坏死的发生和溶解。坏死可迅即发生，也可由可逆性损伤（变性）发展而来。

1. 基本病变

细胞死亡数小时（如心肌梗死后4~12 h）后，光镜下才可见坏死细胞开始呈现自溶性变化。胞核一般依序呈现：①核固缩（pyknosis），表现为核缩小、凝聚，呈深蓝染，提示DNA停止转录；②核碎裂（karyorrhexis），表现为染色质崩解成致密蓝染的碎屑，散在于细胞质中，核膜溶解；③核溶解（karyolysis），染色质中的DNA和核蛋白被DNA酶和蛋白酶分解，核淡染，只见甚至不见核的轮廓。细胞质红染，胞膜破裂，坏死细胞进而解体、消失；间质内胶原纤维肿胀、崩解、液化，基质解聚。最后坏死的细胞和崩解的间质融合成一片模糊的无结构的颗粒状红染物质。

2. 类型

坏死分为凝固性坏死、液化性坏死和纤维素样坏死三种基本类型，前两种坏死又有一些特殊类型。

（1）凝固性坏死（coagulative necrosis）：坏死细胞的蛋白质凝固，但还保持其轮廓残影（图2-7）。这可能是由于坏死局部的酸中毒使坏死细胞的结构蛋白和酶蛋白变性、溶解的过程。凝固性坏死多发于心肌、肝、脾、肾等。

干酪样坏死（caseous necrosis）是彻底的凝固性坏死，是结核病的特征性病变。肉眼观，可见坏死呈白色或微黄，细腻，形似奶酪（图2-8）。镜下观，无坏死部位原有组织结构的残影，甚至无核碎屑（图2-9）。

（2）液化性坏死（liquefactive necrosis）：是坏死组织因酶性分解而变为液态，最常发生于含可凝固的蛋白少和脂质多的脑和脊髓，又称为软化（malacia）。化脓、脂肪坏死和由细胞水肿发展而来的溶解性坏死（lytic necrosis）都属于液化性坏死。脂肪坏死（fat necrosis）包括创伤性和酶解性两大类。创伤性者多发于皮下脂肪组织（尤其是女性乳房），致脂肪细胞破裂，脂肪外溢，引起巨噬细胞和异物巨细胞吞噬脂质反应，局部形成肿块；酶解性者见于急性胰腺炎，与胰脂酶外溢消化胰周脂肪组织有关。镜下观，坏死脂肪细胞仅留下模糊混浊的轮廓（图2-10）。脂肪坏死时，因有大量脂肪酸形成常继发营养不良性钙化（钙皂形成）。肉眼观为白色的斑点或斑块。

（3）纤维素样坏死（fibrinoid necrosis）：曾称为纤维素样变性，发生于结缔组织和血管壁，是变态反应性结缔组织病（风湿病、类风湿性关节炎、系统性红斑狼疮、结节性多动脉炎等）和急进性高血压的特征性病变。镜下观，坏死组织呈细丝、颗粒状的红染的纤维素（纤维蛋白）样，聚集成片块。纤维素样坏死物质可能是肿胀、崩解的胶原纤维（由抗原-抗体复合物引发），或是沉积于结缔组织中的免疫球蛋白，也可能是由血液中渗出的纤维蛋白原转变成的纤维素。由于疾病的不同，纤维素样物质的成分也不同。

（4）坏疽（gangrene）：是身体内直接或间接地与外界大气相通部位的较大范围坏死，并因有腐败菌生长而继发腐败。坏疽分为干性、湿性和气性坏疽三种（表2-1）。

表2-1 坏疽的分类及对比

项目	干性坏疽	湿性坏疽	气性坏疽
发生	常继发于肢体、肢端等水分容易蒸发的体表组织坏死	常继发于肠管、胆囊、子宫、肺等与外界沟通的器官，也可继发于动脉受阻同时有静脉淤血的体表组织坏死	常继发于深在的开放性创伤，特别是战伤
腐败菌感染	一般较轻	腐败菌感染严重	合并厌氧的产气荚膜杆菌等感染
边界	边界清楚	边界模糊	细菌分解坏死组织产生大量气体，使坏死组织内含气泡呈蜂窝状

3. 结局

（1）细胞坏死后发生自溶，并在坏死局部引发急性炎症反应。

（2）坏死组织溶解，经由淋巴管、血管吸收，或被巨噬细胞吞噬清除。小范围坏死可被完全吸收、清除，较大范围坏死液化后可形成囊腔（cyst）。

（3）坏死组织分离、排出，形成缺损。皮肤、黏膜处的浅表性坏死性缺损称为糜烂（erosion），较深的坏死性缺损称为溃疡，由于坏死形成的开口于表面的深在性盲管称为窦道，两端开口的通道样坏死性缺损称为瘘管。在有天然管道与外界相通器官（如肺、肾等），较大块坏死组织经溶解后由管道（支气管-口腔、输尿管-尿道）排出后残留的空腔,称为空洞。

(4) 机化（organization）。坏死物不能完全溶解吸收或分离排出,则由新生的肉芽组织吸收、取代坏死物的过程称为机化。最终形成瘢痕组织。

(5) 包裹（encapsulation）。坏死灶较大,或坏死物质难于溶解吸收,或不完全机化,最初则由肉芽组织包裹,以后则为增生的纤维组织包裹。

(6) 坏死组织可继发营养不良性钙化。机体内的异物（如血栓）若不能发生溶解吸收,也可发生机化和钙化。

4. 后果

坏死对机体的影响,与下列因素有关。

(1) 坏死细胞的生理重要性,如心肌、脑组织的坏死后果严重。

(2) 坏死细胞的数量,如肝细胞的广泛性坏死后果严重。

(3) 坏死细胞所在器官的再生能力,如肝细胞易于再生,坏死后容易恢复。

(4) 发生坏死器官的贮备代偿能力,如肾、肺为成对的器官,贮备代偿能力强,即便有较大的坏死也不会明显地影响功能。

（二）凋亡

凋亡（apoptosis）是活体内单个细胞或小团细胞的死亡,死亡细胞的质膜（细胞膜和细胞器膜）不破裂,不引发死亡细胞的自溶,也不引起急性炎症反应。凋亡的发生与基因调节有关,又称为程序性细胞死亡（programmed cell death, PCD）。凋亡不仅与胚胎发生、发展、个体形成、器官的细胞平衡稳定等有密切的关系,并在人类肿瘤、自身免疫性疾病、病毒性疾病等的发展中具有重要意义。

电镜下,凋亡的细胞皱缩,质膜完整,细胞质致密,细胞器密集且呈不同程度的退变;核染色质致密,形成形状不一、大小不等的团块边集于核膜处,进而胞核裂解、细胞质多发性芽突;细胞质芽突迅速脱落,形成许多凋亡小体,凋亡小体即在局部被巨噬细胞和相邻的其他细胞（如上皮细胞）吞噬、降解。光镜下,凋亡小体多呈圆形或卵圆形,大小不等,有或无固缩深染的核碎片,细胞质浓缩,强嗜酸性,故又称为嗜酸性小体。病毒性肝炎中所见的嗜酸性小体实为肝细胞的凋亡（图2-11）。

（曹　娟）

任务三　损伤的修复

修复（repair）是指损伤造成机体部分细胞和组织丧失后，机体对所形成的缺损进行修补恢复的过程。修复过程可有两种不同的形式：①由损伤周围的同种细胞来修复，称为再生（regeneration），若完全恢复了原组织的结构及功能，则称为完全再生；②由纤维结缔组织来修复，称为纤维性修复，以后形成瘢痕，故也称瘢痕修复。在多数情况下，由于有多种组织发生损伤，故上述两种修复过程常同时存在。

一、再生

（一）再生类型

再生可分为生理性再生及病理性再生。生理性再生是指在生理过程中，有些细胞、组织不断老化、消耗，由新生的同种细胞不断补充，始终保持着原有的结构和功能。例如，表皮的表层角化细胞经常脱落，而表皮的基底细胞不断地增生、分化，予以补充；消化道黏膜上皮 1~2 d 就更新 1 次；子宫内膜周期性脱落，又由基底部细胞增生加以恢复；红细胞平均寿命为 120 d，白细胞的寿命长短不一，短的如中性粒细胞，只存活 1~3 d，因此需不断地从淋巴造血器官输出大量新生的细胞进行补充。本节所讲的再生指病理状态下细胞、组织缺损后发生的再生，即病理性再生。

（二）再生能力

根据再生能力的强弱，可将人体细胞分为以下三类。

1. 不稳定细胞（labile cells）

这类细胞总在不断地增殖，以代替衰亡或破坏的细胞，如表皮细胞、呼吸道和消化道黏膜被覆细胞、男性及女性生殖器官管腔的被覆细胞、淋巴及造血细胞、间皮细胞等。这些细胞的再生能力相当强。

2. 稳定细胞（stable cells）

在生理情况下，这类细胞增殖现象不明显，在细胞增殖周期中处于静止期（G_0），但受到组织损伤的刺激时，则进入DNA合成前期（G_1），表现出较强的再生能力。这类细胞包括各种腺体或腺样器官的实质细胞，如肝、胰、唾液腺、内分泌腺、汗腺、皮脂腺和肾小管的上皮细胞等；还包括原始的间叶细胞及其分化出来的各种细胞。这些细胞不仅有较强的再生能力，而且原始间叶细胞还有很强的分化能力，可向许多特异的间叶细胞分化。如骨折愈合时，间叶细胞增生，并向软骨母细胞及骨母细胞分化；

平滑肌细胞也属于稳定细胞，但一般情况下其再生能力较弱。

3. 永久性细胞（permanent cells）

属于永久性细胞的有神经细胞、骨骼肌细胞及心肌细胞。不论是中枢神经细胞还是周围神经的神经节细胞，在出生后都不能分裂增生，一旦遭受破坏则成为永久性缺失，但这不包括神经纤维。在神经细胞胞体存活的前提下，受损的神经纤维有着活跃的再生能力。

（三）各种组织的再生过程

1. 上皮组织的再生

（1）被覆上皮再生：鳞状上皮缺损时，由创缘或底部的基底层细胞分裂增生，向缺损中心迁移，先形成单层上皮，以后增生分化为鳞状上皮。黏膜如胃肠黏膜的上皮缺损后，同样也由邻近的基底部细胞分裂增生来修补。新生的上皮细胞起初为立方形，以后增高变为柱状细胞。

（2）腺上皮再生：腺上皮虽有较强的再生能力，但再生的情况依损伤的状态而异。如果有腺上皮的缺损而腺体的基底膜未被破坏，可由残存细胞分裂补充，可完全恢复原来腺体结构；如腺体构造（包括基底膜）被完全破坏，则难以再生。构造比较简单的腺体如子宫内膜腺、肠腺等可从残留部细胞再生。肝细胞有活跃的再生能力，可分为三种：①肝脏在部分切除后，通过肝细胞分裂增生，短期内就能使肝脏恢复原来的大小；②肝细胞坏死时，不论范围大小，只要肝小叶网状支架完整，从肝小叶周边区再生的肝细胞可沿支架延伸，恢复正常结构；③肝细胞坏死较广泛，肝小叶网状支架塌陷，网状纤维转化为胶原纤维，或者由于肝细胞反复坏死及炎症刺激，纤维组织大量增生，形成肝小叶内间隔，此时再生肝细胞难以恢复原来小叶结构，成为结构紊乱的肝细胞团，称为结节状再生。

2. 纤维组织的再生

在损伤的刺激下，受损处的纤维母细胞进行分裂、增生。纤维母细胞可由静止状态的纤维细胞转变而来，或由未分化的间叶细胞分化而来。幼稚的纤维母细胞胞体大，两端常有突起，突起亦可呈星状，细胞质略呈嗜碱性。电镜下，细胞质内有丰富的粗面内质网及核蛋白体，说明其合成蛋白的功能很活跃。胞核体积大、染色淡，有1～2个核仁。当纤维母细胞停止分裂后，开始合成并分泌前胶原蛋白，在细胞周围形成胶原纤维，细胞逐渐成熟，变成长梭形，细胞质越来越少，核越来越深染，成为纤维细胞。

3. 软骨组织和骨组织的再生

软骨再生起始于软骨膜的增生，这些增生的幼稚细胞形似纤维母细胞，以后逐渐变为软骨母细胞，并形成软骨基质，细胞被埋在软骨陷窝内而变为静止的软骨细胞。软骨再生力弱，软骨组织缺损较大时由纤维组织参与修补。

4. 血管的再生

（1）毛细血管的再生：又称为血管形成（angiogenesis），是以生芽（budding）的方式来完成的。首先在蛋白分解酶作用下基底膜分解，该处内皮细胞分裂增生形成突起的幼芽，随着内皮细胞向前移动及后续细胞的增生而形成一条细胞索，数小时后便可出现管腔，形成新生的毛细血管，进而彼此吻合构成毛细血管网。增生的内皮细胞分化成熟时还分泌Ⅳ型胶原、层粘连蛋白和纤维连接蛋白，形成基底膜的基板。周边的纤维母细胞分泌Ⅲ型胶原及基质，组成基底膜的网板，本身则成为血管外膜细胞，至此毛细血管的构筑遂告完成。新生的毛细血管基底膜不完整，内皮细胞间空隙较大，故通透性较高。为了适应功能的需要，这些毛细血管还会不断改建，有的管壁增厚发展为小动脉、小静脉，其平滑肌等成分可能由血管外未分化间叶细胞分化而来。

（2）大血管的修复：大血管离断后需手术吻合，吻合处两侧内皮细胞分裂增生，互相连接，恢复原来的内膜结构。但离断的肌层不易完全再生，而由结缔组织增生连接，形成瘢痕修复。

5. 肌组织的再生

肌组织的再生能力很弱。横纹肌的再生根据肌膜是否存在及肌纤维是否完全断裂而有所不同。横纹肌细胞是一个多核的长细胞，可长达4 cm，核可多达数十甚至数百个。损伤不严重而肌膜未被破坏时，肌原纤维仅部分发生坏死，此时中性粒细胞及巨噬细胞进入该部吞噬清除坏死物质，残存部分肌细胞分裂，产生肌浆，分化出肌原纤维，从而恢复正常横纹肌的结构；如果肌纤维完全断开，断端肌浆增多，也可有肌原纤维的新生，使断端膨大如花蕾样。但这时肌纤维断端不能直接连接，而靠纤维瘢痕愈合。愈合后的肌纤维仍可以收缩，加强锻炼后可以恢复功能；若整个肌纤维（包括肌膜）均被破坏，则难以再生，需由结缔组织增生连接，形成瘢痕修复。

平滑肌也有一定的分裂再生能力，前面已提到小动脉的再生中就有平滑肌的再生，但是断开的肠管或是较大血管经手术吻合后，断处的平滑肌主要是通过纤维瘢痕连接。心肌再生能力极弱，破坏后一般都是瘢痕修复。

6. 神经组织的再生

脑及脊髓内的神经细胞破坏后不能再生，由神经胶质细胞及其纤维修补，形成胶质瘢痕。外周神经受损时，若与其相连的神经细胞仍然存活，则可完全再生。首先，断处远侧段的神经纤维髓鞘及轴突崩解，并被吸收；近侧段的数个Ranvier节神经纤维也发生同样变化。然后，由两端的神经鞘细胞增生形成带状的合体细胞，将断端连接。

近端轴突以每日约 1 mm 的速度逐渐向远端生长，穿过神经鞘细胞带，最后达到末梢鞘细胞，鞘细胞产生髓磷脂将轴索包绕形成髓鞘。此再生过程常需数月以上才能完成。若断离的两端相隔太远，或者两端之间有瘢痕或其他组织阻隔，或者因截肢失去远端，再生轴突均不能到达远端，而与增生的结缔组织混杂在一起，卷曲成团，成为创伤性神经瘤，可发生顽固性疼痛。

二、纤维性修复

纤维性修复首先通过肉芽组织增生，溶解、吸收损伤局部的坏死组织及其他异物，并填补组织缺损，以后肉芽组织转化成以胶原纤维为主的瘢痕组织，修复完成。

（一）肉芽组织

肉芽组织（granulation tissue）由新生薄壁的毛细血管及增生的纤维母细胞构成，并伴有炎性细胞浸润。肉眼观，肉芽组织表现为鲜红色，呈颗粒状，柔软湿润，形似鲜嫩的肉芽故而得名。

1. 肉芽组织的成分及形态

镜下可见大量由内皮细胞增生形成的实性细胞索及扩张的毛细血管，对着创面垂直生长，并以小动脉为轴心，在周围形成袢状弯曲的毛细血管网。新生毛细血管的内皮细胞核体积较大，呈椭圆形，向腔内突出，其数量较多。在此种毛细血管的周围有许多新生的纤维母细胞，此外常有大量渗出液及炎性细胞（图 2-12）。炎性细胞中常以巨噬细胞为主，也有多少不等的中性粒细胞及淋巴细胞。巨噬细胞能分泌 PDGF、FGF、TGF-β、IL-1 及 TNF，加上创面凝血时血小板释放的 PDGF，进一步刺激纤维母细胞及毛细血管增生。巨噬细胞及中性粒细胞能吞噬细菌及组织碎片，这些细胞破坏后释放出各种蛋白水解酶，能分解坏死组织及纤维蛋白。

肉芽组织中一些纤维母细胞的细胞质中含有细肌丝，此种细胞除有纤维母细胞的功能外，尚有平滑肌的收缩功能，因此称其为肌纤维母细胞（myofibroblast）。纤维母细胞产生基质及胶原，早期基质较多，以后则胶原越来越多。

2. 肉芽组织的作用及结局

肉芽组织在组织损伤修复过程中有以下重要作用：①抗感染保护创面；②填补创口及其他组织缺损；③机化或包裹坏死组织、血栓、炎性渗出物及其他异物。

肉芽组织在组织损伤后 2~3 d 内即可出现，自下向上（如体表创口）或从周围向中心（如组织内坏死）推进生长填补创口或机化异物。随着时间的推移（如 1~2 周），肉芽组织按其生长的先后顺序，逐渐成熟。其主要形态标志为：间质的水分逐渐吸收减少；炎性细胞减少并逐渐消失；部分毛细血管管腔闭塞、数目减少，按正常功能的需要少数毛细血管管壁增厚，改建为小动脉和小静脉；纤维母细胞产生越来越多的胶原纤维，最后变为纤维细胞。至此，肉芽组织成熟变为纤维结缔组织，并且逐渐转化为老化阶段的瘢痕组织。

（二）瘢痕组织

瘢痕（scar）组织是指肉芽组织经改建成熟形成的纤维结缔组织。此时组织由大量平行或交错分布的胶原纤维束组成。纤维束往往呈均质性红染即玻璃样变。纤维细胞稀少，核细长而深染，组织内血管减少。大体上局部呈收缩状态，颜色苍白或灰白半透明，质硬韧且缺乏弹性。瘢痕组织的作用及对机体的影响可概括为以下两个方面。

1. 对机体有利的一面

（1）它能把损伤的创口或其他缺损长期地填补并连接起来，可使组织器官保持完整性。

（2）由于瘢痕组织含大量胶原纤维，虽然没有正常皮肤的抗拉力强，但比肉芽组织的抗拉力要强得多，因而这种填补及连接也较牢固，可使组织器官保持其坚固性。如果胶原形成不足或承受力大而持久，加之瘢痕缺乏弹性，可造成瘢痕膨出，在腹壁可形成疝，在心壁可形成室壁瘤。

2. 对机体不利的一面

（1）瘢痕收缩：当其发生于关节附近时，常常引起关节挛缩或活动受限；当其发生于胃肠道、泌尿道等腔室器官时，则可引起管腔狭窄，如胃溃疡瘢痕可引起幽门梗阻。瘢痕收缩的机制可能是由其中的水分丧失或含有大量肌纤维母细胞所致。

（2）瘢痕性粘连：特别是在各器官之间或器官与体腔壁之间发生的纤维性粘连，常常不同程度地影响其功能。

（3）器官内广泛损伤：导致广泛纤维化玻璃样变，可发生器官硬化。

（4）瘢痕组织增生过度：又称肥大性瘢痕。如果这种肥大性瘢痕突出于皮肤表面并向周围不规则地扩延，称为瘢痕疙瘩（keloid）（临床上又常称为"蟹足肿"）。其发生机制不清，一般认为与体质有关；也有人认为，可能与瘢痕中缺血、缺氧，促使其中的肥大细胞分泌生长因子，使肉芽组织增长过度有关。

瘢痕组织内的胶原纤维在胶原酶的作用下，可以逐渐地分解、吸收，从而使瘢痕缩小、软化。胶原酶主要来自纤维母细胞、中性粒细胞和巨噬细胞等。因此，要解决瘢痕收缩和器官硬化等的关键是：在细胞生长调控和细胞外基质等分子病理水平上，阐明如何调控肉芽组织中胶原的合成和分泌，以及如何加速瘢痕中胶原的分解与吸收。

三、创伤愈合

创伤愈合（wound healing）是指机体遭受外力作用，皮肤等组织出现离断或缺损后的愈合过程，包括各种组织的再生和肉芽组织增生、瘢痕形成的复杂组合，表现出各种过程的协同作用。

（一）创伤愈合基本过程

最轻度的创伤仅限于皮肤表皮层，可通过上皮再生愈合；稍重者有皮肤和皮下组织断裂，并出现伤口；严重的创伤可有肌肉、肌腱、神经的断裂及骨折。以下以皮肤手术切口为例叙述创伤愈合的基本过程，并可以此类推黏膜的创伤愈合。

1. 伤口的早期变化

伤口局部有不同程度的组织坏死和血管断裂出血，数小时内便出现炎症反应，表现为充血、浆液渗出及白细胞游出，故局部红肿。早期白细胞浸润以中性粒细胞为主，3 d 后则以巨噬细胞为主。伤口中的血液和渗出液中的纤维蛋白原很快凝固形成凝块，有的凝块表面干燥形成痂皮，凝块及痂皮具有保护伤口的作用。

2. 伤口收缩

2~3 d 后边缘的整层皮肤及皮下组织向中心移动，于是伤口迅速缩小，直到 14 d 左右停止。伤口收缩的意义在于缩小创面。不过在各种具体情况下伤口缩小的程度因伤口部位、伤口大小及形状而不同。伤口收缩是由伤口边缘新生的肌纤维母细胞的牵拉作用引起的，与胶原无关。因为伤口收缩的时间正好是肌纤维母细胞增生的时间。

3. 肉芽组织增生和瘢痕形成

大约从第 3 日开始从伤口底部及边缘长出肉芽组织填平伤口。毛细血管以每日延长 0.1~0.6 mm 的速度增长。其方向大都垂直于创面，并呈袢状弯曲。肉芽组织中没有神经，故无感觉。第 5~6 日起纤维母细胞产生胶原纤维，其后 1 周胶原纤维形成甚为活跃，以后逐渐缓慢下来。随着胶原纤维越来越多，出现瘢痕形成过程，大约在伤后 1 个月瘢痕完全形成。由于局部张力的作用，瘢痕中的胶原纤维最终与皮肤表面平行。

4. 表皮及其他组织再生

创伤发生 24 h 内，伤口边缘的基底细胞即开始增生，并在凝块下面向伤口中心迁移，形成单层上皮，覆盖于肉芽组织的表面。当这些细胞彼此相遇时，则停止迁移，并增生、分化成为鳞状上皮。健康的肉芽组织对表皮再生十分重要，因为它可提供上皮再生所需的营养及生长因子。若肉芽组织长时间不能将伤口填平，并形成瘢痕，则上皮再生将延缓；在另一种情况下，由于异物及感染等刺激而过度生长的肉芽组织（exuberant granulation），高出于皮肤表面，也会阻止表皮再生，因此临床上常需将其切除。若伤口过大（一般认为直径超过20 cm时），则再生表皮很难将伤口完全覆盖，往往需要植皮。

皮肤附属器（毛囊、汗腺及皮脂腺）如遭完全破坏，则不能完全再生，而出现瘢痕修复。肌腱断裂后，初期也是瘢痕修复，但随着功能锻炼而不断改建。胶原纤维可按原来肌腱纤维的方向排列，达到完全再生。

（二）类型

根据损伤程度及有无感染，创伤愈合可分为以下两种类型（表2-2）。

表2-2 创伤愈合的类型

项目	一期愈合	二期愈合
发生	组织缺损少、创缘整齐、无感染，经黏合或缝合后创面对合严密的伤口	组织缺损较大、创缘不整、哆开、无法整齐对合，或伴有感染的伤口
炎症反应	伤口只有少量的血凝块，炎症反应轻微	坏死组织多，或由于感染，继续引起局部组织变性、坏死，炎症反应明显
再生开始的时间	表皮再生在24～48 h内便可将伤口覆盖	这种伤口只有等到感染被控制、坏死组织被清除，再生才能开始
肉芽组织	肉芽组织在第3日就可从伤口边缘长出并很快将伤口填满	伤口大，伤口收缩明显，从伤口底部及边缘长出多量的肉芽组织将伤口填平
愈合的时间	5～7 d伤口两侧出现胶原纤维连接，此时切口达到临床愈合标准，可以拆线。切口数月后形成一条白色线状瘢痕	愈合的时间较长，形成的瘢痕也较大

（三）影响创伤愈合的因素

损伤的程度、组织的再生能力、伤口有无坏死组织和异物，以及有无感染等因素决定修复的方式、愈合的时间及瘢痕的大小。因此，治疗原则应是缩小创面（如对合伤口）、防止再损伤和感染及促进组织再生。影响创伤愈合的因素包括全身和局部两个方面。

1. 全身因素

（1）年龄：青少年的组织再生能力强、愈合快，老年人则相反，组织再生力差、愈合慢，这与老年人血管硬化、血液供应减少有很大关系。

（2）营养：严重的蛋白质缺乏，尤其是含硫氨基酸（如甲硫氨酸、胱氨酸）缺乏时，肉芽组织及胶原形成不良，伤口愈合延缓。维生素中以维生素C对愈合最重要。这是由于α-多肽链中的两个主要氨基酸——脯氨酸及赖氨酸，必须经羟化酶羟化，才能形成前胶原分子，而维生素C具有催化羟化酶的作用。因此，维生素C缺乏时前胶原分子难以形成，从而影响了胶原纤维的形成。在微量元素中锌对创伤愈合有重要作用，手术后伤口愈合迟缓的患者，皮肤中锌的含量大多比愈合良好的患者低，因此补锌能促进愈合。其作用机制可能与锌是细胞内一些氧化酶的成分有关。

2. 局部因素

（1）感染与异物：感染对再生修复的妨碍甚大。许多化脓菌产生一些毒素和酶，能引起组织坏死，溶解基质或胶原纤维，加重局部组织损伤，妨碍创伤愈合；伤口感染时，渗出物很多，可增加局部伤口的张力，常使正在愈合的伤口或已缝合的伤口裂开，或者导致感染扩散加重损伤；坏死组织及其他异物，也妨碍愈合并有利于感染。因此，伤口如有感染，或有较多的坏死组织及异物，必然是二期愈合。临床上对于创面较大，已被细菌污染但尚未发生明显感染的伤口，施行清创术以清除坏死组织、异物和细菌，并可在确保没有感染的情况下，缝合创口。这样有可能使本来是二期愈合的伤口，达到一期愈合。

（2）局部血液循环：局部血液循环一方面保证组织再生所需的氧和营养，另一方面对坏死物质的吸收及控制局部感染也起重要作用。因此，局部血液供应良好时，则再生修复较为理想；相反，局部血液循环不良（如下肢有动脉粥样硬化或静脉曲张等病变）时，则该处伤口愈合迟缓。

（3）神经支配：正常的神经支配对组织再生有一定的作用。如麻风引起的溃疡不易愈合，是因为神经受累致使局部神经性营养不良的缘故。自主神经的损伤，使局部血液供应发生变化，对再生的影响更为明显。

（4）电离辐射：能破坏细胞、损伤小血管、抑制组织再生，从而影响创伤的愈合。

（四）骨折愈合

1. 基本过程

骨的再生能力很强。骨折愈合的好坏、所需的时间与骨折的部位、性质、错位的程度、年龄及引起骨折的原因等因素有关。一般而言，经过良好复位后的单纯性外伤性骨折，数月内便可完全愈合，恢复正常结构和功能。骨折愈合过程可分为以下几个阶段。

（1）血肿形成：骨组织和骨髓都有丰富的血管，在骨折的两端及其周围伴有大量出血，形成血肿，数小时后血肿发生凝固。与此同时常出现轻度的炎症反应。由于骨折伴有血管断裂，在骨折早期，常可见到骨髓组织的坏死，骨皮质也可发生坏死。如果坏死灶较小，可被破骨细胞吸收；如果坏死灶较大，可形成游离的死骨片。

（2）纤维性骨痂形成：骨折后的2~3 d，血肿开始由肉芽组织取代而机化，继而发生纤维化形成纤维性骨痂，或称为暂时性骨痂。肉眼及X线检查见骨折局部呈梭形肿胀。1周左右，上述增生的肉芽组织及纤维组织可进一步分化，形成透明软骨。透明软骨的形成一般多见于骨外膜的骨痂区，骨髓内骨痂区则少见。

(3) 骨性骨痂形成：上述纤维性骨痂逐渐分化出骨母细胞，并形成类骨组织，而后出现钙盐沉积，类骨组织转变为编织骨（woven bone）。纤维性骨痂中的软骨组织再经软骨、化骨过程演变为骨组织，至此形成骨性骨痂。

(4) 骨痂改建或再塑：骨性骨痂由于结构不够致密，骨小梁排列紊乱，故仍达不到正常功能需要。为了适应骨活动时所受应力，骨性骨痂经过进一步改建成为成熟的板层骨，皮质骨和髓腔的正常关系及骨小梁正常的排列结构也重新恢复。改建是在破骨细胞的骨质吸收及骨母细胞新骨质形成的协调作用下完成的。

2. 影响骨折愈合的因素

凡影响创伤愈合的全身及局部因素对骨折愈合都起作用。此外，尚需强调以下三点。

(1) 骨折断端及时、正确的复位。完全性骨折由于肌肉的收缩，两断端常常发生错位或有其他组织、异物的嵌塞，可使愈合延迟或不能愈合。因此，及时、正确的复位是骨折完全愈合的必要条件。

(2) 骨折断端及时、牢靠的固定。骨折断端即便已经复位，由于肌肉活动仍可错位，因而复位后及时、牢靠的固定（如打石膏、小夹板或髓腔钢针固定）更显重要，一般要固定到骨性骨痂形成以后。

(3) 早日进行全身和局部功能锻炼，保持局部良好的血液供应。由于骨折后常需复位、固定及卧床，虽然有利于局部愈合，但长期卧床，血运不良，可延迟愈合。局部长期固定不动也会引起骨及肌肉的失用性萎缩、关节强直等不利后果。为此，在不影响局部固定情况下，应尽早离床活动。

骨折愈合障碍者，有时新骨形成过多，形成赘生骨痂，愈合后有明显的骨变形，影响功能的恢复。有时纤维性骨痂不能变成骨性骨痂并出现裂隙，骨折两端仍能活动，形成假关节。

项目小结

机体适应性变化包括萎缩、增生、肥大和化生。肥大和增生可分为生理性、病理性和内分泌性；萎缩一般属于病理性的；化生是一种分化成熟细胞类型被另一种分化成熟细胞类型所取代，以鳞状上皮化生和肠上皮化生最为常见。

可逆性损伤的形态学变化为变性，是细胞和细胞间质出现异常物质或正常物质过度蓄积，包括细胞水肿、脂肪变性、玻璃样变性。

不可逆性损伤包括细胞坏死和凋亡。坏死是活体局部组织细胞的死亡，包括凝固性坏死、液化性坏死、纤维素样坏死和坏疽。坏疽分为干性、湿性和气性三类。凋亡是活体局部组织单细胞死亡形式，在机制、诱因等多方面与坏死不同。

修复是机体对所形成的缺损进行修补恢复的过程，包括细胞再生和纤维性修复。在组织缺损修复过程中，根据受损组织再生能力的不同，既有细胞再生完全修复，也有肉芽组织参与的不完全修复，大多数情况下，上述两种修复常同时存在，对于丧失再生能力的组织细胞，则完全依赖于纤维性修复。

（曹 娟）

目标检测

1. 易发生干性坏疽的器官是（ ）

A. 肺　　　　　　　　　　　　　B. 阑尾

C. 膀胱　　　　　　　　　　　　D. 四肢

E. 子宫

2. 下列哪种组织再生能力最强（ ）

A. 腺体　　　　　　　　　　　　B. 骨骼肌

C. 神经细胞　　　　　　　　　　D. 软骨

E. 平滑肌

3. 在组织学上看到有细胞出现核固缩、核碎裂、核溶解时，说明（ ）

A. 细胞正开始死亡　　　　　　　B. 细胞的功能还有可能恢复

C. 细胞的功能虽然可能恢复，但已极为困难　　D. 细胞已经死亡了一段时间

E. 细胞浆可能还没有发生改变

4. 肉芽组织的基本组成成分是（ ）

A. 新生毛细血管和纤维细胞　　　B. 新生毛细血管和成纤维细胞

C. 新生毛细血管和单核细胞　　　D. 单核细胞、巨噬细胞和淋巴细胞形成的结节

E. 以上都不是

5. 一种成熟的组织变成另一种成熟组织的过程称（　　）

A. 机化　　　　　　　　　　　B. 钙化

C. 分化　　　　　　　　　　　D. 化生

E. 适应

6. 液化性坏死主要发生于（　　）

A. 肺　　　　　　　　　　　　B. 肾

C. 脑　　　　　　　　　　　　D. 心

E. 肝

7. 细胞坏死的镜下主要形态表现是（　　）

A. 核固缩，核膜破裂，胞浆浓缩　　　B. 核溶解，胞浆浓缩，核膜破裂

C. 核破裂，胞浆浓缩，胞核破裂　　　D. 核固缩，核碎裂，核溶解

E. 核碎裂，胞浆浓缩，核膜破裂

8. 细胞水肿和脂肪变性常发生在（　　）

A. 肺、脾、肾　　　　　　　　B. 心、脾、肺

C. 心、肝、肠　　　　　　　　D. 肝、肾、脾

E. 心、肝、肾

9. 缺碘所致的甲状腺肿大属于（　　）

A. 过再生性增生　　　　　　　B. 再生性增生

C. 甲状腺肥大　　　　　　　　D. 内分泌障碍性增生

E. 甲状腺增生合并肥大

10. "肥大"是指（　　）

A. 实质细胞数目增多　　　　　B. 实质细胞体积增大

C. 组织、器官体积的增大　　　D. 细胞、组织、器官体积的增大

E. 间质增生

11. 四肢骨折石膏固定后引起的骨骼肌萎缩主要属于（　　）

A. 神经性萎缩　　　　　　　　B. 失用性萎缩

C. 压迫性萎缩　　　　　　　　D. 营养不良性萎缩

E. 生理性萎缩

12. 全身营养不良时，首先发生萎缩的组织或器官是（　　）

A. 骨骼肌　　　　　　　　　　B. 脂肪组织

C. 肝　　　　　　　　　　　　D. 脑

E. 心肌

13. 坏死的结局应除外（　　）

A. 溶解吸收　　　　　　　　　B. 脱落排出

C. 机化　　　　　　　　　　　D. 化生

E. 包裹、钙化

14. 一期愈合应具备的条件是（　　）

A. 组织缺损少、创缘整齐、无感染　　　B. 组织缺损少、创缘不整齐、无感染

C. 组织缺损少、创缘不整齐、有感染　　D. 创缘整齐、组织缺损大、无感染

E. 创缘不整齐、创面对合不紧密、有感染

15. 慢性子宫颈炎局部黏膜上皮坏死脱落形成（　　）

A. 窦道　　　　　　　　　　　B. 糜烂

C. 空洞　　　　　　　　　　　D. 瘘管

E. 溃疡

项目三 局部血液循环障碍

学习目标

知识目标

1. 掌握淤血、血栓形成、栓塞和梗死的概念，肝淤血、肺淤血的病理形态特征，血栓形成的条件、血栓的类型及结局，栓子运行的途径和栓塞的类型，梗死的类型和形态特点。

2. 熟悉梗死的原因和条件，血栓形成的过程和血栓的形态，血栓对机体的影响。

3. 了解淤血和出血的原因和后果，梗死对机体的影响。

血液循环障碍可分为全身性和局部性两种，全身性血液循环障碍（心力衰竭、休克等）将在以后章节中详述，本节主要介绍局部血液循环障碍。局部血液循环障碍又可根据原因及发生机制的不同分为：①局部组织或器官的血管内血液量的异常（充血、缺血）；②局部组织或器官的血管内血液性状的异常（血栓形成、栓塞）；③血管壁的完整性或通透性的异常（出血、水肿）。局部血液循环障碍有时可引起全身性血液循环障碍（如心肌梗死引起的心力衰竭），全身性血液循环障碍也可出现局部血液循环障碍的病理改变（右心衰竭所致的肝淤血）。

任务一　充血和淤血

局部组织或器官的血管内血液含量多于正常称充血（hyperemia）。按其发生部位不同可分为动脉性充血和静脉性充血两种，静脉性充血简称淤血（congestion）。

一、充血

局部组织或器官的动脉内血液含量多于正常称充血，以动脉输入血量增多为主。充血是一个主动的过程，又称为主动性充血（active hyperemia）。

（一）类型

1. 生理性充血

为了适应组织、器官的生理功能或代谢增强的需要而发生的充血均为生理性充血，如妊娠时期的子宫壁充血，进食后的胃肠道黏膜充血，运动时的骨骼肌充血及情绪激动或害羞时面部的皮肤充血等。

2. 病理性充血

常见的病理性充血有以下三种。

（1）炎症性充血：常见于急性炎症早期，由于致炎因子的作用，通过神经体液因素使血管舒张神经兴奋性增高或血管收缩神经兴奋性降低而引起细动脉扩张、充血。

（2）侧支性充血：由于局部组织缺血缺氧，代谢不全产物堆积，刺激血管运动神经，导致缺血组织周围的动脉吻合支扩张充血，使组织缺血缺氧程度减轻，具有一定的代偿意义。

（3）减压后充血：局部某一动脉长期受压时，其所属动脉分支收缩神经兴奋性降低；当压力突然解除时，该处细动脉可迅速地被动扩张而致充血，如快速抽出大量腹水或摘除腹腔内的巨大肿瘤后，可使腹腔内大量的细动脉扩张充血。由于大量的血液进入腹腔内细动脉，可使有效循环血量明显减少，血压下降。

（二）病理变化

肉眼观，组织、器官体积增大，颜色淡红或鲜红，温度升高，功能亢进。镜下观，细小动脉和毛细血管扩张，毛细血管数目增多及含血量增多。

（三）后果

充血时间短暂，原因消除后，局部血量将很快恢复正常。充血可使局部组织、细胞氧和营养物质供应增多，物质代谢和功能活动增强。因此，临床上常利用按摩、热敷、拔火罐等方法造成充血来改善局部的血液循环，治疗某些疾病。充血有时会对机体产生不利影响，如脑血管充血可引起头痛，伴有脑微小动脉瘤形成可导致脑血管破裂出血等。

二、淤血

局部组织或器官小静脉和毛细血管内血液含量多于正常称淤血。淤血是由于静脉血液回流受阻而致，又称被动性充血（passive hyperemia）。

（一）原因

1. 静脉管腔阻塞

静脉管腔阻塞见于静脉内血栓形成、各种栓子引起的栓塞（肿瘤细胞栓子阻塞静脉）、静脉炎引起的静脉壁增厚所致的管腔狭窄等。

2. 静脉受压

静脉受压常见于肿瘤、炎症包块及绷带包扎过紧，肠套叠、肠扭转可引起局部肠管淤血等。

3. 心力衰竭

二尖瓣狭窄或关闭不全、高血压等引起左心衰竭时，导致肺静脉回流受阻，引起肺淤血；慢性肺源性心脏病引起右心衰竭时，可导致体循环静脉回流受阻，引起肝、脾、肠等器官和组织淤血。

（二）病理变化

肉眼观，淤血的组织和器官体积增大，包膜紧张，边缘钝圆，质地变硬，切面暗红，常有血性液体逸出；发生于体表时，由于微循环的动脉血灌注量下降，血液中氧合血红蛋白减少，脱氧血红蛋白增多，当血液中脱氧血红蛋白超过 50 g/L 时，皮肤和黏膜会呈紫蓝色，称为发绀（cyanosis）。淤血时，由于血流缓慢，代谢降低，该处的体表温度常下降。镜下观，淤血组织内小静脉、细静脉及毛细血管扩张，管腔内充满大量红细胞，有时还伴有组织水肿及淤血性出血。

（三）常见重要器官淤血

1. 肺淤血

肺淤血多见于左心衰竭。肉眼观，两肺体积增大，重量增加，颜色暗红，质地较实。挤压时可从切面逸出淡红色或暗红色泡沫状液体。镜下观，肺淤血的特征是肺泡壁毛细血管扩张、充血，肺泡壁增厚，可伴肺泡间隔水肿，部分肺泡腔内充满水肿液及红细胞、巨噬细胞。当肺泡腔内的红细胞被巨噬细胞吞噬后，红细胞内的血红蛋白被转变成棕黄色颗粒状的含铁血黄素。胞质内有含铁血黄素颗粒的巨噬细胞,称为心力衰竭细胞。心力衰竭细胞可见于肺泡腔和肺间质内,也可见于患者的痰内(图3-1)。

肺静脉和毛细血管内压力明显增加,大量液体漏出在肺泡内造成严重的肺水肿时,患者可出现明显的呼吸困难、缺氧、发绀,肺部听诊可闻及湿啰音,常咳出大量浆液性粉红色泡沫样痰。长期的肺淤血可引起肺泡壁的纤维组织增生及网状纤维胶原化,使肺质地变硬,肉眼观,呈棕褐色,称为肺褐色硬化。

2. 肝淤血

肝淤血多见于右心衰竭。肉眼观,肝脏体积增大,重量增加,包膜紧张,切面呈红(淤血区)黄(肝脂肪变性区)相间的条纹,形似槟榔,称为"槟榔肝"。镜下观,肝小叶中央静脉及肝窦扩张淤血,中央区肝细胞因缺氧、受压而发生萎缩、变性或坏死,而小叶外围肝细胞出现脂肪变性(图3-2)。长期慢性肝淤血时,因肝小叶中央区肝细胞广泛萎缩、消失,网状纤维支架塌陷继而胶原化,同时肝内纤维组织增生,使肝质地变硬,形成淤血性肝硬化。

(四)后果

淤血的后果取决于淤血发生的速度、程度、部位、持续时间,及侧支循环建立的状况等因素。短时间的淤血后果轻微,长期的淤血,由于静脉压升高,使毛细血管内流体静压升高,组织间液生成增多,另外组织缺氧,血管壁通透性增高,使血管内的液体漏出,形成组织水肿;血管壁通透性明显增高时,红细胞从血管壁漏出,发生淤血性出血;由于长期慢性淤血缺氧,组织内氧化不全的代谢产物堆积,可使实质细胞发生萎缩、变性,甚至坏死;继而间质纤维组织增生,以及组织内原有的网状纤维融合变成胶原纤维,使淤血的组织、器官质地变硬,出现淤血性硬化。

此外,淤血部位可因缺氧和营养障碍使局部抵抗力降低,易导致感染,下肢静脉曲张易发生皮肤溃疡,且伤口不易愈合。充血与淤血的区别如表3-1所示。

表3-1 充血与淤血的区别

项目	发生原因	发生部位	病理变化	临床意义
充血	生理性、炎症、减压后、侧支性等	细小动脉及毛细血管	鲜红、肿胀,体表温度升高	生理性和病理性充血大多数情况下对机体有利,但也可引起疼痛、出血等
淤血	静脉受压、阻塞、炎症、心力衰竭等	毛细血管及细小静脉	肿胀、暗红,体表温度降低	淤血对机体危害较大,可引起淤血性水肿、淤血性出血、淤血性硬化等

(曹 娟)

任务二　出血

出血（hemorrhage）是指血液（主要指红细胞）由心脏、血管内逸出的过程。血液进入组织间隙或体腔称内出血，流出体外称外出血。出血可发生于机体的任何部位。

一、类型及原因

根据原因的不同，出血可分为生理性出血和病理性出血。生理性出血如正常月经的子宫内膜出血，病理性出血多由创伤、血管病变、炎症及出血性疾病等引起。病理性出血按血液逸出的机制分为以下两种类型。

1. 破裂性出血

破裂性出血可以发生在心脏、动脉、静脉和毛细血管的任何部分。引起血管破裂的原因很多，常见原因如下。

（1）机械性损伤，如割伤、刺伤、枪弹伤等。

（2）心脏和血管本身的病变，如心肌梗死或心肌梗死引起的室壁瘤破裂、动脉瘤或微小动脉瘤破裂、肝硬化时食管下段静脉曲张破裂等。

（3）局部组织病变，如消化性溃疡、结核性空洞和肿瘤等侵蚀破坏血管壁引起的破裂等。

2. 漏出性出血

毛细血管通透性增加，血液经扩大的内皮细胞间隙和受损的基底膜漏出于血管外，称为漏出性出血。其常见原因如下。

（1）微血管壁的损伤，如缺氧、感染、中毒、变态反应、维生素C缺乏等。

（2）血小板数量减少和（或）功能异常，如再生障碍性贫血、白血病、肿瘤广泛骨转移、弥散性血管内凝血（disseminated intravascular coagulation，DIC）、脾功能亢进等疾病。

（3）凝血因子缺乏，如血友病凝血因子Ⅷ的缺乏；肝炎、肝硬化、肝癌时凝血因子合成减少；弥散性血管内凝血时凝血因子的消耗过多等。

二、病理变化

外出的血液聚积于体腔内称为体腔积血，如心包积血、腹腔积血和关节腔积血等。外出的血液聚积在组织内称为血肿，如脑膜下血肿、皮下血肿等。皮肤、黏膜形成的小出血点称为瘀点，大而多的出血点称为紫癜，直径超过1～2 cm的皮下出血灶，称为瘀斑。肺结核空洞或支气管扩张时,血液经口咳出体外称为咯血;消化性溃疡或食管下段静脉曲张破裂时,将血液呕出到体外称为呕血,如下咽经消化道作用后变成黑色便排出称为黑便;血液随粪便排出称为便血;泌尿道出血,经尿排出称为血尿;鼻黏膜出血称为鼻出血等。

三、后果

出血对机体的影响大小取决于出血速度、出血量和出血部位。漏出性出血速度比较缓慢,出血量一般较少,不会引起严重后果;破裂性出血速度较快,常常在短时间内就可以引起大出血,后果严重。出血如发生在重要器官,即使出血量不多,也可引起严重的后果,如视网膜出血可引起视力减退甚至失明,内囊出血可引起对侧肢体的瘫痪,脑出血尤其脑干出血可导致重要神经中枢受压而致死(图3-3),心脏破裂可引起心包积血可致急性心力衰竭而猝死等。

知识链接

急性出血时,如出血量不超过血液总量的10%,一般无明显临床表现,对健康无影响;如出血量达血液总量的10%~20%时,可出现头晕、无力、恶心、血压下降等出血的临床表现;如短时间内出血量达到血液总量的20%~25%时,即可发生失血性休克;超过血液总量的25%时,可导致死亡。

(曹 娟)

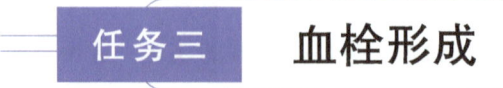

血栓形成(thrombosis)是指在活体的心、血管内,血液的成分发生析出、聚集或凝固,形成固体质块的过程。所形成的固体质块称为血栓(thrombus)。

一、血栓形成的条件及机制

（一）心、血管内皮细胞损伤

内皮细胞发生变性、坏死和脱落，释放出的ADP与血小板膜上的ADP受体结合，促进血小板发生黏附反应。黏附的血小板可释放出内源性ADP，促使更多的血小板黏附及凝聚，并使血小板发生释放反应，释放出更多的促凝物质。同时，内皮下胶原暴露，使凝血因子Ⅻ活化，启动内源性凝血系统；损伤的内皮细胞释放组织因子，启动外源性凝血系统，从而引起凝血过程。内皮细胞损伤胶原裸露是血栓形成的最重要因素（图3-4）。

心、血管内膜损伤多见于风湿性或感染性心内膜炎的心内膜，心肌梗死区的心内膜，严重动脉粥样硬化斑块、溃疡的动脉内膜，创伤性或炎症性血管内膜损伤的部位。缺氧、休克、败血症的细菌毒素等，易导致在全身微循环内形成弥散性血管内凝血（DIC）。

（二）血流状态的改变

正常血流由于比重和流速的关系，红细胞和白细胞在血管的中间流动，构成轴流；血小板在轴流外围，周边为流得较慢的血浆，构成边流。当血流缓慢或有涡流时，血小板则进入边流，黏附于内膜的可能性增加。同时，凝血因子也容易在局部堆积达到凝血所需的浓度而启动凝血过程。涡流产生的离心力和血流缓慢，都会损伤血管内皮细胞，促使血栓形成。临床统计发现，静脉血栓形成的机会比动脉血栓形成多4倍。下肢静脉血流比上肢缓慢，下肢静脉血栓形成比上肢静脉血栓形成多3倍。久病和术后卧床的患者易并发静脉血栓形成。在二尖瓣狭窄时，左心房内血流缓慢并有涡流形成，因此，左心房及左心耳内容易发生血栓形成。

（三）血液凝固性增加

血液黏稠度增高，血液处于高凝状态，如严重创伤、分娩后或大手术后，由于严重失血，血液中补充了大量幼稚的血小板，它们的黏性较大，易发生黏集；大面积烧伤时，大量血浆丧失，血液浓缩，黏稠度增加而有利于形成血栓。某些肿瘤（如肺、肾及前列腺癌等）及胎盘早剥的患者，因有大量组织因子入血，激活外源性凝血系统，常导致静脉内血栓形成。此外，血小板增多及黏性增加也可见于妊娠高血压疾病、血脂紊乱、冠状动脉粥样硬化、吸烟和肥胖症等。

在血栓形成过程中，往往是多种因素综合作用的结果。上述三个条件可同时存在，互相影响，或者其中某一条件起主要作用。如左心房内球形血栓形成，除血流缓慢外同时还伴有涡流。术中创伤出血，组织因子释放和血小板、纤维蛋白原等凝血因子增多，使血液凝固性增高，术后卧床，活动减少、血流缓慢等易发生血栓形成。为防止血栓形成，应尽量减少出血和血管的损伤。长期卧床患者应适当活动肢体，手术后应尽早下床活动，以改善局部血液循环。

二、血栓形成的过程、血栓的类型及形态

1. 血栓的形成过程

以血小板黏附于内膜下裸露的胶原开始，当血小板黏附于内膜损伤处时，血小板发生变形、收缩，释放出内源性ADP。同时，由于胶原的刺激，血小板合成血栓素A_2（TXA_2），两者共同作用于血流中的血小板，使血小板继续彼此黏集，形成新的血小板堆。与此同时，内源性和外源性凝血系统被启动，产生大量纤维蛋白多聚体。后者再和纤维连接蛋白共同使黏集的血小板堆牢固地黏附于受损内膜表面，不再离散，形成镜下均匀一致、无结构的血小板血栓，这是血栓形成的第一步。此后，血栓的发展及血栓的形态、组成和大小都取决于血栓发生的部位和局部血流状态（图3-5）。

2. 血栓的类型及形态

（1）白色血栓（pale thrombus）：主要由于内皮细胞损伤，血小板黏附于受损内皮表面，聚集并逐渐增大而形成。肉眼观，呈灰白色小结节状或疣状赘生物，表面粗糙有波纹，质地硬，与管壁黏着紧密不易脱落。镜下观，白色血栓由许多聚集呈珊瑚状的血小板梁构成，其表面有许多中性粒细胞黏附，形成白细胞边层。血小板梁之间形成纤维蛋白网，因此白色血栓又称血小板血栓或析出性血栓。其常见于急性风湿性心内膜炎二尖瓣闭锁缘上形成的疣状赘生物。在动脉、静脉内形成的延续性血栓中，白色血栓位于延续性血栓的起始部，称为血栓头。

（2）混合血栓：当白色血栓增大到一定程度时，由于血流变慢，被激活的凝血因子可达到足够的浓度，又由于血管腔发生一定程度的狭窄，可使下游的血流进一步变慢和发生旋涡，导致下一个白色血栓形成，此过程反复交替，从而形成多个小梁状白色血栓，小梁之间的纤维蛋白形成网架，可网罗大量红细胞发生凝固。这种由小梁（白色）及红细胞（红色）交错构成的血栓称为混合血栓，混合血栓常位于动、静脉内延续性血栓的体部，称为血栓体。肉眼观，呈灰白、红褐相间的层状结构，又称为层状血栓。镜下观，可见血小板梁、纤维蛋白网架、红细胞、白细胞。

（3）红色血栓（red thrombus）：发生在血流极度缓慢或血流停滞之后，当混合血栓逐渐增大阻塞管腔，局部血流停滞，血液则迅速发生凝固，形成暗红色凝血块，此为红色血栓。红色血栓构成动静脉内延续性血栓的尾部，称为血栓尾。肉眼观，呈暗红色，新鲜的红色血栓湿润，有一定的弹性，与坏死后凝血块相似，但血栓与血管壁有粘连。陈旧的红色血栓水分被吸收，变得干燥、易碎，失去弹性，并易于脱落造成栓

塞。镜下观，在纤维蛋白网眼内充满如正常血液分布的血细胞。

（4）透明血栓（hyaline thrombus）：发生在微循环血管内，只能在显微镜下见到，故又称微血栓。它主要由纤维蛋白构成，又称纤维蛋白性血栓，最常见于弥散性血管内凝血（DIC）。

除上述血栓类型外，还有附壁血栓，多见于心腔及大血管内。在心瓣膜上形成的白色血栓称为赘生物性血栓。

三、血栓的结局

1. 软化、溶解、吸收或形成血栓栓子引起栓塞

血栓内的纤维蛋白溶酶的激活，以及血栓内白细胞崩解后释放的蛋白溶酶的作用，使血栓开始发生软化并逐渐被溶解，变成细小颗粒，被血流冲散。小的新鲜血栓可被快速完全溶解，大的血栓多为部分软化、溶解，在血流冲击下可形成碎片状或整体脱落形成血栓栓子，随血流运行引起血栓栓塞。

2. 机化、再通

血栓形成后，若纤维蛋白溶解系统活性不足，仅使血栓部分软化，1~2 d后血管内皮细胞和成纤维细胞向血栓内长入，形成新生的肉芽组织，逐渐取代血栓成分，血栓被肉芽组织逐渐取代的过程，称为血栓机化。机化的血栓和血管壁紧密相连，不易脱落。机体通过各种方式使已阻塞血管的血流完全或部分重新恢复的过程，称为再通（recanalization）。血栓内的水分逐渐被血管壁吸收，使其干燥、收缩，其内部或血栓与血管壁之间出现裂隙，由内皮细胞被覆后形成新生的血管并可使血流重新通过。另外，在血栓机化过程中，肉芽组织内的毛细血管相互吻合也可使血流重新通过。

3. 钙化

血栓未溶解吸收或机化时，钙盐可在血栓内沉积，使血栓部分或全部钙化成坚硬的"静脉石"或"动脉石"。

四、血栓对机体的影响

血栓形成对机体的影响取决于阻塞血管的大小、阻塞的程度、阻塞的部位、阻塞发生的速度及侧支循环能否有效地建立等。

1. 阻塞血管

动脉内的血栓形成，引起局部组织、器官缺血，长期缺血会导致组织细胞变性、萎缩、坏死和纤维组织增生发生硬化，如冠状动脉血栓形成引起的心肌梗死。静脉内的血栓形成，若侧支循环能有效建立，可引起组织、器官淤血、水肿，甚至出血、

坏死。

2. 栓塞

在血栓与血管壁黏着不牢固，整个或部分血栓可以软化脱落，形成血栓栓子，随血流运行引起远侧器官的栓塞。

3. 心脏瓣膜病

发生在心脏瓣膜上的血栓，机化后可以引起瓣膜增厚、皱缩、粘连、变硬，形成慢性心脏瓣膜病。

4. 出血

出血常见于弥散性血管内凝血（DIC）时，消耗大量的凝血因子和血小板，从而造成血液的低凝状态，引起全身广泛性继发性出血。

（曹　娟）

任务四　栓塞

栓塞（embolism）是指在循环的血流中出现不溶于血液的异常物质随血流运行阻塞血管管腔的现象。阻塞血管管腔的异常物质称为栓子（embolus）。栓子可以是固体、液体或气体。其中最常见的栓子是血栓栓子，其他栓子有脂肪栓子、空气栓子、瘤细胞栓子、细菌栓子和羊水栓子等。

一、栓子的运行途径

栓子运行的途径一般与生理情况下的血流方向一致（图3-6），偶尔与生理情况下的血流方向不一致，但最终停留在口径与其相当的血管并阻断血流。

1. 来自静脉系统及右心的栓子

来自静脉系统及右心的栓子随肺动脉血流方向运行，常在肺动脉主干及其分支形成肺动脉栓塞。但某些体积较小而富有弹性的栓子，如脂肪栓子，可通过肺泡壁毛细血管进入左心，再进入体循环系统阻塞体循环系统细、小动脉分支，如脑、肾等处栓塞。

2. 来自左心及主动脉系统的栓子

来自左心及主动脉系统的栓子随体循环动脉血流运行，阻塞于各器官的动脉内，常引起脑、脾、肾、肠系膜、下肢等处动脉的栓塞。

3. 肝门静脉系统的栓子

来自肠系膜静脉、脾静脉等肝门静脉系统的栓子，可引起肝门静脉分支的栓塞。

4. 交叉性栓塞

在房间隔或室间隔缺损的情况下，心腔内的栓子可由压力高的一侧，通过缺损处进入另一侧心腔，如右心的栓子阻塞于各器官的体循环动脉分支，左心的栓子阻塞于肺动脉分支，称为交叉性栓塞。

5. 逆行性栓塞

下腔静脉内的较大栓子，由于重力作用不易回流到右心，常下沉在下腔静脉的分叉处，当剧烈咳嗽、呕吐等胸腔、腹腔内压力骤增时，下腔静脉血液逆流，栓子可随血流方向栓塞下腔静脉分支，这种类型的栓塞称为逆行性栓塞，较罕见。

二、栓塞的类型及对机体的影响

栓塞对机体的影响与栓子的种类、栓子的大小、栓子的多少、栓塞的部位及侧支循环建立的情况有关。常见的栓塞类型有以下几种。

1. 血栓栓塞

由血栓或血栓的一部分脱落引起的栓塞称为血栓栓塞，约占所有栓塞的99%。

（1）肺动脉栓塞：大多数来自下肢深部静脉，特别是腘静脉、股静脉或髂静脉，少数来自盆腔静脉，偶尔来自右心的附壁血栓。对机体的影响与栓子的大小和数量有关。①栓子较小且数量少时，常栓塞到肺下叶的肺动脉小分支。因肺具有肺动脉和支气管动脉双重的血液供应，一般不会引起严重后果。②血栓栓子较大，栓塞肺动脉主干或大分支（较长的栓子可栓塞左、右肺动脉干，称为肺动脉栓塞症），则会造成严重后果。患者可突然出现呼吸困难、发绀、休克等，有些患者可引起猝死。

肺动脉栓塞引起猝死的机制可能与肺动脉机械性阻塞，血栓刺激动脉内膜引起的神经反射和血栓释出的TXA_2和5-HT，导致肺动脉、支气管动脉和冠状动脉广泛痉挛及支气管痉挛，引起急性肺动脉高压、右心衰竭和窒息等有关。另外，与肺缺血、缺氧及左心排血量下降也有一定的关系。

（2）体循环动脉栓塞：体循环动脉系统栓塞的栓子，大多数来自左心，如亚急性细菌性心内膜炎时心瓣膜赘生物、二尖瓣狭窄时左心房附壁血栓等，栓子随动脉血流运行至小动脉分支，引起栓塞。动脉系统栓塞以下肢、脑、肠系膜、肾和脾的动脉栓塞较常见。其后果取决于栓子的大小、栓塞的部位、局部侧支循环建立的情况及组织对缺血的耐受性，可引起局部组织的坏死（梗死）。若栓塞发生在冠状动脉或脑动脉分支，常可发生严重的后果，甚至危及生命。

2. 脂肪栓塞（fat embolism）

循环血流中出现脂肪滴阻塞血管，称为脂肪栓塞。常来源于长骨粉碎性骨折或严重脂肪组织挫伤时，骨髓或脂肪组织的脂肪细胞破裂，脂肪游离成无数脂滴，脂滴通过破裂的静脉进入血流，引起脂肪栓塞。其主要见于肺、脑和肾，后果取决于脂滴的大小和数量的多少。少量脂滴入血，可被吞噬细胞吞噬，不会产生严重后果。部分脂肪滴进入肺血管，可损伤肺微血管内皮细胞，使血管壁通透性增高，引起肺水肿、肺出血。直径小于 20 μm 的脂滴可通过肺毛细血管或肺内动静脉短路进入动脉系统，引起脑、肾、皮肤和眼结膜等处栓塞。栓塞在大脑，可引起水肿、出血和梗死，患者可出现烦躁不安、头痛、幻觉，甚至昏迷等。

3. 气体栓塞（gas embolism）

气体栓塞是指大量空气迅速进入血液循环或原溶解于血液中的气体迅速游离出来形成气泡，阻塞血管或心腔的现象，可分为空气栓塞和氮气栓塞。

（1）空气栓塞：多发生在破裂血管内为负压的静脉，外界空气由破裂口处进入静脉而引起，如头、颈、胸壁和肺的创伤或手术损伤锁骨下静脉和颈静脉时，大量空气可迅速被吸入静脉，随血流到达右心；另外，还可见于加压输液、输血、输卵管通气、人工气胸或气腹损伤静脉等。少量空气入血可溶解于血液中，不引起严重后果。若大量空气迅速进入静脉（超过 100 mL），空气随血流进入右心并在右心聚集，因心脏搏动，空气和血液经搅拌形成可压缩的血气泡沫充满心腔，阻碍静脉血回流和向肺动脉的输出或造成广泛肺毛细血管的空气栓塞，导致严重的循环障碍而猝死。

（2）氮气栓塞：又称减压病（decompression sickness）或潜水员病（divers disease）。氮气栓塞是指人体从高气压环境急速转入常压或低气压环境时，溶解于血液、组织液和脂肪组织中的气体迅速游离形成气泡引起的气体栓塞，主要见于潜水员从深海迅速浮出水面或飞行员从地面快速升空而机舱密封不严时。本病是由于在体外气压骤然降低的情况下，原来溶解于血液中的气体很快被释放出来形成气泡，其中氧气和二氧化碳很快又被溶解吸收，而氮气溶解较慢，可在血液或组织中形成小气泡或互相融合成大气泡，于是在血管内形成氮气栓塞。因气泡所在部位不同，常引起不同的局部症状，如皮下气泡、关节、肌肉疼痛等。若短期内大量气泡形成，阻塞血管，特别是阻塞冠状动脉时可引起严重的血液循环障碍，甚至迅速死亡。

4. 羊水栓塞

羊水栓塞是分娩过程中一种罕见而严重的并发症，死亡率大于 80%。在分娩过程中如胎盘早剥，又有羊膜破裂，尤其有胎盘阻塞产道口时，子宫强烈收缩，宫腔内压增高，羊水被挤入裂开的静脉窦内，然后随血流进入母体右心，在肺动脉分支及肺泡壁毛细血管内引起栓塞。少数羊水可通过肺循环到左心腔，在心、肾、脑、肝、脾等器官形成羊水栓塞。羊水栓塞发病急，后果严重，临床上表现为产妇突然出现呼吸困难、发绀、休克，甚至在分娩过程中或分娩后突然死亡。镜下观，肺动脉小分支及毛细血管中有纤维蛋白性血栓及角化的鳞状上皮细胞、胎毛、胎脂、胎便、黏液等。

羊水栓塞引起猝死的机制：①羊水中胎儿的代谢产物入血引起母体发生过敏性休克；②羊水栓子阻塞肺动脉分支及羊水内含有的血管活性物质引起血管反射性痉挛；③羊水具有凝血致活酶的作用引起DIC。

5. 其他栓塞

（1）细菌及寄生虫栓子栓塞：含有大量细菌的血栓或细菌菌团，侵入血管或淋巴管后，既能引起管腔阻塞，又能引起炎症扩散。

（2）瘤细胞栓塞：恶性肿瘤细胞侵入血管时，既栓塞血管，又造成肿瘤的转移。

（曹　娟）

任务五　梗死

梗死（infarction）是指机体局部组织、器官由于动脉血流阻断而导致缺血、缺氧所发生的坏死。

一、梗死形成的原因和条件

1. 原因

（1）血管管腔阻塞：动脉血栓形成是引起梗死最常见的原因。静脉内血栓形成一般只引起局部组织淤血、水肿，但长期淤血也可影响动脉血流和侧支循环建立，引起梗死。动脉栓塞常引起肾、脑、脾和肺的梗死。DIC引起的微血栓可造成微小梗死。

（2）动脉痉挛：多数是在动脉粥样硬化或合并硬化灶内出血的基础上发生血管持续性痉挛引起血管严重闭塞，从而导致器官或组织梗死。临床常见的有冠状动脉粥样硬化引起的心肌梗死。

（3）动脉受压。动脉一般不容易受压，但绷带包扎过紧、动脉周围的肿瘤、肠扭转、肠套叠和嵌顿疝、卵巢囊肿蒂扭转时动脉可严重受压，导致血流供应中断引起梗死。

2. 条件

（1）血液供应中的侧支循环状况。有双重血液循环的器官，双重血液循环之间有着丰富的吻合支，其中一条动脉阻塞，而另一条动脉可以代偿，维持供血，不会引起梗死，如肺、肠、肝等。有些组织、器官动脉吻合支较少或不明显，如脾、肾、脑等，当这些组织、器官的动脉迅速阻塞，而侧支循环不能建立时，常可导致梗死。

（2）局部组织对缺血的耐受性。大脑的神经细胞对缺血、缺氧的耐受性最差，5~8 min 即可引起坏死；心肌细胞对缺血、缺氧也很敏感，缺血 20~30 min 即可发生坏死；骨骼肌、纤维结缔组织对缺血耐受性最强，不容易发生坏死。

二、梗死的类型及病理变化

根据梗死灶内含血量的不同，可将梗死分为贫血性梗死和出血性梗死两类。

1. 贫血性梗死（anemic infarct）

贫血性梗死多发生于组织较致密而侧支循环不丰富的实质器官，如心、肾、肝、脾、脑等。梗死的早期，梗死灶与正常组织交界处可有充血出血带，但红细胞会很快崩解或被巨噬细胞吞噬后转变为含铁血黄素而变成黄褐色。数日后坏死组织发生凝固，病灶表面下陷，呈灰白色或灰黄色。

梗死灶的形状取决于该器官的血管分布，肉眼观，肾及脾的梗死灶形状呈锥体形，尖端指向血管阻塞的部位（门部），底部靠近器官的表面。常累及被膜，梗死区表面可覆有一层纤维素性渗出物。肾梗死时被膜下常有少量肾组织不被累及。梗死 24 h 后，红细胞崩解，梗死区变苍白。数日后变为灰白或灰黄色圆锥形，切面为楔形的梗死灶（图3-7）。镜下观，肾及脾的梗死为凝固性坏死，早期虽然细胞坏死但仍可辨认组织结构的轮廓。梗死灶周围可见充血、出血带，有时还可见到急性炎症带，其中有多量中性粒细胞浸润。如时间较长，梗死区呈无结构的均质性结构，周围有肉芽组织生长，最后可发展为瘢痕。脑梗死一般为贫血性梗死。脑组织含水分及磷脂较多，蛋白质较少，故坏死的脑组织不凝固而软化形成囊腔。镜下观，神经细胞、轴突及髓鞘坏死崩解。早期梗死灶周围可有中性粒细胞浸润，同时有小胶质细胞增生。梗死灶周围有较多的胶质细胞及肉芽组织包围，小的梗死灶可逐渐机化最后形成瘢痕。心肌梗死时，由于冠状动脉分支分布不规则，故梗死灶形状呈不规则的地图状。

2. 出血性梗死（hemorrhagic infarct）

出血性梗死主要见于肺和肠，这些器官有双重血管供血或血管吻合支丰富，并且组织疏松，疏松的组织间隙内可容纳大量漏出的血液，因而梗死灶内有大量血液而呈红色，故出血性梗死又称红色梗死。

（1）肺梗死：梗死多发生于肺下叶外周部，尤以肋膈角处多见。肉眼观，梗死灶为锥形，切面为楔形，其尖端指向肺门或血管阻塞处，底边位于胸膜面。梗死灶中肺组织坏死、出血，在梗死灶相应的胸膜面，因炎症反应常有纤维蛋白性渗出物附着，患者呼吸时可有胸痛，听诊可闻及胸膜摩擦音。因肺出血故患者有咯血症状。镜下观，梗死区肺泡壁结构不清，肺泡腔、肺间质充满红细胞，周围未坏死的肺组织内有弥漫性淤血、水肿。随后红细胞破坏分解，由梗死灶周边开始发生机化，最后形成瘢痕。

（2）肠出血性梗死：多发生在肠扭转、肠套叠、嵌顿疝等情况下。由于肠系膜静脉先受压发生肠壁淤血，继而肠系膜动脉也受压阻塞而造成出血性梗死。肉眼观，肠梗死的梗死灶呈节段形，梗死区肠壁因出血而增厚，呈暗红色或紫黑色，肠腔内充满暗红色血性液体（图3-8）。镜下观，肠壁各层组织坏死及弥漫性出血。

（3）败血性梗死：若梗死区有细菌感染，则形成败血性梗死。此类梗死是由含细菌的栓子阻塞血管所致，常见于急性细菌性心内膜炎，含有细菌的栓子从心内膜脱落，顺血流运行而引起相应组织、器官栓塞所致。梗死区可见细菌团及大量炎细胞浸润，如有化脓菌感染，可形成脓肿。

三、梗死对机体的影响和结局

梗死对机体的影响大小决定于发生梗死的器官和梗死灶的大小。肾梗死可出现肾区疼痛和血尿；脑梗死因梗死灶大小及部位不同而出现相应临床症状，轻者可引起肢体的肌肉麻痹，严重者可发生偏瘫、昏迷、甚至死亡；肺梗死患者可有胸痛及咯血，严重者可引起呼吸困难，并有梗死区继发感染；肠梗死可致剧烈腹痛、呕吐等肠梗阻症状，该段肠壁穿孔后，可引起弥漫性腹膜炎；心肌梗死可引起心功能不全，严重时可导致患者心源性休克、心脏破裂而死亡；四肢、肺、肠等梗死易合并腐败菌感染而引起坏疽。

小的梗死灶发生后24～48 h内肉芽组织已开始从周围长入梗死灶内而逐渐机化，以后变为瘢痕；大的梗死灶不能完全机化时，则由纤维组织包裹或钙化；较大的脑组织梗死灶则液化成囊腔，周围由增生的神经胶质纤维包裹。

项目小结

局部血液循环障碍表现为：局部组织或器官血管内血液含量的异常，包括充血、淤血和缺血；局部血管壁通透性和完整性的异常，包括水肿和出血；血液性状和血管内容物的异常，包括血栓形成、栓塞和梗死。

淤血比充血更为常见，长期淤血可导致局部水肿、出血、细胞损伤和器官硬化。

血栓形成以静脉尤其是下肢静脉最多见，多发生在心血管内皮损伤、血流缓慢或涡流形成、血液凝固性增高时。

栓塞有血栓栓塞、脂肪栓塞、气体栓塞、羊水栓塞、其他栓塞等类型。以肺动脉血栓栓塞最常见，其栓子多来自下肢深静脉。

梗死是由于局部组织缺血所引起的坏死。梗死按含血量的多少分为贫血性梗死和出血性梗死。

（曹 娟）

目标检测

1. 槟榔肝是由_____引起的（　　）

   A. 肝脂变　　　　　　　　B. 肝水变性

   C. 门脉性肝硬化　　　　　D. 慢性肝淤血

   E. 坏死后肝硬化

2. 股静脉血栓脱落常栓塞（　　）

   A. 下腔静脉　　　　　　　B. 右下肢大静脉

   C. 右心房　　　　　　　　D. 右心室

   E. 肺动脉

3. 下列哪个器官易发生出血性梗死（　　）

   A. 心　　　　　　　　　　B. 肾

   C. 肺　　　　　　　　　　D. 脑

   E. 脾

4. 右心衰竭时引起淤血的器官主要是（　　）

A. 肺、肝及胃肠道　　　　　　B. 肝、脾及胃肠道

C. 脑、肺及胃肠道　　　　　　D. 肾、肺及胃肠道

E. 脾、肺及胃肠道

5. 下述关于肺淤血的描述哪一项是错误的（　　）

A. 肺泡壁毛细血管扩张　　　　B. 肺泡内中性粒细胞和纤维素渗出

C. 肺泡腔内有水肿液　　　　　D. 可发生漏出性出血

E. 常可见心衰细胞

6. 循环血液中的凝血块，随血流运行至相应大小的血管，引起管腔阻塞的过程叫做（　　）

A. 血栓　　　　　　　　　　　B. 血栓形成

C. 血栓栓塞　　　　　　　　　D. 梗死

E. 血栓栓子

7. 下述因素哪种与血栓形成无关（　　）

A. 血管内膜损伤　　　　　　　B. 血流缓慢

C. 血小板数量增多　　　　　　D. 癌细胞崩解产物

E. 纤维蛋白溶酶增加

8. 栓子是（　　）

A. 循环血液内脱落的血栓　　　B. 循环血液内脱落的菌落

C. 循环血液内不溶于血液的异物　D. 循环血液内脂肪和空气

E. 以上都不是

9. 有关慢性肝淤血的叙述中，下列哪一项不妥（　　）

A. 中央静脉扩张　　　　　　　B. 肝窦扩张

C. 肝细胞有萎缩　　　　　　　D. 门静脉扩张

E. 部分肝细胞脂变

10. 下列梗死中，哪项属于液化性坏死（　　）

A. 肺梗死　　　　　　　　　　B. 脑梗死

C. 肠梗死　　　　　　　　　　D. 肾梗死

E. 脾梗死

11. 心衰细胞是（　　）

A. 心衰时肺泡内巨噬细胞吞噬了红细胞

B. 心衰时肺泡内巨噬细胞吞噬了尘埃颗粒

C. 心衰时肺泡内巨噬细胞吞噬了纤维素样坏死物

D. 心衰时巨噬细胞的集聚

E. 以上都不是

12. 有一年轻妇女，在分娩过程中突然呼吸困难，口唇及四肢末端发绀而亡。尸检肺血管内有角化上皮等物，此患者死因是下列哪一种（   ）

A. 血栓栓塞　　　　　　　　B. 气体栓塞

C. 脂肪栓塞　　　　　　　　D. 羊水栓塞

E. 瘤细胞栓塞

13. 槟榔肝显著的镜下结构是（   ）

A. 肝小叶结构破坏

B. 中央静脉及血窦扩张充血和肝细胞萎缩及脂肪变性

C. 肝细胞萎缩

D. 肝细胞坏死

E. 小叶中央静脉扩张充血

项目四 炎症

学习目标

知识目标

1. 掌握炎症、炎症介质的概念，炎症局部的基本病变及其机理，渗出的各种炎症细胞及特点，急性炎症的病理学类型及其病变特点，炎症的局部表现和全身反应。
2. 熟悉慢性炎症病变特点，炎性肉芽肿、炎性息肉、炎性假瘤的概念，炎症液体渗出的意义，主要炎症介质的作用及炎症的结局。
3. 了解炎症的原因，炎症血流动力学的改变。

炎症（inflammation）是指具有血管系统的活体组织对致炎因子导致损伤而产生的以防御为主的反应，基本病理变化表现为变质、渗出、增生。局部常表现为红、肿、热、痛和功能障碍，并伴有发热、白细胞变化等全身反应。

炎症是临床上常见而又非常重要的病理过程，可以发生在人体的任何组织器官。不同类型的炎症或炎症的不同阶段表现不同，有的以变质或渗出为主，有的以增生为主。

任务一　炎症的原因

任何能引起组织和细胞损伤的因素均能引起炎症。能导致局部组织发生炎症的因子，称为致炎因子。致炎因子的种类很多，可分为以下几种类型。

一、生物性因子

生物性因子是引起炎症最常见的原因，包括细菌、病毒、真菌、寄生虫等。由生物性因子引起的炎症，又称为感染（infection）。如细菌可通过产生内、外毒素直接损伤组织细胞，病毒可通过在机体组织细胞内繁殖、扩散导致损伤而引起炎症，具有抗原性的病原体可通过其抗原性诱发免疫反应而引起炎症。

二、物理性因子

物理性因子如低温、高温、紫外线、放射线、电击、挤压、切割等。

三、化学性因子

化学性因子分为外源性和内源性两类。外源性化学物质，如强酸、强碱及一些药物等。内源性化学物质，如坏死组织的崩解产物、堆积于体内的代谢产物（尿素）等。

四、免疫因子

当机体免疫反应不适当或过度时，可引起炎症，如过敏性鼻炎、肾小球肾炎、结核病等多种炎症性疾病。

五、组织坏死因子

组织坏死因子是潜在的致炎因子，在坏死组织周围出现的充血带、出血带实际上则为炎症反应。

（何艳霞）

任务二　炎症的基本病理变化

炎症的基本病理变化包括变质、渗出、增生三种改变。一般来说，炎症早期和急性炎症通常以变质和渗出为主，炎症后期和慢性炎症通常以增生为主。

一、变质

变质（alteration）是指在致炎因子作用下，局部组织、细胞发生的变性和坏死。实质细胞表现为细胞水肿、玻璃样变性、脂肪变性、凝固性坏死或液化性坏死等改变。变质表现为结缔组织发生黏液样变性、玻璃样变性、纤维素样坏死等。变质程度的轻重，取决于致炎因子种类、数量、毒力和机体反应性两个方面。变质的组织不仅形态结构发生改变，局部表现酸中毒和组织渗透压增高，也为炎性渗出提供了重要的条件。

二、渗出

渗出（exudation）是指炎症局部血管内的液体和细胞成分通过血管壁进入组织间隙、体腔、体表及黏膜表面的过程。渗出的液体和细胞成分，称为渗出物。渗出过程包括血管反应、液体渗出和白细胞渗出。

（一）血管反应

致炎因子作用于局部组织后，很快发生局部微循环的血流动力学变化，一般按下列顺序发生（图4-1）。

1. 细动脉短暂痉挛收缩

机体受到致炎因子作用后，立即出现局部细动脉的短暂痉挛收缩，时间持续仅数秒。

2. 细动脉和毛细血管扩张

细动脉短暂痉挛后，通过神经轴突反射和炎症介质的释放，使细动脉和毛细血管扩张，局部血流量增多、血流速度加快，形成动脉性充血，即炎性充血，可持续数秒至数小时不等。

3. 血流速度减慢

随着炎症的继续发展，逐渐出现毛细血管静脉端、小静脉的扩张及毛细血管床的大量开放，血流逐渐缓慢，导致静脉性充血。炎症区血流由快变慢，原因包括：①细静脉、毛细血管网广泛开放；②炎症介质的释放使血管壁的通透性升高、血液中的液体不断渗出，使血液浓缩、黏稠度增加；③炎症区局部酸中毒，使血管内皮细胞肿胀、白细胞附壁致血流阻力增加；④炎性渗出物对静脉的压迫。血流动力学改变是炎症反应的中心环节，为液体渗出和白细胞游出创造了有利条件。

（二）液体渗出

液体渗出是在炎性充血和淤血的基础上，血管内富含蛋白的液体成分通过细静脉和毛细血管壁渗出到血管外的过程。渗出的液体称为渗出液（exudate）。渗出的液体聚积于组织间隙引起局部组织含水量增多，明显肿胀，称为炎性水肿。渗出的液体聚积于体腔内，称为体腔积液。致炎因子种类或血管壁受损的程度不同，渗出液的成分也不同。血管损伤轻时，渗出液主要为水、盐类和分子较小的清蛋白；血管壁受损严重时，分子较大的纤维蛋白原也可渗出到血管外，渗出的纤维蛋白原在坏死组织释放的组织因子作用下，可形成丝状的纤维蛋白，即纤维素。

渗出液与漏出液的区别，对一些疾病的诊断、鉴别诊断及治疗有一定帮助（表4-1）。

表4-1 渗出液与漏出液的区别

项目	渗出液	漏出液
原因	炎症	非炎症
蛋白质	>25 g/L	<25 g/L
细胞数	>0.5×10^9/L	<0.1×10^9/L
比重	1.018以上	1.018以下
蛋白定性试验	阳性	阴性
透明度	浑浊	澄清
凝固性	能自凝	不能自凝

1. 液体渗出机制

液体渗出是血管壁通透性升高、血管内流体静压升高及组织渗透压升高三者共同作用的结果。

（1）血管壁通透性升高：主要发生在微静脉和毛细血管静脉端。其发生机制与以下因素有关：①内皮细胞收缩。炎症介质作用于内皮细胞受体，使内皮细胞迅速收缩。②内皮细胞损伤。严重烧伤、化脓菌感染、释放蛋白水解酶等可直接损伤血管内皮细胞。③穿胞作用增强。在内皮细胞连接处附近有相互连接的囊泡构成的囊泡体，形成穿胞通道，富含蛋白的液体通过穿胞通道到达血管外，称为穿胞作用。炎症时，某些炎症介质或致炎因子使穿胞通道的数目和大小增加，从而增加血管壁的通透性。④新生毛细血管壁的高通透性。炎症修复过程中，新生毛细血管内皮细胞分化不成熟，具有较高通透性。

（2）血管内流体静压升高：炎症局部微循环的血管反应，出现了毛细血管和细静脉扩张、淤血，使毛细血管内流体静压升高，促使液体从血管内渗出。

（3）组织渗透压升高：炎症灶局部分解代谢增强、坏死组织崩解，大分子物质被分解为小分子物质使组织胶体渗透压升高，为了保持血管内外渗透压平衡，血管内的液体渗出到血管外，进入局部组织或体腔。

2. 液体渗出意义

（1）对机体有利方面如下。

①渗出的液体可以稀释毒素，减轻毒素对局部组织的损伤。

②为局部组织细胞带来氧和营养物质，并带走代谢产物。

③渗出物内含有抗体、补体等物质，有利于消灭病原体。

④渗出物中纤维素互相交织成丝网状，可限制病原微生物扩散，并使病灶局限化；同时，也有利于吞噬细胞游走而发挥吞噬作用；在炎症后期纤维素网架还可以成为修复的支架，有利于成纤维细胞产生胶原纤维。

⑤渗出物中的病原微生物和毒素随淋巴液至局部淋巴结，可刺激机体发生体液免疫和细胞免疫反应。

（2）对机体不利方面如下。

①组织内渗出液过多时可压迫血管，常常加重局部的血液循环障碍。

②渗出液过多可引起压迫和阻塞，如心包腔积液和胸膜腔积液压迫心脏和肺组织，急性喉头水肿可导致窒息等。

③渗出液内纤维素吸收不良可发生粘连、机化，如心包粘连影响器官功能。

④渗出液中的毒素及病原微生物被吸收，能引起机体全身中毒症状及炎症的扩散。

（三）白细胞渗出

白细胞渗出是各种白细胞通过血管壁主动到达血管外的过程。渗出到血管外的这些白细胞称为炎细胞。炎细胞聚集到组织间隙的现象，称为炎细胞浸润，是炎症反应的重要形态学标志。

1. 渗出过程

白细胞的渗出是一个极其复杂的连续过程，经历边集、附壁与黏着、游出等阶段（图4-2），才能到达炎症区域发挥吞噬作用。

（1）边集：当血管扩张、血流速度减慢，甚至停滞时，轴流变宽，白细胞从轴流逐渐进入边流，接近血管壁，称为白细胞边集或靠边。

（2）附壁与黏着：靠边的白细胞开始沿着内皮细胞表面缓慢向前滚动，以后停留并贴附在内皮细胞表面，称为白细胞附壁或黏着。

（3）游出：黏附的白细胞通过血管壁进入周围组织间隙的过程，称为白细胞游出。

黏附于内皮细胞表面的白细胞首先沿着内皮细胞表面缓慢移动，在内皮细胞连接处伸出伪足，整个胞体以阿米巴样运动的方式逐渐从内皮细胞之间挤出，到达内皮细胞和基底膜之间，停留片刻，再以同样的方式穿过基底膜到达血管外。

白细胞的游出是主动移动过程，一个白细胞游出需要 2~12 min。白细胞游出后，血管内皮细胞的连接和基底膜恢复正常。游出到血管壁外的白细胞，就不能再回到血管内。游出的白细胞开始围绕在血管周围，以后沿组织间隙向病灶中心游动集中。中性粒细胞、单核细胞、嗜酸性粒细胞、嗜碱性粒细胞和淋巴细胞都以同样的方式游出血管壁。中性粒细胞运动能力最强，游走速度最快，淋巴细胞运动能力最弱，游走速度最慢。

2. 趋化作用（chemotaxis）

趋化作用是指白细胞离开血管后，向着炎症区域化学刺激物所在部位做单一定向的移动。使白细胞定向移动的化学刺激物称为趋化因子。趋化因子可以是外源性的细菌产物，也可以是内源性的补体成分、白三烯、细胞因子等炎症介质。趋化因子的作用具有特异性，化脓菌对中性粒细胞有趋化作用，病毒对淋巴细胞有趋化作用，过敏反应和寄生虫对嗜酸性粒细胞有趋化作用。不同细胞对趋化因子的反应性也不同，中性粒细胞和单核细胞对趋化因子的反应性比较显著，而淋巴细胞对趋化因子的反应性则较弱。

3. 吞噬作用（phagocytosis）

吞噬作用是指白细胞在炎症灶内吞噬、杀灭、消化病原体和组织碎片的过程。吞噬细胞有两种，一种是中性粒细胞，即小吞噬细胞；另一种是单核吞噬细胞，即大吞噬细胞。白细胞的吞噬作用是一个极其复杂的过程，包括识别和黏着、吞入、杀伤和降解三个阶段（图4-3）。

（1）识别和黏着：异物或病原体必须被调理素包裹才能被吞噬细胞识别。调理素是存在于血清中能增强吞噬细胞吞噬功能的蛋白质，包括抗体Fc段和补体C3b等，吞噬细胞表面有相应的受体，通过抗体或补体与相应受体结合，异物或病原体黏着在吞噬细胞的表面。

（2）吞入：异物或病原体黏着在吞噬细胞表面后，吞噬细胞相应部位出现凹陷，两端胞膜伸出伪足将异物或病原体包围，伪足相互融合，形成由吞噬细胞膜包围异物或病原体的泡状小体，即吞噬体。吞噬体逐渐脱离细胞膜进入吞噬细胞内部，并与初级溶酶体融合，形成吞噬溶酶体，异物或病原体在吞噬溶酶体中被杀伤和降解。

（3）杀伤和降解：进入吞噬溶酶体的异物或病原体主要是被溶酶体酶和具有活性的氧代谢产物杀伤的。病原体被杀死后，可被溶酶体内酸性水解酶降解。

4. 白细胞的种类和功能

常见的白细胞有以下几种。

(1) 中性粒细胞：又称为小吞噬细胞，具有较强的运动能力，游出早而且快，故常出现在急性炎症、炎症早期及化脓性炎症。中性粒细胞具有比较强的吞噬能力，能吞噬多种球菌、坏死组织碎片及抗原抗体复合物，依靠其细胞内的酸性水解酶、中性蛋白酶和溶菌酶等发挥杀灭、降解作用。

中性粒细胞完成吞噬作用后死亡，寿命只有 3~4 d。死亡后的中性粒细胞释放出各种蛋白水解酶，使坏死组织和纤维素溶解液化，以利于吸收或排出体外。

(2) 嗜酸性粒细胞：运动能力弱，有一定的吞噬能力，可吞噬抗原抗体复合物，主要见于炎症的后期、寄生虫感染及某些变态反应性炎症。

(3) 单核细胞和巨噬细胞：又称为大吞噬细胞，具有很强的吞噬能力，可以吞噬中性粒细胞不能吞噬的较大病原体、坏死组织碎片、异物、抗原抗体复合物等；同时还参与机体的免疫反应，处理抗原信息。

如果被吞噬物体积大而吞噬有困难时，巨噬细胞可以融合或通过细胞核分裂形成多核巨噬细胞，即朗格汉斯巨细胞或异物巨细胞。巨噬细胞含有较多的脂酶，如果它吞噬了含脂质较多的结核分枝杆菌，可使细胞变大与上皮细胞相似，故称为上皮样细胞，上皮样细胞融合或分裂即可形成朗格汉斯巨细胞；若巨噬细胞吞噬了脂质，则形成泡沫细胞。

巨噬细胞寿命较长，可生存数周，甚至数月，常出现在急性炎症后期、慢性炎症、非化脓性炎症，以及病毒和原虫感染时。如被吞噬的细菌毒力较强，不能被消化时则可在吞噬细胞内继续繁殖，并能随吞噬细胞游走造成病原微生物在患者体内广泛播散。

(4) 淋巴细胞和浆细胞：淋巴细胞运动能力最弱，无趋化性，也无吞噬作用，是参与免疫反应的主要细胞，常出现在病毒感染和慢性炎症中。浆细胞无趋化性和吞噬作用，能产生和释放抗体，参与体液免疫反应，主要见于慢性炎症。

(5) 嗜碱性粒细胞和肥大细胞：细胞质中均含有粗大的嗜碱性颗粒。脱颗粒后，释放出肝素、组胺等，肥大细胞可释出 5-羟色胺，多见于变态反应性炎症。

三、增生

增生（proliferation）是指在致炎因子和组织崩解产物或某些理化因素的作用下，炎症灶局部组织细胞数量的增多。增生的成分主要是血管内皮细胞、成纤维细胞和巨噬细胞。炎症灶周围的实质细胞和腺体也可增生。

一般炎症反应初期增生较轻微，炎症后期、慢性炎症时较显著。但某些急性炎症也可有明显的细胞增生反应,如急性肾小球肾炎,从发病开始就有肾小球内血管内皮细胞和系膜细胞的明显增生;肠伤寒初期有肠壁淋巴组织的明显增生。

增生也是炎症过程中的重要防御反应。增生的巨噬细胞可以吞噬病原体和组织崩解碎片;增生的成纤维细胞、毛细血管及浸润的炎细胞构成肉芽组织,既可限制炎症的扩散和蔓延,又可填补缺损组织,使受损的组织得以修复;增生的淋巴细胞还可以参加免疫反应。但是,过度增生可对原有组织造成破坏,产生不利影响。如急性肾小球肾炎时,肾小球内细胞数量增多,压迫肾小球毛细血管,使肾小球滤过率下降,患者出现少尿、无尿、水肿、高血压等症状。

综上所述,任何致炎因子引起的炎症都具有变质、渗出、增生这三种基本病理变化,三者之间存在着内在的密切联系,既互相影响又互相联系,构成一个复杂的炎症反应过程。一般来说,变质是损伤性的反应,而渗出和增生是抗损伤性的反应。但在炎症过程中,变质可以促进渗出或增生性变化的发生,渗出又可以加重变质改变。过度的增生可压迫周围组织器官,导致不良后果。

(何艳霞)

任务三 炎症介质

炎症介质(inflammatory mediator)是指能引起和参与炎症反应的具有生物活性的化学物质,对炎症时血管反应、白细胞渗出等都具有介导作用。

炎症介质可由细胞合成并释放或在血浆中产生。来自细胞的炎症介质以颗粒的形式储存在细胞内,在需要的时候释放,或在致炎因子的刺激下,即刻合成并释放。来自血浆的炎症介质多以其前身状态存在,经蛋白水解酶作用才能被激活。

一、细胞释放的炎症介质

(1)血管活性胺:包括组胺和5-羟色胺(5-HT),是炎症过程中第一批释放的炎症介质。组胺主要存在于嗜碱性粒细胞和肥大细胞的颗粒中,也存在于血小板内。组胺的主要作用为:①扩张微血管;②使血管内皮细胞收缩,血管壁的通透性升高;③对嗜酸性粒细胞有趋化作用。5-羟色胺主要来源于血小板和肠嗜铬细胞中,主要与血管通透性升高有关,常与组胺同时出现发挥作用。

(2)花生四烯酸代谢产物:代表物质有前列腺素和白细胞三烯,广泛存在于前列腺、脑、肺、肾、肠等组织中。其主要作用：①扩张小血管；②使血管壁的通透性增高；③对中性粒细胞有趋化作用；④前列腺素还有致热、致痛的作用。

（3）白细胞产物：主要为中性粒细胞和单核细胞在致炎因子作用下释放的溶酶体成分。其主要作用：①加剧组织损伤；②使血管壁通透性增高；③对单核细胞有趋化作用。其中组织损伤的作用非常明显，如中性蛋白酶可降解纤维素、胶原纤维、基底膜等细胞外成分，引起组织坏死、溶解。

（4）细胞因子：主要由激活的淋巴细胞和单核巨噬细胞产生。其主要作用为：①对中性粒细胞和巨噬细胞有趋化作用；②有增强吞噬细胞吞噬的作用；③杀伤带有特异性抗原的靶细胞，引起组织损伤。

二、血浆中产生的炎症介质

来自激肽系统、补体系统及凝血纤溶系统。

（1）激肽系统：激肽系统激活最终形成具有生物活性的缓激肽。其作用：①扩张微血管；②使血管壁的通透性升高；③有止痛作用。

（2）补体系统：由20种具有酶活性的蛋白质（包括其裂解产物）组成。其中C3和C5的激活最重要，其裂解产物C3a和C5a（即过敏毒素）是炎症过程中的重要介质，可介导肥大细胞释放组胺。其作用：①使血管扩张和血管壁通透性升高；②对白细胞具有趋化作用；③能激活白细胞释放溶酶体酶，引起和加重组织损伤的作用；④可增强吞噬细胞的吞噬作用。

（3）凝血纤溶系统：凝血因子Ⅻ被激活后，不仅能启动缓激肽系统，而且还能启动凝血和纤维蛋白溶解系统，产生凝血酶、纤维蛋白多肽等物质。凝血酶可促进白细胞黏着和成纤维细胞增生，同时可促进有关细胞产生前列腺素、血小板激活因子等炎症介质；纤维蛋白多肽可使血管通透性增高，对白细胞有趋化作用。

主要炎症介质及其作用如表4-2所示。

表4-2 主要炎症介质及其作用

作用	炎症介质
血管扩张	组胺、5-羟色胺、前列腺素、缓激肽
血管壁通透性↑	组胺、5-羟色胺、白细胞三烯、缓激肽、补体、纤维蛋白多肽
趋化作用	补体、溶酶体成分、白细胞三烯、细胞因子、纤维蛋白多肽
发热	前列腺素
疼痛	前列腺素、缓激肽
组织损伤	溶酶体酶、活性氧代谢产物

（何艳霞）

任务四　炎症的局部临床表现和全身反应

一、局部临床表现

1. 红

炎症病灶早期呈鲜红色,是由动脉性充血,血中氧合血红蛋白增多所致。随着炎症发展,血流速度逐渐减慢,甚至停滞,形成静脉性充血,故病灶的后期逐渐变成暗红色。

2. 肿

急性炎症病灶区肿胀主要与炎性充血,特别是炎性渗出导致炎性水肿有关。而慢性炎症局部肿胀多由局部组织增生所致。

3. 热

炎症时,局部温度升高是由动脉性充血,血流量增加,血流速度快,局部组织代谢增强,产热增加所致。体表急性炎症表现明显。

4. 痛

炎症时,局部组织疼痛的原因:①炎症介质,如缓激肽、前列腺素等有较强的致痛作用;②炎症区局部钾离子刺激神经末梢,引起疼痛;③局部炎性水肿、张力增加,压迫和牵拉感觉神经末梢,引起疼痛。

5. 功能障碍

炎症局部组织结构破坏或因炎症所致的肿胀、疼痛、机械性阻塞等,可引起相应组织、器官的功能障碍,甚至还可引起全身多个器官功能异常。

二、全身反应

炎症虽然以局部组织改变为主,但机体也会发生一系列的全身反应。

1. 发热

急性炎症常伴有明显发热的症状。发热是最重要的全身反应之一。一定程度的发热可使机体代谢增强,促进吞噬细胞的吞噬作用,加强肝脏的解毒功能。但过高热或长时间的发热会引起消化、排泄等器官系统,尤其是中枢神经系统的功能紊乱。如果炎症反应明显,但患者体温不升高,表明患者反应性差或抵抗力低下,是预后不良的表现。

2. 白细胞变化

炎症时，血液中白细胞增多具有重要的防御意义。一般细菌感染引起的急性炎症，血中中性粒细胞增多，特别是化脓菌感染时，中性粒细胞会明显增多。但有些感染，如结核病、伤寒病时巨噬细胞增多；一些慢性炎症和病毒感染以淋巴细胞增多为主，中性粒细胞相应减少；寄生虫感染和变态反应性炎以嗜酸性粒细胞增多为主。

白细胞增多的程度、数量往往反映感染的严重程度和机体抵抗力的强弱。如外周血液中出现幼稚的中性粒细胞，称为核左移，提示机体感染严重，但抵抗力较强。若白细胞增多不明显，甚至有所减少，在外周血液中出现衰老的中性粒细胞，称为核右移，提示感染严重，机体抵抗力较差，患者预后不良。

3. 单核-巨噬细胞系统增生

单核-巨噬细胞系统增生是机体防御反应的表现。增生的巨噬细胞发挥吞噬功能，增生的淋巴细胞可加强机体的免疫功能。临床上常表现为局部淋巴结增大，有时肝、脾增大。

4. 实质器官的改变

严重炎症，患者心、肝、肾等实质细胞可出现不同程度的变性、坏死，并发生功能障碍。

（何艳霞）

任务五 炎症的临床类型

临床上根据炎症发生的缓急和持续时间的长短，将炎症分为以下四种类型。

一、超急性炎症（peracute inflammation）

超急性炎症呈暴发性经过，整个病程仅数小时至数日，炎症反应急剧，短期内可引起组织器官严重损害，甚至导致机体死亡。其多属于变态反应性损害，如器官移植排斥反应，可在血管接通后数分钟导致移植组织和器官发生严重破坏。

二、急性炎症（acute inflammation）

急性炎症起病急，病程一般持续数日至1个月。炎症局部常以变质和渗出性改变为主，除少数疾病外，增生性变化不明显，渗出和浸润的炎细胞以中性粒细胞为主。

三、慢性炎症（chronic inflammation）

慢性炎症发展缓慢，病程持续数月甚至数年，多由急性炎症迁延而来，但也可一开始即为慢性炎症。局部以增生性改变为主，变质和渗出性变化较轻微。渗出和浸润的炎细胞以淋巴细胞、浆细胞和单核细胞为主。由于局部组织的再生修复，常可引起器官的形态变化，并常继发严重的功能障碍。当机体抵抗力降低、病原刺激增强或再感染时，可在慢性炎症的基础上发生急性炎症反应，称为慢性炎症急性发作。

四、亚急性炎症（subacute inflammation）

亚急性炎症介于急性炎症和慢性炎症之间，病程为1个月至数月，多由急性炎症转变而来。另外，它也与致炎因子有关，如由毒力较弱的草绿色链球菌引起的感染性心内膜炎常呈亚急性经过。

（何艳霞）

任务六　炎症的病理学类型及其特点

病理学根据炎症的基本病变可将炎症分为变质性炎、渗出性炎、增生性炎。急性炎症一般以变质性炎、渗出性炎为主，增生性炎比较少见。

一、变质性炎（alternative inflammation）

变质性炎是以局部组织、细胞变性、坏死为主，而渗出和增生较轻微的炎症；多由某些重症感染、中毒引起，呈急性经过，在一定条件下也可迁延呈慢性；常发生于心、肾、肝、脑等实质性器官，并可出现明显的器官功能障碍。如病毒性肝炎，以肝细胞的变性、坏死为主（图4-4）；流行性乙型脑炎，以神经细胞变性、坏死为主。

二、渗出性炎（exudative inflammation）

渗出性炎以渗出改变为主，并伴有一定程度组织细胞的变性和坏死，而增生性改变比较轻微的炎症，是临床最常见的炎症类型。因致炎因子、组织反应程度及炎症部位不同，渗出物也不同。根据渗出物的主要成分和病变特点，将渗出性炎分为以下四种类型。

1. 浆液性炎（serous inflammation）

以血清渗出为主的炎症称为浆液性炎。渗出物的主要成分为浆液，其内含有3%～5%的蛋白质，主要是清蛋白，常发生于疏松结缔组织、浆膜、黏膜、滑膜和皮肤等处。高温、强酸、强碱、细菌毒素及蛇毒等均可引起浆液性炎。致炎因子和发生部位的不同，病变表现也不一样。如毒蛇咬伤后，局部疏松组织常出现明显的水肿；皮肤Ⅱ度烫伤后，常形成水疱；结核性胸膜炎在浆膜腔内形成积液。如病变较轻，浆液渗出较少，则易被吸收。但浆液渗出过多时，也会产生不利影响，甚至引起严重后果，如心包腔积液、胸腔积液可分别造成心肺功能障碍。

2. 纤维素性炎（fibrinous inflammation）

纤维素性炎是指以纤维素大量渗出为主的炎症。在血管损伤严重的时候，血管壁的通透性明显升高，纤维蛋白原渗出形成纤维素，伴有中性粒细胞渗出和不同程度组织坏死。渗出的纤维素在HE染色切片中呈红染的丝网状、条状或颗粒状。它可以被中性粒细胞释放的溶蛋白酶溶解吸收，但在中性粒细胞渗出不足或纤维素渗出过多时，不能完全溶解吸收，则由肉芽组织长入发生机化；多见于痢疾杆菌、白喉杆菌、肺炎球菌等感染时，也可由尿素、汞等毒性物质引起，病变常发生于黏膜、浆膜和肺。

发生于黏膜的纤维素性炎（细菌性痢疾、白喉等），由渗出的纤维素、中性粒细胞和坏死的黏膜上皮细胞混合而形成一层灰白色覆盖在黏膜表面的膜状物，称为假膜（图4-5）；这种有假膜形成的炎症，称为假膜性炎。有的假膜附着牢固，不易脱落（咽白喉），若强行剥离可引起出血并形成溃疡。有的假膜附着不牢固，易脱落（气管白喉），脱落的假膜易引起呼吸道阻塞甚至发生窒息。

浆膜的纤维素性炎常见于心包膜和胸膜。心包膜的纤维素性炎，渗出的纤维素随着心脏搏动形成绒毛状覆盖在心脏表面，称为绒毛心。纤维素渗出较少可被吸收，渗出过多不易吸收，则被机化形成粘连。

肺的纤维素性炎见于大叶性肺炎，肺泡腔内有大量的纤维素渗出，纤维素网眼中可见浸润的中性粒细胞（图4-6），造成肺组织的实变。若渗出的纤维素不能被完全吸收而发生机化时，则可致肺肉质变。

3. 化脓性炎（suppurative or purulent inflammation）

化脓性炎是指以中性粒细胞大量渗出为主，并伴有不同程度的组织坏死和脓液形成的炎症。炎症区大量中性粒细胞坏死崩解，释放出溶蛋白酶，将坏死组织溶解、液化的过程称为化脓。化脓形成的液状物，称为脓液。脓液是一种混浊的灰黄色或黄绿色的液体，黏稠度不一。脓液的成分主要有变性坏死的中性粒细胞（称为脓细胞或脓球）、溶解的坏死组织、少量浆液和细菌。因渗出物中的纤维素已被中性粒细胞释放的溶蛋白酶溶解，因此脓液一般不凝固。根据其发生的原因、部位、病变特征不同，分为以下三种类型。

（1）脓肿（abscess）：是指发生在皮肤和组织器官内的局限性化脓性炎症，常伴有脓腔形成（图4-7），多由金黄色葡萄球菌引起。由于金黄色葡萄球菌可产生大量毒素使局部组织坏死，中性粒细胞坏死崩解释放的酶可溶解坏死组织；同时，金黄色葡萄球还可产生血浆凝固酶，能使渗出的纤维蛋白原转变为纤维素，纤维素能阻止病原菌的蔓延、扩散，使病灶局限，形成含脓液的腔隙。急性期，脓肿周围组织有明显的充血、水肿和炎细胞浸润，以后逐渐被肉芽组织取代，形成脓肿膜，具有吸收脓液和限制病变扩散的作用。若病原体被消灭，渗出则停止。

脓肿多发生于皮肤和肺、脑、肝、肾等组织器官内。疖（furuncle）是单个毛囊、所居皮脂腺及周围组织发生的脓肿。痈（carbuncle）是多个疖的融合，若病变进一步发展，皮下脂肪和筋膜组织发生坏死、液化而形成脓肿，好发于颈、肩、背等毛囊、皮脂腺丰富的部位（图4-8）。患者全身中毒症状明显，必须及时切开引流，才能修复愈合。

位于皮肤和黏膜的脓肿破溃后，可在局部形成溃疡（ulcer）。组织和器官内较深部位的脓肿可向体表或自然管道穿破，形成只有一个开口的病理性管道，称为窦道（sinus）；若脓肿一端向体表或体腔穿破，另一端向内开口于自然管道，形成两个以上开口的管道，称为瘘管（fistula）。例如，肛门周围脓肿可向皮肤穿破形成窦道；也可一侧向皮肤穿破，一侧向肛管穿破，形成瘘管（图4-9）。窦道和瘘管不易愈合，并不断排出脓性渗出物。

（2）蜂窝织炎（phlegmonous inflammation）：是发生于皮下、肌肉间和阑尾等疏松组织的弥漫性化脓性炎症，多由溶血性链球菌引起。链球菌能分泌透明质酸酶和链激酶，可溶解结缔组织基质中的透明质酸及纤维素，使细菌易于在组织内扩散，并沿着组织间隙和淋巴管弥漫浸润于组织中。炎区组织充血、水肿，有大量中性粒细胞弥漫浸润（图4-10），与周围正常组织分界不清。严重者病变迅速扩展，全身中毒症状明显。

（3）表面化脓和积脓：表面化脓（superficial purulence）是指发生于黏膜、浆膜、脑膜的化脓性炎症，中性粒细胞向黏膜、浆膜、脑膜表面渗出，深部组织炎症反应不明显。黏膜的化脓性炎又称脓性卡他，如淋病性尿道炎，黏膜产生的脓液沿尿道排出体外。化脓性炎发生在浆膜、胆囊、输卵管等黏膜时，脓液不能排出而蓄积在浆膜腔及胆囊、输卵管,称为积脓(empyema)。

4. 出血性炎(hemorrhagic inflammation)

出血性炎是指炎性渗出液中出现大量红细胞,是血管损伤严重的表现。其常与其他类型炎症同时存在,常见于毒力很强的病原微生物感染,如流行性出血热、鼠疫等传染病。

知识链接

卡他性炎:"卡他"来自希腊语catarrh,是向下流的意思,是指发生在黏膜的渗出性炎。渗出液沿着黏膜表面渗出向下流。根据渗出物性质的不同,分为黏液性卡他、浆液性卡他、脓性卡他;也可两种类型同时发生,如浆液黏液性卡他。

三、增生性炎

增生性炎是指以组织、细胞增生性改变为主,而变质和渗出比较轻微的炎症。其一般呈慢性经过,但也可一开始即呈急性经过,如急性肾小球肾炎以肾小球的血管内皮细胞和系膜细胞增生为主,伤寒病以全身单核巨噬细胞系统增生为主。根据细胞增生成分及病变特点的不同,可分为以下几种类型。

1. 一般慢性炎症

一般慢性炎症主要表现为纤维结缔组织、血管、上皮细胞、腺体、实质细胞等增生,并伴有淋巴细胞、浆细胞和巨噬细胞浸润。此种增生性炎症无特殊的形态表现,常称为非特异性炎。

(1)炎性息肉(inflammatory polyp):是指在致炎因子的长期刺激下,局部黏膜上皮细胞、腺体及肉芽组织增生形成向黏膜表面突出、根部带蒂的肿物。息肉可为数毫米至数厘米不等,好发于鼻黏膜、子宫颈黏膜(图4-11)和大肠黏膜等处,可单发也可多发,患者可有出血症状。

(2)炎性假瘤(inflammatory pseudotumor):是指在致炎因子作用下,局部组织增生形成境界清楚的肿瘤样团块。肉眼观察和X线检查与肿瘤相似,需注意与肿瘤鉴别。其好发于肺及眼眶。

2. 慢性肉芽肿性炎(chronic granulomatous inflammation)

慢性肉芽肿性炎是指炎症局部以巨噬细胞及其衍生的细胞增生为主,形成境界较清楚的结节状病灶。以肉芽肿形成为基本特点的炎症，称肉芽肿性炎，分为以下两类。

（1）感染性肉芽肿：是最常见的一种类型，由病原微生物感染（如结核分枝杆菌、伤寒杆菌、血吸虫等）引起，常具有病理诊断价值，如结核肉芽肿、风湿肉芽肿、伤寒肉芽肿等。

（2）异物性肉芽肿：由手术缝线、滑石粉、石棉等异物引起。异物肉芽肿的特点是在异物周围有增生的巨噬细胞、异物性多核巨细胞，结节的外周有成纤维细胞及多少不等的淋巴细胞浸润（图4-12）。

（何艳霞）

任务七　炎症的结局

致炎因子引起的损伤与抗损伤的斗争贯穿炎症全过程，决定着炎症的结局。

一、痊愈

多数情况下，随着机体抵抗力逐渐增强、致炎因子被消除或经过适当治疗，炎性渗出物可逐渐被吸收，坏死组织也可被溶解、液化，通过淋巴管、血管吸收或排出体外。受损的组织通过周围健康组织细胞再生而修复，病变趋向痊愈。修复后的组织如果形态结构和功能完全恢复，称为完全痊愈；如果伴有瘢痕组织形成，就称为不完全痊愈。

二、迁延不愈

当机体抵抗力低下、治疗不彻底或致炎因子不能被彻底清除而持续作用于机体时，损伤与抗损伤斗争将在机体内持续存在，反复发作，最终由急性转变为慢性。而有些慢性炎症病程可长期迁延不愈，如慢性支气管炎，可迁延数十年。

三、蔓延扩散

当机体抵抗力差、病原微生物数量多、毒力强时，则可在机体内大量生长繁殖并可产生毒素，沿组织间隙、器官的自然管道，或沿血管、淋巴管向周围或全身蔓延，造成炎症的蔓延播散。

1. 局部蔓延

炎症区的病原微生物可沿组织间隙或器官的自然管道向周围组织和器官蔓延扩散。如肺结核病，结核分枝杆菌可沿组织间隙和细支气管向周围肺组织蔓延使病灶扩大；肾结核可沿泌尿道下行蔓延，引起输尿管、膀胱和尿道结核。

2. 淋巴道播散

病原微生物侵入淋巴管，可引起淋巴管炎，随淋巴流到局部淋巴结，引起局部淋巴结炎。如足部被毒蛇咬伤后，下肢因浅表淋巴管炎可出现红线，腹股沟淋巴结也因炎症肿大，伴有疼痛。

3. 血道播散

炎症病灶内的病原微生物或其产生的毒性产物可经血道、淋巴道进入血循环，导致全身播散。

（1）菌血症（bacteremia）：是指细菌由炎症灶经淋巴管或血管入血，不产生毒素。患者无全身中毒症状，临床做血培养可查到细菌。其常见于炎症早期，如大叶性肺炎、肠伤寒等。

（2）毒血症（toxemia）：是指细菌产生的毒素或毒性代谢产物入血，而细菌并不入血。其临床上常出现高热、寒战、休克等全身中毒症状，同时伴有心、肝、肾等实质细胞的变性或坏死，严重时可出现中毒性休克。血培养查不到细菌。

（3）败血症（septicemia）：是指毒力强的细菌进入血中，大量生长繁殖并产生毒素，引起全身中毒症状。患者除有毒血症的表现外，常出现皮肤和黏膜的出血点及脾、全身淋巴结增大，严重者可因中毒性休克而死亡。临床上，常见的致病菌为葡萄球菌、脑膜炎双球菌等，血培养常可查到细菌。

（4）脓毒败血症（pyemia）：是指化脓菌引起的败血症进一步发展可形成脓毒败血症（或称脓毒血症）。此时不但有败血症的表现，化脓菌还可随血流到达全身各处，栓塞于组织器官的毛细血管，导致局部组织坏死、液化而形成多发性小脓肿，称为栓塞性脓肿，常见于肺、肾等器官。

项目小结

炎症是机体十分常见而又非常重要的病理过程。在各种损伤因素作用下，由炎症介质的介导引起血管反应，表现为炎性充血、渗出和浸润，结果抗体和白细胞等被运送到病灶局部，以稀释和消除损伤因子，同时通过再生修复受损的组织结构，恢复器官功能，所以炎症本质上是一种防御性反应。

各种炎症在病理上主要表现为变质、渗出和增生三种基本变化，临床上局部可见红、肿、热、痛和功能障碍，和（或）出现发热、白细胞数改变和单核巨噬细胞系统增生等全身性反应。

变质性炎常见的有急性病毒性肝炎和流行性乙型脑炎等，渗出性炎包括浆液性炎（如皮肤浅Ⅱ度烧伤形成的水疱和感冒初期的流鼻涕等）、纤维蛋白性炎（如细菌性痢疾、纤维蛋白性心包炎和大叶性肺炎等）、化脓性炎（如流行性脑脊髓膜炎、蜂窝织性阑尾炎、脓肿等）和出血性炎（如流行性出血热和鼠疫等），增生性炎包括一般增生性炎（如慢性胆囊炎）和肉芽肿性炎（如结核、伤寒等引起的感染性肉芽肿和由异物等引起的异物性肉芽肿）。

（李　莹）

目标检测

1. 在慢性炎症中，下列哪种细胞最常见（　　）

   A. 嗜酸性粒细胞　　　　　　　　　B. 淋巴细胞

   C. 嗜中性粒细胞　　　　　　　　　D. 肥大细胞

   E. 巨噬细胞

2. 下列哪项是变质性炎症（　　）

   A. 肾盂肾炎　　　　　　　　　　　B. 菌痢

   C. 大叶性肺炎　　　　　　　　　　D. 阿米巴肝脓肿

   E. 阑尾炎

3. 炎症的渗出主要由于（　　）

   A. 血流动力学改变　　　　　　　　B. 血管壁通透性改变

   C. 小静脉血栓形成　　　　　　　　D. 循环血量增加

   E. 组织间液比重降低

4. 溶血性链球菌最常引起（　　）

   A. 蜂窝织炎　　　　　　　　　　　B. 假膜性炎

   C. 坏死性炎　　　　　　　　　　　D. 脓肿

   E. 出血性炎

5. 判断是渗出液还是漏出液的主要依据之一是（ ）

A. 积液的颜色 B. 积液数量多少

C. 积液的成分 D. 纤维蛋白含量多少

E. 有无静脉回流受阻

6. 瘘管（ ）

A. 具有两端开口的病理性通道 B. 只有一端开口的盲管

C. 表面或黏膜上皮坏死脱落形成较深缺损 D. 单个毛囊发生的化脓性炎

E. 多个毛囊发生的化脓性炎

7. 下列有关炎症的理解，哪项不正确（ ）

A. 血管反应是炎症的中心环节 B. 对机体损害的任何因素均可为致炎因子

C. 炎症对机体有利，又有潜在危害性 D. 凡是炎症都运用抗生素抗炎

E. 炎症既有局部反应，又有全身反应

8. 下列哪一种不是渗出性炎症（ ）

A. 卡他性炎症 B. 乙型脑炎

C. 流行性脑膜炎 D. 肾盂肾炎

E. 脓肿

9. 在葡萄球菌感染的炎症反应中所见到的主要细胞是（ ）

A. 淋巴细胞 B. 单核细胞

C. 嗜酸性粒细胞 D. 肥大细胞

E. 中性粒细胞

10. 巨噬细胞、纤维母细胞和淋巴细胞最常见于（ ）

A. 急性炎症 B. 肉芽组织

C. 伤口愈合处 D. 慢性炎症

E. 化脓性炎症

11. 烧、烫伤的水疱（ ）

A. 以血浆渗出为主的炎症

B. 以纤维蛋白渗出为主的炎症

C. 以疏松组织内广泛中性粒细胞浸润为主的炎症

D. 以局限性化脓为主的炎症

E. 以中性粒细胞浸润为主的炎症

12. 以变质为主的炎症，其实质细胞的主要变化是（ ）

A. 增生和再生 B. 萎缩和变性

C. 变性和坏死 D. 增生和变性

E. 坏死和萎缩

13. 5-羟色胺主要来源于（   ）

　　A. 巨噬细胞　　　　　　　　　　B. 血管内皮细胞

　　C. 嗜酸性粒细胞　　　　　　　　D. 血小板

　　E. 淋巴细胞

14. 外科切除一段肠管，病检发现肠黏膜表面肿物有一细蒂与肠黏膜相连，镜下见腺体增生，腺管大小及形状不一，上皮无异型性，间质中有慢性炎细胞浸润，其病理诊断可能是（   ）

　　A. 高分化肠腺癌　　　　　　　　B. 肠类癌

　　C. 慢性肠炎伴黏膜上皮增生　　　D. 克罗恩病

　　E. 肠黏膜息肉

15. 炎症的基本病理变化是（   ）

　　A. 组织、细胞的变性坏死　　　　B. 病变组织变质、渗出、增生

　　C. 红、肿、热、痛、功能障碍　　D. 周围血液中白细胞增多和炎区白细胞浸润

　　E. 组织的炎性充血和水肿

项目五 肿瘤

学习目标

知识目标

1. 掌握肿瘤的概念，肿瘤的异型性，肿瘤的生长与扩散，肿瘤对机体影响，良、恶性肿瘤的区别，肿瘤的命名，癌与肉瘤的区别，癌前病变、非典型增生及原位癌、浸润癌的概念。

2. 熟悉肿瘤的一般形态与结构，肿瘤的分级与分期，常见肿瘤的病变特点，异位内分泌综合征和副肿瘤综合征的概念。

3. 了解肿瘤性与非肿瘤性增生的区别，肿瘤的病因学与发病学概要。

肿瘤（tumor）是一类常见病、多发病。良性肿瘤虽然发病率高，但因其对人类健康危害小，常不引起人们重视。我们常说的肿瘤对人类的危害，常常指的是恶性肿瘤对人类健康的危害。我国常见的十大恶性肿瘤按死亡率高低排列分别为：胃癌、肝癌、肺癌、食管癌、大肠癌、白血病、淋巴瘤、子宫颈癌、鼻咽癌、乳腺癌。随着人类对肿瘤的深入研究，其本质完全能够被揭示，相信在不远的将来，这一严重危害人类健康的疾病将被征服。

> **知识链接**
>
> 恶性肿瘤目前已成为危害人类健康最严重的疾病之一。全世界每年死于恶性肿瘤的有700多万人。我国城市人口中，恶性肿瘤死亡率居死因第1位（139.28/10万，男性为166.92/10万，女性为109.99/10万）；农村人口中，居死因的第3位（105.57/10万，男性为109.99/10万，女性为77.76/10万）。

任务一 概念

肿瘤是机体在各种致瘤因素作用下，局部组织的某些易感细胞群基因突变或调控失常，导致克隆性异常增生或凋亡异常所形成的新生物。这种新生物常形成局部肿块，故称为肿瘤。正常细胞转变为肿瘤细胞后，其增生一般是单克隆性增生。增生的瘤细胞不仅有异常的形态、代谢和功能，也有不同程度的丧失分化成熟能力、持续性生长及相对无自主性，即使致瘤因素消失仍能继续生长。就此提示肿瘤细胞的遗传异常可以传递给其子代细胞。肿瘤性增生不仅与整个机体不协调，而且对机体有害而无益。

（曹 娟）

任务二 特征

一、形态与结构

（一）形态

1. 肿瘤的形状

肿瘤的形状多种多样，呈息肉状、乳头状、绒毛状、蕈伞状、结节状、分叶状、囊状、菜花状、浸润性包块状、弥漫肥厚状和溃疡状等。肿瘤形状上的差异一般与其发生部位、组织来源、生长方式和肿瘤的良恶性有关。生长在皮肤、黏膜表面的良性肿瘤多呈息肉状、乳头状，恶性肿瘤多呈菜花状、溃疡状；生长在组织内的良性肿瘤多呈结节状、分叶状、囊状，恶性肿瘤多呈浸润性包块状（图5-1）。

2. 肿瘤的大小

小者极小甚至在显微镜下才能发现，如甲状腺微小癌；大者直径可达数十厘米，质量可达数千克乃至数十千克。肿瘤的大小与肿瘤的发生部位、良恶性及生长时间有关。生长在体表或大的体腔（腹腔）内的肿瘤有时可长得很大，生长于狭小腔道（椎管）内的肿瘤则一般较小。良性肿瘤虽生长缓慢，但生长时间较长，体积可长得很大；恶性肿瘤虽然生长迅速，但短期内即可发生转移和致死，故一般不会长得太大。

3. 肿瘤的颜色

良性肿瘤的颜色一般接近其来源的正常组织，如血管瘤多呈红色或暗红色、脂肪瘤呈黄色。恶性肿瘤的切面多呈灰白或灰红色，但可因其所含血液量的多少不同，有无变性、坏死、出血，以及是否含有色素等而不同，如黑色素瘤多呈黑色、绿色瘤呈绿色等。

4. 肿瘤的硬度

肿瘤的硬度与肿瘤的组织来源有关，软组织生长的肿瘤，肿瘤的硬度一般较周围正常组织硬，但骨组织生长的肿瘤其硬度一般较周围正常骨组织软。肿瘤的硬度不但与肿瘤的组织来源有关，而且与肿瘤的种类、瘤细胞与间质的比例，以及有无变性、坏死等也有关系。如骨瘤很硬，而脂肪瘤较软；瘤细胞多于间质的肿瘤一般较软，反之则较硬；瘤组织发生坏死时变软，有钙化或骨质形成（骨化）时则变硬。

5. 肿瘤的数目

肿瘤通常为1个（单发），有时为多个（多发）。良性肿瘤常单发，但少数良性肿瘤可多发，如子宫平滑肌瘤、结肠多发性息肉状腺瘤等。恶性肿瘤在原发部位常单发，有时可多发，如弥漫性肝癌等。转移性肿瘤常多发。

（二）组织结构

肿瘤的组织结构多种多样，除绒毛膜癌和白血病外，任何一种肿瘤的组织成分都可分为实质和间质。

1. 肿瘤的实质（parenchyma）

肿瘤的实质是肿瘤细胞的总称，是肿瘤的主要成分。肿瘤的生物学性质及每种肿瘤的特殊性主要是由肿瘤的实质所决定。人体所有的组织均可发生肿瘤，肿瘤实质的形态也多种多样。通常根据肿瘤的实质来判断肿瘤的组织来源（histogenesis）并进行肿瘤的命名、分类及组织学诊断，根据其分化程度来确定肿瘤的性质及恶性肿瘤的恶性程度。不同的肿瘤具有的实质不同,如甲状腺腺瘤的实质为异常增生和分化的腺上皮细胞,鳞状细胞癌的实质为异常增生和分化的鳞状细胞等。

肿瘤的实质通常只有一种,但少数肿瘤有两种甚至多种。如乳腺纤维腺瘤含有增生的纤维组织和腺体实质成分,畸胎瘤含多个胚层来源和分化的多种实质成分。

2. 肿瘤的间质(mesenchyma stroma)

肿瘤的间质一般由结缔组织和血管等组成,可有淋巴管。间质成分不具有特异性,间质对肿瘤实质起支持和营养作用。通常情况下生长缓慢的肿瘤,其间质血管较少;而生长速度快的肿瘤,其间质血管丰富。此外,肿瘤间质内往往有多少不等的淋巴细胞、单核细胞浸润,这是机体对肿瘤组织的免疫反应。在肿瘤间质的结缔组织中除成纤维细胞外,还有肌成纤维细胞(myofibroblast),此种细胞的增生、收缩和形成的胶原纤维可包绕肿瘤细胞,可能对肿瘤细胞的运动和浸润过程有限制作用;另外,也可能与乳腺癌所致乳头下陷,食管癌及肠癌引起的管壁僵硬和狭窄等有关。

二、分化和异型性

肿瘤的分化(differentiation)是指肿瘤组织在细胞形态和组织结构上,可以表现出与某种正常组织相似程度。肿瘤组织不管在细胞形态上还是在组织结构上,与其来源的正常组织相比都有不同程度的差异,这种差异称为异型性(atypia)。异型性的大小反映了肿瘤组织的分化成熟程度。异型性小者,说明肿瘤与其来源的正常细胞和组织相似,肿瘤组织细胞分化程度高;异型性大者,表示肿瘤组织细胞分化程度低。有无异型性和异型性的大小是区别肿瘤性增生和非肿瘤性增生,以及诊断良恶性肿瘤和判断恶性肿瘤恶性程度高低的主要组织学依据。恶性肿瘤常有明显的异型性。有的恶性肿瘤主要由未分化细胞构成,称为间变性肿瘤(anaplastic tumor)。间变(anaplasia)指的是恶性肿瘤细胞缺乏分化的状态,异型性显著。

(一)肿瘤组织结构的异型性

肿瘤组织结构的异型性是指肿瘤组织在空间排列方式上与其来源的正常组织的差异。良性肿瘤的细胞异型性较小,一般与其来源的正常细胞相似。因此,良性肿瘤的诊断主要根据组织结构的异型性,如平滑肌瘤的瘤细胞与正常平滑肌细胞非常相似,只是其排列与正常平滑肌组织不同,呈纵横交错的编织状、漩涡状。恶性肿瘤组织结构异型性较明显,瘤细胞排列更为紊乱,失去正常的排列结构、层次或极性,如发生于纤维组织的恶性肿瘤——纤维肉瘤,瘤细胞很多,且大小不等,胶原纤维少,排列非常紊乱,与正常纤维组织的结构相差较远;发生于腺上皮的恶性肿瘤——腺癌,其腺腔样结构的大小和形状很不规则,常出现背靠背或共壁现象。癌细胞排列失去极性,紧密重叠或呈多层，并可有乳头形成。

（二）肿瘤细胞的异型性

良性肿瘤细胞的异型性小，一般与其来源的正常细胞相似。恶性肿瘤细胞具有高度的异型性。

1. 肿瘤细胞的多形性

恶性肿瘤细胞形态及大小极不一致，但普遍较正常细胞大，有时会出现瘤巨细胞（tumor giant cell）（图5-2）。也有少数分化很差的肿瘤，其瘤细胞较正常细胞小，大小也较一致，多为圆形，如肺小细胞未分化癌。

2. 肿瘤细胞核的多形性

恶性肿瘤细胞的核不但比正常细胞核大，且核与胞质的比例也较正常大，正常细胞核与细胞质的比例为1：(4~6)，恶性肿瘤细胞则接近1：1。另外，核的大小、形状和染色也不一，并可出现双核、多核、巨核或奇异形核。核染色加深，染色质呈粗颗粒状，分布不均匀，常堆积在核膜下，普通光镜下显得核膜增厚。核仁较明显，数目常增多（可达2~4个）。核分裂象多见，特别是出现不对称性、多极性和顿挫性等病理性核分裂象时，对诊断恶性肿瘤具有非常重要的价值（图5-3）。

3. 肿瘤细胞质的改变

恶性肿瘤细胞质内由于核蛋白体增多而呈嗜碱性增强。有些肿瘤细胞可产生代谢产物（激素、黏液、糖原、脂质、角质和色素等），有助于对其鉴别诊断。

三、生长和扩散

（一）生长

1. 肿瘤的生长速度

各种肿瘤的生长速度有较大差别，主要取决于肿瘤细胞的分化成熟程度。一般来讲，成熟程度高、分化好的良性肿瘤生长缓慢，可生长数年甚至数十年。但短期内生长速度加快，应考虑有恶变的可能。成熟程度低、分化差的恶性肿瘤生长较快，短期内即可形成明显肿块，并且由于血管形成及营养供应相对不足，易发生出血、坏死等继发性改变。

2. 肿瘤的生长方式（growth pattern）

肿瘤的生长方式与肿瘤的生长部位、性质有关，常见的生长方式有膨胀性生长、浸润性生长和外生性生长。

（1）膨胀性生长（expansive growth）：为大多数良性肿瘤的生长方式。肿瘤如逐渐膨胀的气球，常推开或挤压周围组织，肿瘤往往呈结节状、分叶状、囊状，有完整包膜，与周围组织分界清楚，不侵袭周围正常组织。因此，对周围组织的影响主要是压迫和阻塞，一般不破坏组织、器官的结构和功能。临床检查时肿瘤活动性良好，手术易切除干净，切除后不易复发。

(2) 浸润性生长（infiltrating growth）：为大多数恶性肿瘤的生长方式。肿瘤细胞分裂增生侵入周围组织间隙、淋巴管和血管内，像树根长入泥土一样，浸润并破坏周围组织。此类生长方式的肿瘤多无包膜，常与邻近组织紧密连接在一起而无明显界限；临床检查时活动性差或固定，手术不易切除干净，故手术范围应扩大，否则术后易复发。

(3) 外生性生长（exophytic growth）：发生在体表、体腔或自然管道器官表面的良性肿瘤，常向其表面生长，形成凸起的乳头状、息肉状、蕈伞状肿物，一般不向基底部浸润；恶性肿瘤可呈外生性生长，但其基底部往往呈浸润性生长，常由于其生长迅速，血液供应不足，容易发生坏死脱落而形成底部不平、边缘隆起的恶性溃疡。

（二）扩散

肿瘤的扩散（spread of tumor）是指呈浸润性生长的肿瘤，不仅在原发部位持续生长，而且可向周围组织蔓延或通过多种途径扩散到身体其他部位继续生长，是恶性肿瘤的特征。

1. 直接蔓延（direct spreading）

直接蔓延是指恶性肿瘤细胞在大量增生的同时连续不断地沿着组织间隙和淋巴管、血管、神经束衣的外周间隙等，浸润破坏邻近正常组织和器官，并继续生长。例如，子宫颈癌向前可蔓延到膀胱，向后可蔓延到直肠等。

2. 转移（metastasis）

转移是指恶性肿瘤细胞从原发部位侵入淋巴管、血管或体腔，随淋巴液、血液、体腔液等迁徙到他处继续生长，形成与原发肿瘤相同类型肿瘤的过程。所形成的肿瘤称为转移瘤或继发瘤。常见的转移途径如下。

(1) 淋巴道转移（lymphatic metastasis）：恶性肿瘤多经淋巴道转移。癌细胞侵入淋巴管后，随淋巴液首先到达局部淋巴结，聚集于边缘窦，继续增殖发展为淋巴结内转移瘤。例如，乳腺癌常先转移到同侧腋窝淋巴结，肺癌首先转移到肺门淋巴结。转移的瘤细胞自淋巴结边缘开始生长，逐渐累及整个淋巴结，受累的淋巴结逐渐增大、变硬、切面灰白色。癌组织浸出被膜而使多个淋巴结相互融合成团块。局部淋巴结转移后，可继续转移至下一站的其他淋巴结，最后可经胸导管进入血流再继续发生血道转移（图5-4）。

(2) 血道转移（hematogenous metastasis）：是指恶性瘤细胞侵入血管后可随血流到

达远隔器官继续生长，形成转移瘤。各种恶性肿瘤均可发生血道转移，多见于肉瘤，如骨肉瘤、横纹肌肉瘤等。有些上皮组织来源的恶性肿瘤也容易发生血道转移，如绒毛膜癌、甲状腺滤泡癌等。肿瘤细胞多经毛细血管与小静脉直接入血，亦可经淋巴管-胸导管或经淋巴-静脉通路入血。进入血管系统的肿瘤细胞常与纤维蛋白及血小板共同黏聚成团，形成瘤栓（tumor embolus），可栓塞于靶器官的小血管内，由此介导内皮细胞发生变性，肿瘤细胞可从内皮损伤处或内皮之间穿出血管，进入组织内增殖，形成转移瘤。血道转移的途径与栓子运行途径相同，即进入体循环静脉的瘤细胞经右心到肺，在肺内形成转移瘤；侵入肝门静脉系统的瘤细胞，首先发生肝转移，如胃癌、肠道癌的肝转移等；进入肺静脉的肿瘤细胞或肺内转移瘤通过肺毛细血管而进入肺静脉，可经左心随主动脉血流到达全身各器官，但常见转移到脑、骨、肾及肾上腺等处。（图5-5）

（3）种植性转移（transcoelomic metastasis）：是指瘤细胞侵及体腔器官表面时可以脱落，脱落的瘤细胞经体腔液循环，种植在体腔内其他器官的表面，甚至侵入其下生长，形成转移瘤。如胃癌破坏胃壁侵及腹膜后，可在腹腔和盆腔脏器表面形成广泛的种植性转移；胃黏液腺癌经腹腔种植到卵巢表面质膜再侵入卵巢所形成的肿瘤称"卵巢克鲁根勃（Krukenberg）瘤"；肺癌常在胸腔形成广泛的种植性转移；脑部恶性肿瘤，如小脑的髓母细胞瘤亦可经脑脊液转移到脑的其他部位，形成种植性转移。经体腔转移常伴有体腔积液和脏器间的癌性粘连。积液多为血性，常含有脱落的癌细胞，可做细胞学检查。应注意的是，手术也可造成医源性种植，虽然可能性较小，但应尽量避免。

四、复发

肿瘤经手术、放疗、化疗等各种方法治疗后，残存的瘤细胞经过一段时间后，在原来的部位生长出和原来肿瘤性质完全一样的肿瘤的现象称为肿瘤的复发，肿瘤的复发是肿瘤治疗失败的标志。良性肿瘤很少复发，恶性肿瘤容易复发。瘤细胞分化越差，肿瘤复发的概率越高。

五、代谢特点

肿瘤细胞的代谢与正常细胞的代谢相比有所不同。瘤细胞的代谢异常主要表现在核酸、蛋白质、糖和酶四个方面。

1. 核酸代谢变化

肿瘤细胞合成DNA和RNA的能力均比正常细胞增强，DNA和RNA的含量在肿瘤细胞中增加，恶性肿瘤细胞增加比较明显。DNA和细胞的分裂增殖有关，RNA和细胞的酶、蛋白质合成有关。因此，核酸增多是肿瘤细胞迅速增殖、相对无限制生长的物质基础。

2. 蛋白质的代谢

肿瘤细胞蛋白质的合成代谢和分解代谢均增强，但合成代谢大于分解代谢，肿瘤患者尽管全身蛋白质代谢处于负氮平衡，但肿瘤细胞还是不断生长而呈正氮平衡；肿瘤组织还可合成一些酶、激素和特异性肿瘤蛋白，作为肿瘤的特异性抗原或相关抗原，如肝细胞癌产生的甲胎蛋白（AFP）、胃癌产生胎儿硫糖蛋白等。这些物质可以作为肿瘤组织的标志物，用于肿瘤的研究和诊断。

3. 糖的代谢

正常组织细胞在有氧的情况下通过糖有氧氧化获取能量，只有在缺氧时才进行无氧酵解。但肿瘤细胞在有氧的情况下也以无氧酵解为主，这可能是由瘤细胞线粒体的功能障碍所致，或与瘤细胞的酶谱变化有关，特别是与己糖激酶、磷酸果糖激酶、丙酮酸激酶活性的增加和糖异生关键酶活性降低有关。糖酵解的许多中间产物被瘤细胞利用合成蛋白质、核酸等，从而为瘤细胞自身的生长和增生提供了必需的物质基础。

4. 酶系统的改变

肿瘤细胞酶的变化常有量及活性的改变，而无质的异常。一般情况下，恶性肿瘤细胞内氧化酶（细胞色素氧化酶、琥珀酸脱氢酶）减少，而蛋白质分解酶增加。某些恶性肿瘤组织中酶活性显著增高，如前列腺癌的癌组织中酸性磷酸酶的活性显著增高、骨肉瘤组织中碱性磷酸酶的活性显著增高，这种现象不但见于肿瘤组织中，也可见于患者的血清中。

六、对机体的影响

（一）良性肿瘤对机体的影响

良性肿瘤由于瘤细胞分化成熟，生长缓慢，很少浸润和转移，一般对机体影响较小。但因其发生部位或有相应的继发性改变时，也可引起较为严重的后果，主要有以下表现。

1. 局部压迫和阻塞

局部压迫和阻塞是良性肿瘤对机体的主要影响，如消化道良性肿瘤（突入管腔的平滑肌瘤）可引起肠梗阻；呼吸道良性肿瘤（支气管壁的平滑肌瘤）可引起通气障碍，出现严重的呼吸困难；颅内良性肿瘤（脑膜瘤）压迫脑组织可引起相应的神经系统症状。

2. 继发性改变

对机体造成不同程度的影响，如肠乳头状腺瘤、膀胱乳头状瘤和子宫黏膜下平滑肌瘤等肿瘤表面可发生溃疡而引起出血和感染，支气管壁的良性肿瘤阻塞气道后引起分泌物潴留导致肺部感染。

3. 内分泌功能亢进

良性肿瘤因其瘤细胞分化成熟，能使某种激素分泌增多而对全身产生影响，如垂体前叶腺瘤可分泌大量的生长激素，儿童可引起巨人症，成人可引起肢端肥大症；胰岛细胞瘤可使胰岛素分泌过多，而引起阵发性低血糖；甲状旁腺癌可产生过多的甲状旁腺激素，使骨钙被大量吸收导致纤维囊性骨病等。

（二）恶性肿瘤对机体的影响

恶性肿瘤除良性肿瘤的局部压迫和阻塞等影响外，还可引起以下严重后果。

1. 出血、坏死

恶性肿瘤常并发出血、坏死、穿孔、病理性骨折等。出血常引起医生或患者的警觉，如肺癌引起咯血，子宫颈癌引起阴道出血，大肠癌引起便血，鼻咽癌引起鼻出血，肾癌、膀胱癌引起无痛性血尿等。

2. 感染、发热

患者机体的免疫功能常下降，全身或局部抗感染能力降低及肿瘤组织坏死，易发生感染和发热，常出现低热。部分肿瘤患者常因严重的肺部感染而致死。

3. 疼痛

肿瘤可压迫、浸润局部神经而引起疼痛。恶性肿瘤晚期瘤细胞侵犯到腹膜、胸膜等感觉神经丰富的组织时，可引起剧烈的顽固性疼痛。

4. 恶病质（cachexia）

恶病质是指肿瘤晚期，机体出现严重的消瘦、贫血、无力和全身衰竭的状态，可能由于进食减少、出血、感染、发热或因肿瘤组织坏死所产生的毒性产物等作用，引起机体的代谢紊乱。此外，恶性肿瘤所致的顽固性疼痛，肿瘤快速生长消耗大量营养物质，糖、蛋白质的代谢异常等，也是导致恶病质的重要因素。近年来发现巨噬细胞产生的肿瘤坏死因子（TNF）可降低食欲和增强分解代谢，与恶病质的发生也有一定关系。严重的恶病质可导致患者死亡。

5. 异位内分泌综合征和副肿瘤综合征

非内分泌腺发生的肿瘤产生、分泌激素或激素样物质，引起内分泌紊乱并出现相应的临床症状，称为异位内分泌综合征（ectopic endocrine syndrome）。此类肿瘤称为异位内分泌肿瘤（ectopic endocrine tumor），且大多数为恶性肿瘤，其中以癌为多见，如肺小细胞未分化癌、胃癌、结肠类癌、肝癌、胰腺癌等。这类肿瘤可产生促肾上腺皮质激素（ACTH）、甲状旁腺素（PTH）、胰岛素、抗利尿激素（ADH）、人绒毛膜促性腺激素（HCG）、促甲状腺素（TSH）、生长激素（GH）、降钙素等10多种激素，引起相应激素过多的临床症状。

由于肿瘤的产物（包括异位激素）或异常免疫反应（包括交叉免疫、自身免疫和免疫复合物沉着等）或其他不明原因引起内分泌、神经、消化、造血、骨关节、肾脏及皮肤等系统发生病变，出现相应的临床表现，称为副肿瘤综合征（paraneoplastic syndrome）。这些表现不是由原发肿瘤或转移瘤直接引起，而是通过产生某种物质间接引起的。异位内分泌综合征属于副肿瘤综合征。此外，某些癌如胰腺癌、胃癌、乳腺癌、肺癌等，通过产生凝血物质引起游走性血栓性脉管炎也属于此种综合征。关于副肿瘤综合征产生的机制至今尚无一致的解释，可能与瘤细胞内基因异常表达有关。认识此类肿瘤及相应综合征对于肿瘤的早期发现和诊断、治疗有十分重要的临床意义。

（曹　娟）

任务三　良性肿瘤与恶性肿瘤的区别

根据肿瘤生物学特性及对机体的危害不同，一般将肿瘤分为良性和恶性两大类。这种分类在肿瘤的诊断、治疗和判定预后上均具有十分重要的现实意义。良性肿瘤一般对机体影响小，易于治疗而且疗效好；恶性肿瘤对机体危害较大，治疗方案措施复杂，疗效也不够理想。如果把恶性肿瘤（常常在早期）误诊为良性肿瘤，就会延误治疗时机或治疗不彻底，造成复发、转移；相反，如果把良性肿瘤误诊为恶性肿瘤，由于不必要的治疗，就会使患者遭受不应有的痛苦、伤害和经济、精神负担。因此，区别良性肿瘤与恶性肿瘤，对于正确的诊断和治疗具有非常重要的实际意义（表5-1）。

表5-1　良性肿瘤与恶性肿瘤的区别

	良性肿瘤	恶性肿瘤
组织分化程度	分化好，异型性小，与原有组织的形态相似	分化不好，异型性大，与原有组织的形态差别大
核分裂象	无或稀少，不见病理核分裂象	多见，并可见病理核分裂象
生长速度	缓慢	较快
生长方式	膨胀性或外生性生长，常有包膜形成，与周围组织一般分界清楚，故通常可推动	浸润性或外生性生长，前者无包膜，一般与周围组织分界不清楚，通常不能推动；后者外生性生长，常伴有浸润性生长

续表

	良性肿瘤	恶性肿瘤
转移	不转移	中晚期常有转移
复发	手术切除后很少复发	手术切除等治疗后较常复发
继发改变	很少发生坏死、出血	常发生出血、坏死、溃疡等
对机体影响	较小，主要为局部压迫或阻塞作用。如发生在重要器官也可引起严重后果	较大，除压迫、阻塞外，还可以破坏原发处和转移处的组织，引起坏死、出血、合并感染，甚至造成恶病质或死亡

必须强调指出，上述各项指标都是相对的或都有例外，必须综合分析、判定。良性肿瘤与恶性肿瘤间有时无绝对界限，我们将组织形态和生物学行为介于上述良恶性之间的某些肿瘤，称为交界性肿瘤。它们可表现为局部复发，但常不发生转移，如卵巢交界性黏液性乳头状囊腺瘤和交界性黏液性囊腺瘤、中间型血管内皮瘤等。此类肿瘤多次复发后可逐渐向恶性发展，在临床上应注意随访。

（曹　娟）

任务四　命名和分类

一、命名

1. 良性肿瘤的命名

根据发生部位、组织来源名称之后加"瘤"字，如来自背部皮下脂肪组织的良性肿瘤称为背部脂肪瘤，来源于甲状腺上皮的良性肿瘤称为甲状腺腺瘤，含有腺体和纤维两种成分的良性肿瘤则称纤维腺瘤。有时根据肿瘤的形态特点命名，如生长于皮肤、黏膜的良性肿瘤，外观呈乳头状、息肉状，故统称为上皮乳头状瘤或简称乳头状瘤；腺瘤呈乳头状生长并有囊腔形成者，称为乳头状囊腺瘤等。

2. 恶性肿瘤的命名

（1）癌（carcinoma）：来源于上皮组织的恶性肿瘤统称为癌，命名时在其来源组织名称之后加"癌"字，如来源于鳞状上皮的恶性肿瘤称为鳞状细胞癌，来源于腺体和导管上皮的恶性肿瘤称为腺癌等。

（2）肉瘤（sarcoma）：由间叶组织（包括纤维结缔组织、脂肪组织、肌肉组织、脉管、骨与软骨组织等）发生的恶性肿瘤统称为肉瘤，其命名方式在来源组织名称之后加"肉瘤",如纤维肉瘤、横纹肌肉瘤。

(3) 癌肉瘤 (carcinosarcoma): 如一个肿瘤中既有癌的成分又有肉瘤的成分,则称为癌肉瘤。真正的癌肉瘤罕见。

(4) 癌症 (cancer): 通常所说的癌症则泛指所有的恶性肿瘤。

3. 肿瘤的特殊命名

有少数肿瘤不按上述原则命名。

(1) 来源于幼稚组织的肿瘤称为母细胞瘤,母细胞瘤有良性也有恶性,其中大多数为恶性,恶性的如视网膜母细胞瘤、髓母细胞瘤、肾母细胞瘤等;良性者,如骨母细胞瘤、软骨母细胞瘤、脂肪母细胞瘤等。

(2) 冠以人名的恶性肿瘤,如尤文瘤 (Ewing's sarcoma)、霍奇金淋巴瘤 (Hodgkin's lymphoma) 等。

(3) 少数恶性肿瘤习惯采用病命名,如白血病。

(4) 以瘤命名的恶性肿瘤,习惯上常省去恶性二字,但仍代表其为恶性肿瘤,如淋巴瘤、黑色素瘤和精原细胞瘤等。

(5) 有些恶性肿瘤因组成成分复杂或由于习惯沿袭,则在肿瘤的名称前加"恶性"二字,如恶性畸胎瘤、恶性神经鞘瘤和恶性脑膜瘤等。

二、分类

肿瘤的分类通常依据其组织来源或者分化方向分为几大类。每一大类又可分为良性与恶性两组(表5-2)。

表5-2 常见肿瘤的分类举例

组织来源	良性肿瘤	恶性肿瘤	多发部位
上皮组织			
鳞状上皮	乳头状瘤	鳞状细胞癌	瘤常见于皮肤,癌常见于喉、宫颈、食管、肺等部位
基底细胞	—	基底细胞癌	头面部皮肤
腺上皮	腺瘤	腺癌	乳腺、甲状腺、肠等部位
	乳头状腺瘤	乳头状腺癌	甲状腺、卵巢
	囊腺瘤	囊腺癌	卵巢
	多形性腺瘤	恶性多形性腺瘤	涎腺
移行上皮	移行上皮乳头状瘤	移行上皮癌	膀胱、肾盂等处
间叶组织			
纤维结缔组织	纤维瘤	纤维肉瘤	四肢皮下、筋膜肌腱等
纤维组织细胞	纤维组织细胞瘤	恶性纤维组织细胞瘤	四肢皮下

续表

组织来源	良性肿瘤	恶性肿瘤	多发部位
脂肪组织	脂肪瘤	脂肪肉瘤	脂肪瘤常见于皮下，脂肪肉瘤常见于腹膜后
平滑肌组织	平滑肌瘤	平滑肌肉瘤	子宫、胃肠道等处
横纹肌组织	横纹肌瘤	横纹肌肉瘤	四肢、头颈部
血管组织	血管瘤	血管肉瘤	皮肤、肌肉、肝、舌等
淋巴管组织	淋巴管瘤	淋巴管肉瘤	口唇、皮肤等
骨组织	骨瘤	骨肉瘤	骨瘤多见于颅骨，骨肉瘤多见于长骨干骺端
软骨组织	软骨瘤	软骨肉瘤	软骨瘤常见于手、足短骨，软骨肉瘤常见于股骨、髋骨
滑膜组织	滑膜瘤	滑膜肉瘤	腕、肩、肘、膝关节等
间皮	间皮瘤（孤立性）	恶性间皮瘤	胸膜、腹膜等
淋巴、造血组织			
淋巴组织	—	淋巴瘤	淋巴结和结外淋巴组织
造血组织	—	白血病	淋巴造血组织
神经组织			
神经鞘膜组织	神经纤维瘤	神经纤维肉瘤	四肢、腹膜后
神经鞘细胞	神经鞘瘤	恶性神经鞘瘤	四肢、躯干等处有髓神经
胶质细胞	胶质细胞瘤	恶性胶质细胞瘤	大脑
原始神经细胞	—	髓母细胞瘤	小脑
脑膜组织	脑膜瘤	恶性脑膜瘤	脑膜
交感神经节	节细胞神经瘤	神经母细胞瘤	良性见于纵隔、腹膜后，恶性见于肾上腺髓质
其他肿瘤			
黑素细胞	色素痣	黑色素瘤	皮肤、黏膜等
胎盘组织	葡萄胎	绒毛膜上皮癌	子宫
生殖细胞	—	精原细胞瘤，无性细胞瘤，胚胎性癌	睾丸、卵巢
性腺或胚胎剩件中全能干细胞	畸胎瘤	恶性畸胎瘤	卵巢、睾丸、纵隔、骶尾部等

（曹　娟）

任务五 分级和分期

一、分级

肿瘤的分级（grading）一般用于恶性肿瘤。恶性肿瘤的分级是病理学上根据其分化程度的高低、异型性的大小及核分裂多少来确定恶性程度的级别。现在多采用简单易掌握的三级分级法，即Ⅰ级为高分化，属低度恶性；Ⅱ级为中分化，属中度恶性；Ⅲ级为低分化，属高度恶性。这种分级法虽对临床治疗和判断预后有一定参考意义，但缺乏定量标准，不能排除主观因素。如何准确分级尚需进一步研究。

二、分期

肿瘤的分期（staging）有多种不同的方案，但主要原则是根据原发肿瘤的大小、浸润的深度和范围、有无局部和远处淋巴结转移、有无血源性或其他远处转移等来确定肿瘤的分期。目前国际上广泛使用的是TNM分期系统，T指肿瘤原发病灶，随着肿瘤的增大依次用$T_1 \sim T_4$来表示；N指局部淋巴结受累，无淋巴结转移时用N_0表示，随着淋巴结受累及程度和范围的扩大，依次用$N_1 \sim N_3$表示；M指血道转移（远处转移），无血道转移者用M_0表示，有血道转移者用M_1或M_2表示。肿瘤的分期对临床医师制订治疗方案和评估预后有一定参考价值。

（曹　娟）

任务六 癌前病变、上皮内瘤变和原位癌

正确认识癌前病变（癌前疾病）、上皮内瘤变及原位癌，是预防肿瘤发生、发展及肿瘤早期诊断和治疗的重要环节。

一、癌前病变

癌前病变（precancerous lesion）是指某些具有癌变潜在可能性的良性病变，如长期不治疗有部分可能转变为癌。其临床上常见：①黏膜白斑伴上皮非典型增生；②子宫颈糜烂伴上皮非典型增生；③乳腺纤维囊性增生症伴导管上皮不典型增生；④结肠、

直肠的多发性息肉状腺瘤；⑤慢性萎缩性胃炎及胃溃疡伴肠上皮化生及非典型增生；⑥慢性溃疡性结肠炎；⑦皮肤慢性溃疡伴上皮非典型增生；⑧坏死后肝硬化等。

二、上皮内瘤变

上皮内瘤变（intraepithelial neoplasia）是癌前病变的形态学改变，是指增生的上皮细胞形态和结构出现一定程度的异型性，但还不足以诊断为癌。增生的细胞大小不一，核大深染，核质比例增大，核分裂增多，可见病理性核分裂；细胞层次增多、排列紊乱或极性消失。上皮内瘤变多发生于鳞状上皮，也可发生于腺上皮。鳞状上皮的上皮内瘤变，根据其细胞异型性的大小和病灶范围的大小可分为Ⅰ、Ⅱ、Ⅲ级，累及厚度在上皮细胞层下部1/3以内的为Ⅰ级，2/3以内的为Ⅱ级，2/3以上的为Ⅲ级。Ⅰ、Ⅱ级在病因消除后可恢复正常，而Ⅲ级则很难逆转，常转变为癌。

三、原位癌

原位癌（carcinoma in situ）是癌的最初始阶段，异型增生的细胞已累及上皮的全层，但尚未突破基底膜向下浸润生长，如子宫颈、食管及皮肤的原位癌。此外，当乳腺小叶腺泡发生癌变而尚未穿破基底膜时，可称为小叶原位癌。原位癌是一种早期癌，如果早期发现、积极治疗，可防止其发展成为浸润性癌（图5-6）。

（曹　娟）

任务七　常见肿瘤举例

一、上皮组织肿瘤

（一）良性上皮组织肿瘤

1. 乳头状瘤（papilloma）

乳头状瘤是指从覆盖上皮发生的良性肿瘤，向表面生长，常形成乳头状、蕈伞状或绒毛状突起，根部常有细蒂与正常组织相连。镜下观，每一乳头表面均覆盖增生的上皮（鳞状上皮、移行上皮或柱状等），乳头轴心由含血管的结缔组织构成。其常见于外阴、鼻腔、外耳道、阴茎等处。移行上皮乳头状瘤可见于膀胱、输尿管和肾盂，膀胱的移行上皮乳头状瘤易发生恶变。柱状上皮乳头状瘤常见于肠道（图5-7）。

2. 腺瘤（adenoma）

腺瘤是腺体、导管或分泌上皮发生的良性肿瘤，多见于甲状腺、卵巢、乳腺、唾液腺和肠等处。黏膜腺的腺瘤多呈息肉状。腺器官内的腺瘤则多呈结节状，常有包膜，与周围正常组织分界清楚。根据腺瘤的组成成分或形态特点的不同，可分为以下五类。

（1）单纯性腺瘤：以瘤细胞增生为主，形成大小不等的腺腔，间质很少；多见于内分泌腺，如甲状腺、肾上腺等。

（2）囊腺瘤：腺瘤中的腺体分泌物淤积，腺腔逐渐扩大并互相融合为大小不等的囊腔；常发生于卵巢，如浆液性乳头状囊腺瘤、黏液性囊腺瘤。

（3）纤维腺瘤：常发生于女性乳腺。

（4）多形性腺瘤：由腺组织、黏液样及软骨样组织等多种成分混合组成；常发生于涎腺，特别是腮腺。

（5）息肉状腺瘤：多发生于黏膜，可呈息肉状、乳头状或绒毛状，有蒂与黏膜相连，多见于直肠和结肠。结肠多发性息肉状腺瘤病常有家族遗传史，不但癌变率高，且易早期发生癌变。

（二）恶性上皮组织肿瘤——癌

癌多见于40岁以上的人群，是人类最常见的一类恶性肿瘤，常见类型有以下几种。

1. 鳞状细胞癌（squamous cell carcinoma）

鳞状细胞癌简称鳞癌，常发生在身体原有鳞状上皮覆盖的部位，如皮肤、食管、子宫颈、阴道、喉、阴茎等处；也可发生在有鳞状上皮化生的部位，如支气管、胆囊、肾盂等处。肉眼观，常呈菜花状，也可因坏死脱落而形成溃疡状，癌组织同时向深层浸润性生长。镜下观，癌细胞呈巢状分布，与间质界限清楚。分化好的鳞癌癌巢，癌细胞间可见到细胞间桥，在癌巢的中央可出现同心圆层状排列的角化物，称为角化珠（keratin pearl）或癌珠；分化较差的鳞癌无角化珠形成，细胞异型性明显，并见较多核分裂（图5-8）。

2. 基底细胞癌（basal cell carcinoma）

基底细胞癌由表皮原始上皮芽或基底细胞发生，多见于老年人头面部，如眼睑、鼻翼、颊、头皮等处。基底细胞癌生长缓慢，表面常形成溃疡，并可浸润、破坏深层组织。癌巢主要由浓染的基底细胞样癌细胞构成，典型的基底细胞癌的癌巢周围有一圈栅栏状排列的基底细胞样癌细胞。此癌很少发生转移，对放射治疗敏感，手术可切除干净，很少复发，临床上呈低度恶性经过。

3. 移行细胞癌（transitional cell carcinoma）

移行细胞癌来自膀胱或肾盂等处的移行上皮，临床上常有无痛性血尿。肿瘤常为多发，呈乳头状或菜花状，可破溃形成溃疡或广泛浸润深层组织。镜下观，癌细胞似移行上皮，呈多层排列，有明显的异型性。一般按细胞异型性的大小、有无乳头状结构和浸润情况将其分为Ⅰ、Ⅱ、Ⅲ级。

4. 腺癌（adenocarcinoma）

腺癌是从腺体、导管或分泌上皮发生的恶性肿瘤。根据其形态结构和分化程度，可分为管状或乳头状腺癌、实体癌和黏液癌等。

（1）管状腺癌（tubular adenocarcinoma）：较多见于胃、肠、甲状腺、胆囊、子宫体和卵巢等处。癌细胞形成大小不等、形状不一、排列不规则的腺样结构——癌巢。癌巢的腺样结构可出现共壁和背靠背现象。癌细胞可排列成单层或多层，核大小不一，核分裂象多见。当腺癌伴有大量乳头状结构时，称为乳头状腺癌；腺腔高度扩张、融合形成肉眼可见的囊腔时，称为囊腺癌；囊腔内壁有乳头状生长的囊腺癌，称为乳头状囊腺癌，常见于卵巢、甲状腺等处。

（2）实体癌（solid carcinoma）：属低分化腺癌，恶性程度较高；多发生于乳腺，少数可发生于胃及甲状腺。癌巢为实体性，无腺样结构，癌细胞异型性明显，核分裂象多见。有的癌巢小而少，间质纤维结缔组织多，质地硬，称为硬癌；有的癌巢较大而多，间质纤维结缔组织相对较少，并可伴有较丰富的淋巴细胞浸润，质软如脑髓，称为髓样癌；癌细胞和间质的成分大致相等时，称为单纯癌。

（3）黏液癌（mucoid carcinoma）：常见于胃和大肠。肉眼观，癌组织呈灰白色半透明胶冻样，故又称胶样癌。镜下观，一种为黏液堆积在腺腔内，并可由于腺体的崩解而形成黏液湖，称为黏液腺癌；另一种为黏液聚积在癌细胞内，将核挤向一侧，使该细胞呈"印戒"状，则称为印戒细胞癌，早期可有广泛的浸润和转移，预后较差。

二、间叶组织肿瘤

（一）良性间叶组织肿瘤

1. 纤维瘤（fibroma）

纤维瘤外观呈结节状，有包膜，切面呈灰白色，可见编织状的条纹。硬纤维瘤质地韧硬，常见于四肢及躯干的皮下；呈编织状排列，瘤细胞间有丰富的胶原纤维及少量血管、淋巴管；生长缓慢，手术切除后很少复发。软纤维瘤，又称皮赘，多见于女性外阴部、面部、躯干等处皮肤，较硬纤维瘤多见。

2. 脂肪瘤（lipoma）

脂肪瘤常见于背、肩、腹、颈及四肢近端的皮下，外观为扁圆形或分叶状，有包膜，界限清楚，质地柔软，切面呈淡黄色，有油腻感；肿瘤大小不一，常为单发，也可为多发（脂肪瘤病）。镜下观，与正常脂肪组织的主要区别在于有包膜和纤维间隔，纤维间隔把瘤细胞分隔成大小不等的小叶结构。若纤维组织较多，称为纤维脂肪瘤。脂肪瘤一般无症状，极少恶变，手术易切除，切除后不复发。

3. 神经鞘瘤（neurilemmoma）

神经鞘瘤是由神经鞘膜细胞发生的良性肿瘤，可发生在周围神经、脑神经或脊神经根。肉眼观，肿瘤呈圆形、橄榄形或结节状，大小不一，包膜完整。切面实性或囊性，乳白色半透明，当纤维丰富时，切面呈编织状或旋涡状结构。瘤细胞呈梭形，境界不清，核呈椭圆形，细胞密集，常排列成栅栏状、旋涡状或编织状等。此瘤手术后可以根治，极少数可以复发，复发后仍属良性。

4. 脉管瘤

脉管瘤分为血管瘤（hemangioma）和淋巴管瘤（lymphangioma）两类，其中血管瘤最常见，多为先天性，常见于儿童的头面部皮肤。内脏血管瘤以肝脏最多见。根据组织结构的不同可将血管瘤分为毛细血管瘤（由增生的毛细血管构成）、海绵状血管瘤（由扩张的血窦构成）、混合型血管瘤（两种改变并存）三种。肉眼观，肿瘤无包膜，呈浸润性生长，在皮肤或黏膜可呈突起的鲜红色斑块，或呈暗红、紫红色斑，内脏血管瘤多呈紫红色结节状。淋巴管瘤由增生的淋巴管构成，内含淋巴液。如增生的淋巴管呈囊性扩大并互相融合，内含大量淋巴液，称为囊状水瘤，多见于小儿颈部。

5. 平滑肌瘤（leiomyoma）

平滑肌瘤最多见于子宫，其次为胃肠道。肉眼观，肿瘤呈圆形、椭圆形的结节状，包膜完整，界限清楚。镜下观，瘤组织由形态比较一致的梭形平滑肌细胞构成，瘤细胞互相编织呈束状或栅栏状排列，核呈长杆状，两端钝圆，核分裂象少见，瘤细胞间可见多少不等的纤维结缔组织（图5-9）。

（二）恶性间叶组织肿瘤——肉瘤

肉瘤多发生于青少年。其生长较快，呈浸润性生长，体积常较大，质地柔软，切面多呈灰红色或灰白色，质地细腻，湿润，呈鱼肉状，故称为肉瘤（表5-3）。

表5-3 癌与肉瘤的区别

项目	癌	肉瘤
组织来源	上皮组织	间叶组织
发病率	高,约为肉瘤的9倍	较少见
发病年龄	多见于40岁以上的成人	多见于青少年
大体特点	质较硬、色灰白、较干燥	质软、色灰红、细腻、湿润
镜下特点	多形成癌巢,实质与间质分界清楚,纤维组织常有增生	肉瘤细胞多弥漫分布,实质与间质分界不清,间质血管丰富
网状纤维	癌细胞间多无网状纤维	肉瘤细胞间多有网状纤维
免疫组化	表达上皮标记(如CK、EMA)	表达间叶组织标记(如vimentin)
转移	多经淋巴道转移	多经血道转移

1. 纤维肉瘤(fibrosarcoma)

纤维肉瘤是来源于纤维组织的恶性肿瘤,发生部位与纤维瘤相似,以四肢皮下多见。肉眼观,肿物多为单发,呈不规则的结节状或分叶状,质地软硬不一,体积大小不等,可有部分包膜或假包膜,与周围组织界限较清楚,切面呈灰红或灰白色,湿润似鱼肉状。镜下观,分化好的纤维肉瘤瘤细胞似成纤维细胞,细胞多呈梭形,异型性小,核呈梭形细长,核分裂象较少见,瘤细胞与胶原纤维排列成束,纵横交错呈编织状,生长缓慢,手术后较少复发;分化差的纤维肉瘤有明显的异型性,瘤细胞丰富稠密,胶原纤维少,核分裂象多,可见病理性核分裂象,出血坏死较常见。此瘤生长快,易发生转移,手术后易复发。

2. 脂肪肉瘤(liposarcoma)

在肉瘤中脂肪肉瘤比较常见,多见于40岁以上成人,青少年极少见,发生部位与脂肪瘤不同。肉眼观,肿瘤呈结节状或分叶状,表面有一层假包膜,切面呈黄红色,有油腻感,有时可呈鱼肉状或黏液样外观。镜下观,瘤细胞形态多种多样,可分为以下四种亚型。

(1)分化好脂肪肉瘤:少见,主要由成熟脂肪细胞、少数不典型的核深染细胞及脂肪母细胞构成,为低度恶性,手术后易复发,很少转移。

(2)黏液样型脂肪肉瘤:为最常见的类型,由不同分化时期的脂肪母细胞、丛状毛细血管和黏液样基质构成,为中度恶性。

(3)圆形细胞型脂肪肉瘤:又称分化差的黏液样型脂肪肉瘤,由较一致的伴有泡状核的小圆形脂肪母细胞构成,恶性度高,生长速度快,容易发生转移。

(4)多形性脂肪肉瘤:少见,由多形性梭形细胞、圆形细胞和多少不等的多形性的脂肪母细胞组成,恶性程度高,易发生复发和转移。

3. 横纹肌肉瘤（rhabdomyosarcoma）

横纹肌肉瘤是儿童中除白血病以外最常见的恶性肿瘤，主要见于10岁以下的婴幼儿和儿童，青少年和成人少见。肿瘤由不同分化阶段的横纹肌母细胞组成。免疫组织化学染色显示结蛋白和肌红蛋白阳性。分化较高者胞质内可见纵纹和横纹。根据瘤细胞的分化程度、排列结构分为以下三种亚型。

（1）胚胎性横纹肌肉瘤：比较常见，多见于15岁以下的儿童和婴幼儿，肿物界限不清，呈灰白色，质地柔软，常有黏液样外观。其发生在膀胱、鼻咽部、阴道壁等黏膜被覆的部位时，呈葡萄状息肉样突出于黏膜表面，故临床上称为葡萄状肉瘤。瘤细胞较小，分化很差。

（2）腺泡状横纹肌肉瘤：常见于10~25岁青少年，多发部位为四肢的深部肌肉，大体与胚胎性横纹肌肉瘤相似。瘤细胞由未分化的小圆形细胞或卵圆形细胞排列成腺泡状结构。

（3）多形性横纹肌肉瘤：多见于成人，多发于四肢的深部肌肉，呈圆形或卵圆形，体积较大，有假包膜。瘤细胞形态多种多样，可见圆形或多边形细胞、球拍状细胞、蝌蚪状细胞和多核巨细胞等。

横纹肌肉瘤恶性程度均很高，生长迅速，易早期发生血道转移，如不及时治疗，预后极差，约90%以上的患者5年内死亡。

4. 平滑肌肉瘤（leiomyosarcoma）

平滑肌肉瘤较多见于子宫及胃肠道，偶见于腹膜后、肠系膜、大网膜及皮下软组织，患者多为中老年人。肉瘤细胞多呈梭形，呈轻重不等的异型性。免疫组织化学染色显示结蛋白和平滑肌性肌动蛋白阳性。核分裂象的多少，特别是病理性核分裂象的增多对判定其恶性程度有重要意义。恶性程度高者手术后易复发，可经血道转移至肺、肝及其他器官。近年研究证实，胃肠道的平滑肌瘤和平滑肌肉瘤实际上多数为来源于胃肠道的Cajal细胞（一种具有起搏功能，与胃肠道蠕动有关的细胞）的肿瘤，免疫组织化学染色显示CD117和CD34阳性，称为胃肠道间质瘤。

5. 骨肉瘤（osteosarcoma）

骨肉瘤起源于骨母细胞，是骨组织最常见的恶性肿瘤，常见于青少年，多发于四肢长骨，尤其是股骨下端和胫骨上端。肉眼观，肿瘤位于长骨干骺端，呈梭形膨大，切面灰白色鱼肉状，常见出血、坏死、侵犯、破坏骨皮质，并可侵犯周围组织。肿瘤表面的骨外膜常被瘤组织掀起，上下两端可见骨皮质和掀起的骨外膜之间形成三角形隆起，在X线片上称为Codman三角。此外，在被掀起的骨外膜和骨皮质之间可形成与骨表面呈垂直的放射状新生的骨小梁，在X线片上表现为日光放射状阴影，这种现象与Codman三角对骨肉瘤的诊断具有特异性。镜下观，瘤细胞呈明显异型性的梭形或多边形肉瘤细胞。瘤细胞可直接形成肿瘤性骨样组织或骨组织是病理诊断骨肉瘤的最重要依据。骨肉瘤呈高度恶性，生长迅速，常在发现时已经由血道转移至肺（图5-10）。

三、神经外胚层源性肿瘤

神经外胚层起源的肿瘤种类繁多，包括中枢神经系统肿瘤、周围神经系统肿瘤、能分泌多肽激素及胺的APUD系统来源的肿瘤，以及视网膜母细胞瘤、皮肤色素痣和黑色素瘤等。

1. 视网膜母细胞瘤（retinoblastoma）

视网膜母细胞瘤是来源于视网膜胚基的恶性肿瘤，绝大多数发生在3岁以内的婴幼儿，6岁以上者罕见；7%的患者在出生时即已存在视网膜母细胞瘤，大约40%的患者具有家族性，是一种常染色体显性遗传性疾病；多为单侧发病，双侧发病者占26%～30%。肉眼观，肿瘤呈灰白色或黄色的结节状，切面有明显的出血及坏死，并可见钙化。肿瘤最初在视网膜上生长，以后向周围浸润生长。镜下观，肿瘤由小圆形细胞构成，核呈圆形、深染，核分裂象多见，有的瘤细胞围绕一空腔做放射状排列，形成"菊形团"。其转移一般不常见，如发生转移时多经血道转移至骨、肝、肺、肾等；预后不良，多在发病后1年半左右死亡。个别病例可自发性消失。

2. 皮肤色素痣（pigmented nevus）

皮肤色素痣是来源于表皮基底层黑色素细胞的一种良性肿瘤，为良性错构性增生性病变。根据其在皮肤组织内发生的部位不同，可分为交界痣（即痣细胞在表皮和真皮的交界处生长，形成痣细胞巢）、皮内痣（痣细胞在真皮内呈巢状或条索状排列）和混合痣（即交界痣和皮内痣兼而有之）三种。如色素痣的色素加深、体积增大、生长加快、破溃、发炎或出血等，可能是恶变的象征，交界痣较易恶变。

3. 黑色素瘤（melanoma）

黑色素瘤又称恶性黑色素瘤，是一种能产生黑色素的高度恶性肿瘤，大多见于30岁以上成人，以足底、外阴及肛门周围多见，黏膜和内脏器官少见。它可以一开始即为恶性，但通常由交界痣恶变而来。肉眼观，肿瘤常突出或稍突出于皮肤表面，多呈黑色，与周围组织界限不清。镜下观，黑色素瘤的组织结构呈多样性，瘤细胞可呈巢状、条索状或腺泡样排列；瘤细胞可呈多边形或梭形，核大，常有粗大的嗜酸性核仁；胞质内可有黑色素颗粒。无黑色素的黑色素瘤，免疫组织化学染色S-100蛋白阳性有助于诊断。电镜下，瘤细胞胞质内含有少数典型的黑色素小体或前黑色素小体。

黑色素瘤的预后多数较差，晚期可有淋巴道及血道转移。

四、多种组织构成的肿瘤

由两种或两种以上不同类型的组织构成的肿瘤，称为混合瘤。最复杂的混合瘤是畸胎瘤，由来源于多个胚层的各种类型组织混杂在一起构成，犹如一个畸形的胎儿。此外，肾母细胞瘤和癌肉瘤也属于混合瘤。

畸胎瘤（teratoma）来源于性腺或胚胎剩件中的全能细胞，多含有两个以上胚层的多种组织成分，排列结构错乱。根据其大体特点，可分为囊性和实性两种；根据其组织分化成熟程度的不同，又分为良性畸胎瘤和恶性畸胎瘤。

1. 良性畸胎瘤

良性畸胎瘤又称成熟性畸胎瘤，多见于卵巢。肉眼观，肿瘤多呈囊性，故也称皮样囊肿（dermoid cyst），瘤体呈圆形或椭圆形，包膜完整；切面常有囊腔，单房或多房，内壁粗糙不平，常有结节状隆起（头节），囊内充满灰白灰黄色油脂样物和毛发，有时可见到骨、软骨、牙齿等。镜下观，囊壁多由皮肤及皮肤附件（毛囊、皮脂腺等）组成，囊壁增厚处或头节常见多种组织成分，如脂肪、平滑肌、骨、神经组织、甲状腺组织等。

2. 恶性畸胎瘤

恶性畸胎瘤又称不成熟性畸胎瘤，由未成熟的组织组成，发病年龄小，多在20岁以内，可发生在卵巢，也可发生在睾丸、纵隔、骶尾部、腹膜后等。肉眼观，肿瘤体积大，切面实性或部分囊性，呈灰白或棕黄色，软硬不一，可有出血、坏死。镜下观，肿瘤由三个胚层分化而来的成熟和未成熟的组织混合组成。未成熟的组织可以是一种也可以是多种，未成熟的组织以神经组织最常见。本瘤生长迅速，容易转移、复发。

知识链接

瘤样病变（tumor-like lesion）是指局部形成与真性肿瘤相似的非肿瘤性病变，临床表现为局部组织的增生或形成局部肿块。瘤样病变本质为良性增生性病变，在临床上瘤样病变需与真性肿瘤相鉴别。

（曹　娟）

任务八　肿瘤的病因学

肿瘤的病因学是研究肿瘤发生的始动因素。目前对癌基因和抑癌基因的研究结果表明，肿瘤从本质上来说是基因病。外界和遗传性致癌因素是引起基因突变的始动环节，两者可能以协同或先后的方式引起细胞非致死性DNA损伤，从而激活原癌基因和（或）灭活肿瘤抑制基因，继而引起附加细胞周期调控基因、凋亡调节基因和（或）DNA修复基因表达的改变，使靶细胞发生转化（transformation）。被转化的细胞可先呈多克隆性增生，经过漫长的多阶段的演进过程，其中某一个克隆相对无止境地增生，然后通过附加突变，选择性地形成不同特点的亚克隆（异质化），从而获得浸润和转移能力，形成恶性肿瘤。

一、环境致癌因素

（一）化学致癌因素

目前，已确定对动物有致癌作用的化学致癌物有1 000多种，其中有些化学致癌物可能与人类肿瘤的发生密切相关。其主要有以下几类。

1. 直接化学致癌物

此类化学致癌物不需要在体内代谢活化即可致癌，但一般致癌作用较弱，致癌时间较长。

（1）烷化剂与酰化剂：环磷酰胺、氮芥、苯丁酸氮芥、亚硝基脲等，长时间应用后可诱发第二种肿瘤。如在化疗痊愈或已控制的白血病、霍奇金淋巴瘤和卵巢癌患者中，数年后可发生粒细胞白血病。应用此类药物治疗其他疾病，如类风湿性关节炎等自身免疫性疾病后，发生恶性肿瘤的概率也大大高于正常人。

（2）其他直接致癌物：金属元素，如镍、铬、镉、铍等对人类也有致癌作用，铬可致肺癌，镉可致前列腺癌，镍可致鼻癌和肺癌等。其原因可能是金属的二价阳离子是亲电子的，可与细胞大分子尤其是DNA结合而致癌。一些非金属元素和有机化合物也有致癌性，如砷可致皮肤癌、氯乙烯可致肝血管肉瘤、苯可致白血病等。

2. 间接化学致癌物

（1）多环芳烃：主要存在于石油、煤焦油中，致癌性特别强的有3，4-苯并芘、1，2，5，6-双苯并蒽、3-甲基胆蒽及9，10-二甲基苯蒽等。3，4-苯并芘是煤焦油的主要致癌成分，有机物的燃烧也可产生。肺癌发病率与吸烟和城市大气污染有密切关系。烟熏和烧烤的鱼、肉等食品也含有较多的多环芳烃，与某些地区胃癌的发病率较高有关。

（2）芳香胺类与氨基偶氮染料：致癌的芳香胺类有乙萘胺、联苯胺、4-氨基联苯等，印染工人和橡胶工人的膀胱癌发生率高与此有关。在膀胱，葡萄糖苷酸被水解释放出活化的羟胺而致癌。氨基偶氮染料有奶油黄和猩红，主要由肝脏代谢，经氧化后形成致癌物。

（3）亚硝胺类化合物：具有较强烈的致癌作用，且致癌谱广；普遍存在于水、食物中，在变质蔬菜和食物中含量更高。亚硝酸盐和二级胺在胃内的酸性环境中合成亚硝胺。亚硝胺在体内经羟化作用而活化，形成具有很强反应性的烷化碳离子而致癌。我国河南省林州市、河北省涉县流行病学调查表明，食管癌发病率的高低与食物中亚硝胺含量高有关。

（4）真菌毒素：有数十种真菌毒素具有致癌性，研究最多的是黄曲霉素。黄曲霉素广泛存在于高温潮湿地区的霉变食品中，尤以霉变的花生、玉米及谷类含量最多，致癌性最强。其化学结构为异环芳烃，在肝脏通过肝细胞内的混合功能氧化酶氧化成环氧化物而致癌。这种毒素主要诱发肝细胞性肝癌。我国和南非肝癌高发区的调查显示，黄曲霉素 B_1 在谷物中的污染水平与肝癌的发生有密切关系。因此，HBV 感染与黄曲霉素 B_1 污染之间的协同作用，可能是我国肝癌高发区的主要致癌因素。

（二）物理性致癌因素

物理性致癌因素主要是电离辐射。此外，紫外线、热辐射、创伤和异物也与癌的发生有关。电离辐射系指 X 射线、γ 射线及紫外线等照射。长期接触 X 射线及镭、铀、氡、钴、锶等放射性同位素可引起各种肿瘤，如长期接触 X 射线易发生皮肤癌和白血病；开采放射性物质钴、铀、氡等的矿工易患肺癌；日本长崎、广岛受原子弹爆炸影响的居民，经长期观察发现白血病、甲状腺癌、乳腺癌及肺癌的发病率明显增高。辐射能使染色体断裂、易位和发生点突变，激活癌基因或使肿瘤抑制基因失活。由于与辐射有关的肿瘤潜伏期较长，最终可能是因辐射所损伤细胞的子代细胞，再受到促癌因素引起附加突变之后才形成。

长期暴晒于阳光和受紫外线过度照射者，易引起皮肤的鳞癌、基底细胞癌和黑色素瘤，白种人或照射后色素不增加的有色人种最易发生。

此外，热辐射（如烫伤后癌）、慢性炎性刺激（如慢性支气管炎等）、创伤（如骨外伤后发生骨肉瘤）或异物（如石棉引起胸膜间皮瘤）等与肿瘤有关。

（三）病毒和细菌

现已知有上百种可引起动物肿瘤的致瘤病毒，其中 1/3 为 DNA 病毒，2/3 为 RNA 病毒。越来越多的证据显示，某些肿瘤的发生与病毒感染有关。

1. RNA致瘤病毒

这类病毒可通过转导或插入突变这两种机制将其遗传物质整合到宿主细胞DNA中,并使宿主细胞发生转化。①急性转化病毒:这类病毒含有病毒癌基因,如V-src、V-abl、V-myb等,感染细胞后,将以其RNA为模板通过逆转录酶合成DNA片段,并整合到宿主的DNA链中进行表达,导致细胞的转化;②慢性转化病毒:这类病毒本身不含有癌基因,但感染宿主细胞后,其病毒基因也可通过逆转录酶的作用合成DNA,并插入到宿主细胞DNA链中原癌基因附近,引起原癌基因过度表达,使宿主细胞转化。

人类T淋巴细胞白血病病毒I型(Human T-lymphotropic virus 1,HTLV-1)是与人类肿瘤发生密切相关的一种RNA病毒,发生于日本和加勒比地区的T细胞白血病/淋巴瘤患者与此有关。HTLV-1与人类获得性免疫缺陷病毒(HIV)一样,在人类通过性生活、血液制品和哺乳传播。其转化的靶细胞是$CD4^+$的T细胞亚群(辅助T细胞),被感染人群发生白血病的概率为1%,HTLV-1转化T细胞的机制还不完全清楚。但其转化活性与一个称为Tax的基因有关。Tax基因编码蛋白可激活几种宿主基因的转录,它们可使T细胞发生转化而形成肿瘤。

2. DNA致瘤病毒

DNA病毒中有50多种可引起动物肿瘤。DNA病毒感染细胞后出现两种后果:①如果病毒DNA未能整合到宿主的基因组中,病毒的复制不会受到干扰,大量的病毒复制最终使细胞死亡;②如果病毒基因被整合到宿主的DNA中,并且作为细胞的基因加以表达,就可引起细胞的转化。与人类肿瘤发生密切相关的DNA病毒有以下三种。

(1)人类乳头状瘤病毒(human papilloma virus,HPV):HPV与人类上皮性肿瘤,特别是宫颈和肛门生殖器区域的鳞癌发生关系密切,近年来已得到证实。在约85%的子宫颈癌及其癌前病变的病例中发现HPV(16、18型)的DNA序列,并已整合到宿主细胞的DNA中。不仅如此,整合的病毒DNA在同一种肿瘤的所有癌细胞中均在基因组的同一位置,提示其整合方式是克隆的。整合后HPV-16、18的E6和E7蛋白过度表达,并极易与Rb和P53蛋白结合使其失活,这时如果再转染一个突变的ras基因,就会引起完全的恶性转化。这说明HPV的致癌作用是作为始动因子需要其他基因突变的协同。而微生物的感染、激素和饮食等可能是子宫颈癌发生的协同因子。

(2)EB病毒(Epstein-Barr virus,EBV):与其有关的人类肿瘤为伯基特(Burkitt)淋巴瘤、鼻咽癌、某些霍奇金淋巴瘤和B细胞淋巴瘤。EBV主要感染人类的口腔上皮细胞和B淋巴细胞。EBV感染整合到宿主细胞DNA中,可能使其潜伏膜蛋白基因LMP-1表达,并通过其上调凋亡调节基因bcl-2而阻止受感染细胞凋亡,同时激活生长促进通路，使细胞增生。EBV对B淋巴细胞有很强的亲和性，能使受感染的B淋巴细胞发生多克隆性增生。在此基础上若再发生附加的突变，如染色体移位t（8；14），最后导致单克隆性增生，形成淋巴瘤。

（3）乙型肝炎病毒（hepatitis B virus，HBV）：HBV感染与肝细胞性肝癌的发生关系密切。在癌细胞中，HBV的整合是克隆性的，但其本身不含有编码癌蛋白的基因，其DNA也不接近任何癌基因或肿瘤抑制基因。因此，其致癌的机制可能是多因素参与的：①HBV导致慢性肝细胞损伤，使之不断增生，若同时有其他致癌因素（如黄曲霉素B_1）的致突变作用，容易发生癌变；②HBV可编码一种称为HBX的蛋白，使受感染肝细胞的几种生长促进基因激活，如胰岛素样生长因子Ⅱ和胰岛素样生长因子受体Ⅰ；③HBV的整合导致p53基因失活。由此可见，肝细胞性肝癌的发生也可能是多步骤的。

3. 幽门螺杆菌（helicobacter pylori，HP）

许多研究报告指出，HP引起的慢性胃炎与胃癌和胃低度恶性B细胞淋巴瘤的发生有关。理由是绝大多数的胃癌和胃淋巴瘤都伴有HP的感染，但HP与胃癌和胃淋巴瘤的发生的因果关系和作用机制尚不十分清楚。有人用抗生素治疗HP，在预防胃癌、胃淋巴瘤方面收到了一定的效果。

二、影响肿瘤发生、发展的内在因素

肿瘤的发生和发展除了受外界致癌因素的影响外，机体的内在因素也起着非常重要的作用，如宿主对肿瘤的反应及肿瘤对宿主的影响等。机体的内在因素可分为以下几方面。

（一）遗传因素

人类肿瘤是否与遗传有关，以及遗传因素在肿瘤发生上能起多大作用，是人们普遍关注的问题。大量的流行病学调查表明，一些癌前病变，如结肠多发性息肉状腺瘤病、神经纤维瘤病等都属单基因遗传，以常染色体显性遗传的规律出现。其他肿瘤，如视网膜母细胞瘤、肾母细胞瘤、肾上腺或神经节的神经母细胞瘤等也都是常染色体显性遗传的肿瘤。这类肿瘤主要表现为遗传性肿瘤抑制基因（如Rb、p53、APC）的突变或缺失，其发生还需第二次突变。有些肿瘤呈染色体隐性遗传的遗传综合征，均表现为遗传性DNA修复基因缺陷，如Bloom综合征（先天性毛细血管扩张性红斑及生长发育障碍）时易发生白血病或其他恶性肿瘤，毛细血管扩张性共济失调症患者多发生急性白血病和淋巴瘤。这里还应强调，遗传因素与环境因素在肿瘤发展中起协同作用，而环境因素尤为重要。

(二)肿瘤免疫

1. 肿瘤抗原

引起机体免疫反应的肿瘤抗原可分两类：①存在于肿瘤细胞而不存在正常细胞中的肿瘤特异性抗原；②存在于肿瘤细胞和某些正常细胞中的肿瘤相关抗原。

2. 抗肿瘤的免疫效应机制

肿瘤免疫以细胞免疫为主，体液免疫为辅。参加细胞免疫的效应细胞有CTL、自然杀伤细胞（natural killer cell，NK cell）和巨噬细胞。

3. 免疫监视

在先天性免疫缺陷或接受免疫抑制剂治疗的患者中，恶性肿瘤发病率明显增加，证明免疫监视机制在抗肿瘤中起到了很重要的作用，如先天性免疫缺陷病的患者有5%发生恶性肿瘤，比对照组高出近200倍；器官移植的受者发生淋巴瘤的可能也明显增加。恶性肿瘤患者随着病程的发展和病情恶化可伴有免疫功能普遍下降；相反，有些肿瘤，如神经母细胞瘤、黑色素瘤和绒毛膜癌等，由于机体免疫功能增强可发生自然消退。但是大多数恶性肿瘤发生于免疫功能正常的人群，肿瘤细胞如何逃脱免疫系统的监视并破坏机体的免疫系统的功能还不完全清楚。

（曹　娟）

任务九　肿瘤的发病学

肿瘤发生的分子生物学基础是与肿瘤发生有关的原癌基因、癌基因和肿瘤抑制基因等，若这些基因发生异常改变，则可能引起细胞转化和肿瘤发生。

一、癌基因

1. 原癌基因、癌基因及其产物

在正常细胞的DNA中也发现有与病毒癌基因十分相似的DNA序列，称为原癌基因。原癌基因可因多种因素的作用而被激活成为细胞癌基因。原癌基因编码的蛋白质大多数是对正常细胞生长十分重要的细胞生长因子、生长因子受体、重要的信号转导蛋白及核调节蛋白等。

2. 原癌基因的激活

原癌基因在各种环境或遗传因素的作用下可被激活变为癌基因，激活方式有以下四种。

（1）点突变：如促进细胞生长的信号传导蛋白ras原癌基因的第12号密码子从GGC突变为GTC，相应编码的氨基酸从甘氨酸变为缬氨酸，转录产生异常蛋白。

（2）染色体重排：包括易位和倒转，如Burkitt淋巴瘤的t（8；14）易位，使得C-myc基因和IgH基因拼接，造成C-myc基因的过度表达。

（3）基因扩增：基因拷贝数增加称为基因扩增，如神经母细胞瘤的N-myc原癌基因可复制几百个拷贝，出现双微小体和均染区。

（4）启动子插入：使原癌基因过度表达，产生过量的结构正常的促细胞生长蛋白。

二、肿瘤抑制基因

肿瘤抑制基因（tumor suppressor gene）是正常细胞分裂、生长的负调节基因，其编码的蛋白质能抑制细胞的生长。其功能的丧失则可能促进细胞的转化。肿瘤抑制基因的失活主要是通过等位基因的两次突变、缺失（纯合子）和甲基化的方式实现的。目前了解最多的肿瘤抑制基因是Rb基因和p53基因，它们的产物都是调控核转录和细胞周期的核蛋白。肿瘤抑制基因根据其作用机制分为管理基因和看门基因，管理基因的作用是通过修复DNA损伤以维持基因组完整性，如BRCA-1、BRCA-2等；看门基因的作用是抑制带损伤DNA的细胞增殖或促进其死亡，如p53、Rb、APC等。

三、凋亡调节基因和DNA修复调节基因

调节细胞凋亡（apoptosis）的基因及其产物在某些肿瘤的发生上也起着重要的作用。研究结果表明，bcl-2蛋白可以抑制凋亡，而bax蛋白则可以促进细胞凋亡。正常情况下，bcl-2和bax在细胞内保持平衡。如bcl-2蛋白增多，细胞则长期存活；而bax蛋白增多，细胞则进入凋亡。野生型的p53蛋白可以诱导bax蛋白合成，促使DNA受损的细胞进入凋亡。凋亡在肿瘤发生、发展过程中具有双重作用，在肿瘤形成前，通过凋亡去除基因受损害或不能修复的细胞，可有效地防止其转化为瘤细胞；而在肿瘤形成后凋亡基因失活或抗凋亡基因功能增强，则会使肿瘤迅速生长。在许多滤泡型淋巴瘤中，有bcl-2基因的过度表达。

四、端粒、端粒酶和肿瘤

正常细胞分裂一定次数后就进入老化阶段，失去了复制的能力。而控制细胞

DNA复制次数的是位于染色体末端的DNA重复序列，称其为端粒（telomeres）。细胞每复制一次，其端粒就缩短一点。细胞复制一定次数后，端粒缩短使得染色体相互融合，导致细胞死亡。所以，端粒可以称为细胞的生命计时器。在生殖细胞，由于端粒酶（telomerase）的存在可使缩短的端粒得以恢复，因此生殖细胞有十分强大的自我复制能力。而在大多数体细胞中，由于不含有端粒酶，只能复制大约50次后而死亡。实验表明，绝大多数的恶性肿瘤细胞都含有较高的端粒酶活性，并与其恶性程度有关。因此，对于肿瘤细胞的端粒酶活性抑制的研究，可能为肿瘤的治疗开辟一条新途径。

（曹　娟）

任务十　肿瘤的防治原则

一、一级预防

1. 病因预防

消除和避免致癌因素，改善生活习惯（戒烟），注意保护环境（避免大气、水源、土壤和农作物等污染），减少和避免职业性致癌物的接触，如不吸烟等。

2. 增强机体抗肿瘤能力

适当锻炼，合理饮食，保持良好的心理状态等。

二、二级预防

对肿瘤采取"三早"原则（早期发现、早期诊断、早期治疗），广泛开展防癌普查，积极治疗癌前病变等。

三、三级预防

通过治疗，提高治愈率、生存率和生存质量，减轻痛苦，延长寿命等。

项目小结

肿瘤是机体细胞在基因水平上失去对其生长的正常调控而呈异常增生和分化所形成的新生物，主要分良性、恶性两大类。

根据肿瘤的大小、形状、颜色、硬度等一般外观性状，可初步判断肿瘤的良恶性质。肿瘤一般由实质和间质两部分组成，实质决定了肿瘤的性质。肿瘤在组织结构和细胞形态上与其起源组织存在着不同程度的差异，此即为肿瘤的异型性。它反映了肿瘤的分化程度，是判定肿瘤性质最重要的形态学依据。

良性肿瘤呈膨胀性生长，恶性肿瘤呈浸润性生长，二者均可呈外生性生长。良性肿瘤对机体的影响主要是压迫与阻塞，恶性肿瘤除此之外，还有侵蚀破坏组织结构、出血、感染、疼痛、恶病质等不良影响。

肿瘤的命名原则是：所有良性肿瘤是起源组织加瘤，上皮源性恶性肿瘤是起源组织加癌，间叶源性恶性肿瘤是起源组织加肉瘤；还有一些特殊的恶性肿瘤以人名、习惯及形态来命名。机体常见的肿瘤一般按组织起源可分为上皮组织、间叶组织、淋巴造血组织、神经组织及其他几大类，每一大类又有良恶之分。在各种致瘤因素中，最重要的是间接化学致癌物。肿瘤的形成是一个长期的多因素分阶段积累过程，其中牵涉到了原癌基因、肿瘤抑制基因、细胞凋亡调节基因和DNA修复基因等关键基因的异常。

（曹 娟）

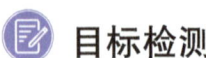 目标检测

1. 下列不符合肿瘤性增生的是（   ）

A. 细胞生长旺盛　　　　　　　　B. 相对无止境性生长
C. 与机体不协调　　　　　　　　D. 不断地丧失分化成熟的能力
E. 增生过程中致病因素持续存在

2. 下列哪项不是肉瘤的特征（   ）

A. 多见于青少年　　　　　　　　　B. 瘤细胞呈巢状

C. 多经血道转移　　　　　　　　　D. 切面呈鱼肉状

E. 瘤细胞间有网状纤维

3. 诊断恶性肿瘤的主要依据是（   ）

A. 肿瘤的肉眼形态　　　　　　　　B. 肿瘤对机体的影响

C. 肿瘤的大小　　　　　　　　　　D. 肿瘤的异型性

E. 肿瘤的继发改变

4. 原位癌的概念是（   ）

A. 镜下才见到的微小癌　　　　　　B. 没有转移的早期癌

C. 上皮组织轻度不典型增生，并累及全层1/3　　D. 上皮组织中度不典型增生，并累及全层2/3

E. 上皮组织重度不典型增生，并累及全层但未突破基底膜

5. 下列哪种是来源于上皮细胞的肿瘤（   ）

A. 毛细血管瘤　　　　　　　　　　B. 淋巴管瘤

C. 乳头状瘤　　　　　　　　　　　D. 畸胎瘤

E. 神经鞘瘤

6. 下列哪项是来源于间叶组织的肿瘤（   ）

A. 白血病　　　　　　　　　　　　B. 恶性神经鞘瘤

C. 恶性黑色素瘤　　　　　　　　　D. 恶性间皮瘤

E. 恶性畸胎瘤

7. 下列哪种形态的肿块癌的可能性大（   ）

A. 乳头状　　　　　　　　　　　　B. 火山口状溃疡

C. 质硬　　　　　　　　　　　　　D. 灰白色

E. 肿块大

8. 下列哪项不是真正的肿瘤（   ）

A. 霍奇金淋巴瘤　　　　　　　　　B. 白血病

C. 结核瘤　　　　　　　　　　　　D. Ewing's瘤

E. 黑色素瘤

9. 良性肿瘤的异型性表现为（   ）

A. 瘤细胞多形性　　　　　　　　　B. 瘤细胞核的多形性

C. 瘤实质及间质排列紊乱　　　　　D. 病理性核分裂

E. 核浆比例异常增大

10. 肿瘤的性质决定于（   ）

A. 肿瘤的实质　　　　　　　　　　B. 肿瘤的间质

C. 肿瘤的转移　　　　　　　　　　D. 肿瘤细胞的代谢特点

E. 肿瘤的生长方式

11. 肿瘤血道播散最常见的部位是（   ）

A. 肺、胸膜、脑　　　　　　　　　B. 肺、肾、胃、脾

C. 肝、腹膜、骨、肾　　　　　　　D. 肝、肺

E. 肝、腹膜、脑

12. 肿瘤分化越高（   ）

A. 恶性程度越高　　　　　　　　　B. 转移越早

C. 恶性程度越低　　　　　　　　　D. 对放射治疗越敏感

E. 预后越差

13. 肿瘤代谢的特点不包括（   ）

A. DNA 和 RNA 合成增强　　　　　B. 蛋白质合成与分解均增强

C. 与正常母组织代谢相比具有质的差别　　D. 肿瘤组织内氧化酶↓和蛋白质分解酶↓

E. 主要是无氧糖酵解获取能量

14. 下列哪一项是恶性肿瘤细胞的形态特点（   ）

A. 核大　　　　　　　　　　　　　B. 多核

C. 核仁大　　　　　　　　　　　　D. 有核分裂

E. 出现病理性核分裂

15. 恶性肿瘤向邻近器官侵犯的主要方式为（   ）

A. 直接蔓延　　　　　　　　　　　B. 淋巴管播散

C. 血管播散　　　　　　　　　　　D. 种植播散

E. 接触播散

16. 下列哪项不符合鳞状细胞癌的特征（   ）

A. 多经血道转移　　　　　　　　　B. 浸润性生长

C. 有癌珠形成　　　　　　　　　　D. 可发生于原来没有鳞状上皮覆盖的组织

E. 菜花状肿块

17. 下列除哪一项外，其余均属于癌前病变（   ）

A. 纤维囊性乳腺病　　　　　　　　B. 十二指肠溃疡

C. 黏膜白斑　　　　　　　　　　　D. 结肠多发性腺瘤性息肉

E. 小腿慢性溃疡

项目六 水、电解质代谢紊乱

学习目标

知识目标

1. 掌握三种类型脱水的原因、机制及对机体的影响，低钾血症、高钾血症的原因及对机体的影响。
2. 熟悉水肿的发生机制，常见水肿类型的特点。
3. 了解水中毒的病因及对机体的影响。

机体的新陈代谢等依赖于水、电解质的相对恒定。水、电解质代谢紊乱，往往导致机体代谢和器官的功能障碍，甚至危害生命。

任务一 水、钠代谢紊乱

根据水、钠在体内减少或增多，可将水、钠代谢紊乱分为两大类：水、钠在体内减少（脱水），水、钠在体内增多（水中毒、水肿和盐中毒）。

一、脱水

脱水（dehydration）是指由于水、钠的丢失过多或摄入不足致使机体的体液容量明显减少，并引起一系列功能、代谢变化的病理过程。根据细胞外液渗透压的高低，可分为高渗性、等渗性、低渗性脱水三种类型。

（一）高渗性脱水

高渗性脱水（hypertonic dehydration）是指失水多于失钠，血钠浓度高于 150 mmol/L，血浆渗透压高于 310 mmol/L。

1. 原因

（1）水摄入减少。

①水源断绝：如沙漠迷路，地震后被埋废墟中。

②不能饮水：如昏迷、频繁呕吐、吞咽困难、食管梗阻等。

③渴觉障碍：下丘脑病变，某些脑血管意外患者等。

（2）水丢失过多。

①皮肤丢失：高热、大量出汗、甲状腺功能亢进症等，均可由皮肤丢失大量低渗性液体。

②呼吸道丢失：过度通气（高热、癔症、代谢性酸中毒等）时，呼吸道黏膜不感蒸发的纯水增加。

③消化道丢失：呕吐、腹泻及消化道引流等可导致等渗性或低渗性消化液丢失。

④肾丢失：常见于渗透性利尿和尿崩症患者等。

2. 对机体的影响

（1）代偿性变化。

①细胞内液向细胞外转移：失水后细胞外液量减少，渗透压增高，吸引细胞内水分转移至细胞外，使细胞内液减少比细胞外液更为明显。

②口渴中枢兴奋：细胞外液渗透压升高刺激口渴中枢，产生口渴饮水。

③ADH 增多：细胞外液渗透压升高刺激 ADH 分泌，肾小管重吸收水增加。通过上述代偿反应，使细胞外液中水分增多，血浆渗透压和血容量得以恢复。

（2）临床表现。

①口渴明显：口渴中枢兴奋和细胞外液减少引起的唾液分泌减少均可引起口渴。

②尿量减少：在 ADH 作用下肾小管重吸收水增加，尿生成减少，尿比重增高。

③细胞脱水：脑细胞脱水可导致中枢神经系统功能障碍，出现嗜睡、肌肉抽搐、昏迷，甚至死亡。脑体积显著缩小时，可出现脑内出血和蛛网膜下隙出血。

④外周循环障碍：轻度脱水（失水相当于体重的2%～3%）时，细胞外液减少不明显；重度脱水（失水＞体重的6%）时，血容量明显下降，可引起血压降低，甚至休克。

⑤脱水热：汗腺细胞脱水，汗液分泌减少，散热减少；体温调节中枢细胞脱水，体温调节障碍，导致体温升高，婴幼儿较常见（图6-1，图6-2）。

（二）低渗性脱水

低渗性脱水（hypotonic dehydration）是指失钠多于失水，血钠浓度低于130 mmol/L，血浆渗透压低于280 mmol/L。

1. 原因

各种原因的体液大量丢失时，只补充水分而未及时补充钠盐则可引起低渗性脱水。

（1）消化液大量丢失，如呕吐、腹泻、肠瘘、胃肠引流等。

（2）皮肤丢失液体，如大量出汗、大面积烧伤等。

（3）肾丢失，如肾病变、醛固酮分泌不足、长期使用利尿剂等。

（4）体腔积液大量丢失，如反复抽放胸腔积液及腹水。

2. 对机体的影响

（1）代偿性变化。

①细胞外液向细胞内转移：细胞外液渗透压低，水分被渗透压相对较高的细胞内吸引进入细胞，使细胞外液进一步减少，细胞内液却增多。

②ADH变化：早期，细胞外液渗透压降低抑制ADH分泌；晚期或重症患者，因血容量明显下降，ADH分泌增加，肾小管重吸收水增加，有助于恢复血容量。

③醛固酮增多：血容量降低，通过激活肾素-血管紧张素系统，血钠降低直接刺激肾上腺皮质导致醛固酮分泌增加，肾小管重吸收钠、水增加，有助于恢复血容量和细胞外液渗透压。

（2）临床表现。

①外周循环障碍：血容量不足易发生体位性低血压，严重时出现血压下降，甚至休克。

②脱水症：组织液明显减少导致皮肤黏膜干燥，弹性下降，眼窝和婴幼儿囟门凹陷。

③饮水减少：细胞外液渗透压降低，无口渴感，饮水减少。

④尿量：早期ADH分泌减少，肾小管重吸收水减少，尿量增多；晚期血容量显著下降时，ADH分泌增加，可出现尿量减少。

⑤中枢神经系统功能障碍：重症者由于细胞外液渗透压下降严重而引发脑细胞水

肿，患者可出现恶心、头痛、乏力、抽搐，甚至昏迷等（图6-3）。

（三）等渗性脱水

等渗性脱水（isotonic dehydration）是指水、钠等比例丢失，血钠浓度为130～150 mmol/L，血浆渗透压为280～310 mmol/L。

1. 原因

短时间内大量丢失等渗性体液均可导致等渗性脱水，如严重腹泻、肠梗阻、肠引流、大面积烧伤，大量抽放胸腔积液和腹水等。

2. 对机体的影响

（1）代偿变化。

①细胞内液容量不变：体液丢失后细胞外液渗透压正常，故细胞内外液不发生移动，细胞内液容量无明显变化。

②醛固酮和ADH增多：血容量减少引起醛固酮和ADH分泌增加，肾对钠、水的重吸收增加以恢复血容量。

（2）临床表现：由于细胞外液减少，患者易出现脱水症和外周循环障碍（图6-4）。三种类型脱水的比较如表6-1所示。

表6-1　三种类型脱水的比较

项目	高渗性脱水	低渗性脱水	等渗性脱水
钠水丢失比	失水＞失钠	失水＜失钠	失水＝失钠
血钠浓度（mmol/L）	＞150	＜130	130～150
血浆渗透压（mmol/L）	＞310	＜280	280～310
细胞外液量	↓	↓	↓
细胞内液量	↓↓	↑	不变
尿量	减少	严重时减少	严重时减少
口渴感	非常明显	不明显	明显
血压	正常或稍低	很低，易休克	低
皮肤弹性	尚可	极差	稍差

二、水中毒

水中毒是指摄入水分过多超过肾排水能力，以致水在体内大量潴留，细胞内外液容量增加，渗透压下降的病理过程。水中毒时血钠低于130 mmol/L，血浆渗透压低于280 mmol/L。水中毒往往发生于肾衰竭少尿期或抗利尿激素分泌过多时（应激、创伤、休克等），此时肾排水减少，而又有过多、过快输液，或饮水过多，或无盐水灌肠等。

水中毒的患者由于细胞内外液量都增多，故有脑水肿的临床表现，出现头痛、恶心、呕吐等颅内高压症状，严重时出现视盘水肿、嗜睡，甚至发生脑疝、死亡。

三、水肿

水肿（edema）是指过多体液在组织间隙或体腔中积聚的病理过程。体液过多积聚在体腔内称为积液或积水。

（一）发生机制

正常生理情况下，组织液的质和量保持相对恒定，这主要依赖血管内外液体交换的平衡和体内外液体交换的平衡。当这两种平衡失调时，就可能导致体液总量和组织液容量增多而发生水肿。

1. 血管内外液体交换失衡（组织液生成＞回流）

血管内外液体交换的动力是有效滤过压。

有效滤过压=（毛细血管血压+组织液胶体渗透压）-（血浆胶体渗透压+组织液静水压）

其中，毛细血管血压和组织液胶体渗透压促进血管内液体外滤成组织液，血浆胶体渗透压和组织液静水压则促使组织液回流入血管。

血液在流过毛细血管时，由于毛细血管血压的逐渐变化，有效滤过压也随之逐渐变化。在毛细血管动脉端有效滤过压为10 mmHg，组织液生成；在静脉端，有效滤过压为-8 mmHg，组织液回流。在动脉端生成的组织液，约90%在静脉端回流，另外10%的组织液通过毛细淋巴管回流，故组织液生成量与回流量之间保持动态平衡。淋巴回流代偿能力较强，而且能回收组织液中的蛋白质和大分子物质。上述与组织液生成和回流有关的因素发生变化时，使组织液生成大于回流，则可导致水肿（图6-5）。

（1）毛细血管血压增高：常见于右心衰竭导致的静脉淤血，静脉阻塞、受压迫，动脉充血等，毛细血管血压增高导致有效滤过压增大，组织液生成增多。

（2）血浆胶体渗透压下降：由血浆蛋白减少所致，常见原因如下。①蛋白质合成减少，如肝功能障碍、营养不良等；②蛋白质丢失过多，如肾病综合征时大量蛋白尿；③蛋白质分解代谢增强，如长期发热、恶性肿瘤等，有效滤过压增大，组织液生成增多。

（3）微血管壁通透性增高：各种炎症性疾病，过敏性疾病，组织缺血、缺氧，或烧伤、冻伤等，蛋白质从微血管壁滤出，导致组织液胶体渗透压增高，血浆胶体渗透压下降，有效滤过压增大，组织液生成增多。

（4）淋巴回流受阻：丝虫病导致淋巴管阻塞、肿瘤切除术后淋巴结清扫引起淋巴回流受阻。

2. 体内外液体交换失衡（水钠潴留）

正常人体由肾小球滤过的钠和水，99%被肾小管重吸收，称为球-管平衡。各种原因引起球-管失衡，钠、水重吸收减少，即可导致钠和水过多潴留于体内，引起水肿。

（1）肾小球滤过率下降。

①广泛的肾小球病变，如急性肾小球肾炎时，肾小球毛细血管内皮细胞肿胀和炎性渗出物阻塞，肾小球滤过率明显降低；慢性肾小球肾炎时，肾小球滤过面积明显下降。

②有效循环血量下降，如大量失血、大面积烧伤、休克等，使有效循环血量减少，同时交感-肾上腺髓质系统兴奋引起肾血管收缩都可引起肾血流量下降，肾小球滤过率下降。

（2）肾小管重吸收水、钠增加。

①血容量减少或血浆渗透压升高等引起的醛固酮、ADH增多，肾小管重吸收水、钠增加。

②肾血流重新分布：交感神经兴奋引起肾皮质血流减少、髓质血流增加，肾小管重吸收增加。

（二）常见水肿类型与特点

1. 心性水肿

（1）发生机制。

①组织液生成大于回流：a. 毛细血管血压增高。有心力衰竭时，由于右心射血障碍引起全身静脉淤血，毛细血管血压升高，有效滤过压升高。b. 血浆蛋白浓度降低。肝淤血、肝功能障碍和消化道淤血，蛋白质消化吸收障碍均可使血浆蛋白合成减少，血浆蛋白浓度降低，有效滤过压升高，组织液生成大于回流。

②水钠潴留：a. 肾小球滤过率下降。由心力衰竭导致全身静脉淤血，有效循环血量减少和交感-肾上腺髓质系统兴奋，肾血管收缩都可引起肾血流量下降，肾小球滤过率下降。b. 肾小管重吸收增加。有效循环血量下降，醛固酮、ADH增多，肾小管重吸收钠、水增加。

（2）病理临床联系：心力衰竭的典型表现是皮下水肿，较早出现在低垂部位，主要是由于重力作用，低垂部位毛细血管血压比其他部位高，直立或坐位时，脚背、脚踝和胫前较明显；长期卧床者骶部、背部最明显，严重者波及全身。

2. 肝性水肿

（1）发病机制：肝性水肿是指由肝原发性疾病引起的体液异常积聚。

①肝静脉回流受阻：肝硬化时，肝组织结构紊乱，肝内静脉受压、扭曲，使肝静脉回流受阻，肝窦内压力增高，大量液体从血管内滤出到肝组织间，甚至从肝表面进入腹腔形成腹水。

②门静脉高压：门静脉高压时，肠静脉回流受阻，肠系膜毛细血管血压增高，液体由血管滤出明显增多，超过淋巴回流代偿能力时，液体从肠壁流入腹腔，形成腹水。

③血浆蛋白减少：肝硬化影响血浆蛋白合成；门静脉高压导致消化道淤血，消化吸收蛋白质能力下降，都使血浆蛋白合成减少，血浆胶体渗透压下降，有效滤过压增高，促进水肿形成。

④水钠潴留：腹水和水肿形成导致有效循环血量下降，促进醛固酮分泌；肝功能障碍时灭活醛固酮能力下降，使血中醛固酮水平升高，同时ADH释放也增加，肾小管重吸收钠、水增加；有效循环血量下降也使肾血流减少，肾小球滤过率下降，引起水钠潴留，促进水肿形成。

（2）病理临床联系：肝性水肿主要表现是腹水。患者有腹胀、腹部膨隆紧绷，严重时脐部外翻，形成脐疝。

3. 肾性水肿

（1）发生机制：肾性水肿是指肾脏原发疾病过程中形成的水肿。

①肾病性水肿：以蛋白尿导致低蛋白血症为主。肾病综合征患者大量蛋白尿，血浆胶体渗透压明显下降，有效滤过压增高导致组织液生成过多引发水肿。

②肾炎性水肿：以肾小球滤过率明显下降为主。急性肾小球肾炎患者由于肾小球毛细血管内皮细胞肿胀、增生，使肾小球滤过面积减少，肾小球滤过率明显下降，引起水钠潴留导致水肿。

（2）病理临床联系：肾性水肿往往是晨起首先表现为眼睑或面部水肿，随后扩展到其他部位。因为肾性水肿的发生无毛细血管血压升高，所以水肿液首先容易聚集在组织间压力较低和组织相对疏松的眼睑和面部。

4. 肺水肿

（1）发生机制：过多的液体在肺组织间隙与肺泡积聚称为肺水肿。

①肺毛细血管血压增高：左心衰竭时，肺静脉回流受阻，肺毛细血管血压升高，血浆滤入肺组织间。

②毛细血管和（或）肺泡上皮通透性增高：见于严重感染、缺氧、高热气体或毒气吸入，血浆通过通透性增高的毛细血管或肺泡上皮进入肺间质或肺泡。

③血浆胶体渗透压降低：肾病、肝硬化等，以及快速输入大量晶体溶液后，血浆蛋白浓度下降，胶体渗透压下降，液体从毛细血管滤出，导致肺水肿。

（2）病理临床联系：急性肺水肿症状较明显，患者突发严重呼吸困难、端坐呼吸、咳嗽、咳粉红色或无色泡沫样痰、发绀等；慢性肺水肿患者症状不明显，较易引起肺部感染。

5. 脑水肿

（1）发生机制：脑水肿是指脑组织液体增多引起的脑容积增大。

①血管源性脑水肿：脑毛细血管壁通透性增高，多见于脑出血、脑肿瘤、脑外伤、脑栓塞等。

②细胞中毒性脑水肿：脑细胞钠钾泵功能障碍引起脑细胞内液体过多，多见于急性脑缺血缺氧、脑膜炎、水中毒等。

③间质性脑水肿：由脑脊液生成和回流的通路受阻引起，主要见于脑肿瘤压迫或炎症性疾病。

（2）病理临床联系：脑水肿患者主要表现为颅内高压症，剧烈头痛、呕吐、血压升高、视神经盘水肿、脑疝，甚至死亡。

（朱晓俊）

任务二　钾代谢紊乱

钾代谢紊乱主要是指细胞外液中钾离子浓度的异常变化，包括低钾血症和高钾血症。正常细胞外液血清钾浓度为 3.5～5.5 mmol/L。

一、低钾血症

低钾血症（hypokalemia）是指血清钾浓度低于 3.5 mmol/L。

（一）原因

1. 钾摄入不足

钾摄入不足可见于不能进食或不愿进食者，如消化道梗阻、昏迷等。

2. 钾丢失过多

（1）消化道丢失：如呕吐、腹泻、胃肠引流等丢失大量含钾消化液。

（2）肾脏丢失：如多尿，长期大量使用排钾利尿剂，肾小管功能障碍导致 K^+ 重吸收减少，醛固酮分泌增多导致排钾增加等。

(3)皮肤丢失:如大量出汗。

3. 钾分布异常

钾分布异常常见于碱中毒、胰岛素使用过量、周期性低钾麻痹等,细胞外 K^+ 转入细胞内。

(二)对机体的影响

1. 神经肌肉兴奋性降低

细胞外 K^+ 浓度降低,细胞膜内外 K^+ 浓度差加大导致静息电位加大,静息电位与阈电位之间的距离加大,细胞兴奋性降低。表现为中枢神经系统兴奋性下降,患者出现萎靡、倦怠、嗜睡;骨骼肌兴奋性降低,肌肉松弛无力;胃肠道平滑肌松弛,出现腹胀、食欲减退、便秘、麻痹性肠梗阻。

2. 心律失常

低钾血症引起心肌电生理异常改变,心肌兴奋性、自律性、收缩性提高而传导性降低,患者可有心动过速、期前收缩、异位心律等表现。心电图表现为QRS波群增宽,T波低平,U波增高,ST段下降等。

3. 代谢性碱中毒

低钾血症时细胞内 K^+ 外移,细胞外 H^+ 移入细胞,细胞内酸中毒,血液呈碱性;同时,肾小管分泌 K^+ 减少而分泌 H^+ 增加,重吸收 HCO_3^- 增加,出现血液呈碱性而尿液呈酸性,称为反常性酸性尿。

二、高钾血症

高钾血症(hyperkalemia)是指血清钾浓度大于5.5 mmol/L。

(一)原因

1. 钾摄入过多

钾摄入过多如静脉补钾过多(肾功能不良时)或输入库存血液。

2. 钾排出减少

钾排出减少如肾排钾减少是高钾血症最主要的原因,多见于急性肾衰竭少尿期、肾上腺皮质功能不全醛固酮分泌过少或过多使用贮钾利尿剂。

3. 钾分布异常

钾分布异常如酸中毒、组织细胞损伤等,细胞内 K^+ 转移或释放入血。

(二)对机体的影响

1. 骨骼肌的兴奋性先升高(轻度)后降低(重度)

高钾血症时细胞外 K^+ 浓度升高,细胞内外 K^+ 浓度差减小,静息电位减小,与阈电位之间距离减小，兴奋性增高，表现为手足感觉异常，肌肉震颤；重度高钾血症时静息电位过小，导致Na^+通道失活，细胞兴奋性丧失，表现为肌肉无力、麻痹。

2. 心律失常

高钾血症对机体最主要危害是心室颤动和心搏骤停。高钾血症亦引起心肌电生理异常改变，心肌自律性、收缩性、传导性均下降。轻症兴奋性增高，重症兴奋性降低。患者有心搏无力、心动过缓、传导阻滞、心室颤动，甚至心搏骤停。心电图表现为QRS波增宽，P波低平，T波高耸等。

3. 代谢性酸中毒

高钾血症时细胞外K^+移入细胞，细胞内H^+移出，细胞内碱中毒，血液呈酸性；同时，肾小管分泌K^+增加而分泌H^+减少，出现血液呈酸性而尿液呈碱性，称为反常性碱性尿。

项目小结

水、钠代谢紊乱是临床常见的病理过程。脱水按细胞外液渗透压的不同，分为三种类型：高渗性脱水时细胞外液呈高渗，机体表现以口渴、尿少、脑细胞脱水为主；低渗性脱水以细胞外液丢失为主，早期易出现休克，另外还表现有脱水征、脑细胞水肿等；等渗性脱水与等渗液大量丢失有关，如未得到及时正确的处理，可转变为高渗或低渗性脱水。过多水分在体内潴留，引起稀释性低钠血症，导致机体功能、代谢障碍，称为水中毒。过多的液体在组织间隙或体腔中积聚称为水肿。水肿的发生机制是血管内外液体交换失衡导致组织液增多，机体内外液体交换失衡导致水钠潴留。由于病因和发病机制不同，临床表现各异，如心性水肿由心力衰竭所致，水肿最先出现于身体下垂部位；肾脏疾病所致的水肿称肾性水肿，水肿最先出现于眼睑或面部等疏松部位；由肝硬化等引起的肝性水肿以腹水为主要表现。

钾代谢紊乱表现为低钾血症（血钾浓度<3.5 mmol/L）或高钾血症（血钾浓度>5.5 mmol/L）。钾摄入、排出和细胞内外钾交换异常是引起钾代谢紊乱的基本原因，低钾对神经肌肉的影响比较明显，而高钾对心脏的影响更为突出，两者均可引起心肌传导性降低和心律失常。

（朱晓俊）

目标检测

1. 哪一类脱水最容易发生休克（　　）
   A. 等渗性脱水　　　　　　　　B. 低渗性脱水
   C. 高渗性脱水　　　　　　　　D. 水中毒
   E. 低血钾

2. 低钾血症患者可出现（　　）
   A. 反常性酸性尿　　　　　　　B. 反常性碱性尿
   C. 中性尿　　　　　　　　　　D. 正常性酸性尿
   E. 正常性碱性尿

3. 高渗性脱水的原因，应排除下列哪一项（　　）
   A. 水源断绝　　　　　　　　　B. 严重腹泻
   C. 高温作业、大汗　　　　　　D. 大面积烧伤
   E. 尿崩症患者

4. 输入大量库存过久的血液易导致（　　）
   A. 高钠血症　　　　　　　　　B. 低钾血症
   C. 高钾血症　　　　　　　　　D. 低钠血症
   E. 低镁血症

5. 人体失钾最重要的途径是（　　）
   A. 经皮肤失钾　　　　　　　　B. 经肾失钾
   C. 经结肠失钾　　　　　　　　D. 经胃失钾
   E. 经小肠失钾

6. 某患者，长期饮酒30余年。近5个月来出现厌食、上腹饱胀不适，体检发现肝硬化、腹水、脾肿大。此患者发生腹水的机制不包括（　　）
   A. 肝功能障碍使醛固酮和ADH灭活减少　　B. 肾小球滤过率下降
   C. 肝静脉回流受阻和门静脉高压　　　　　D. 白蛋白合成减少
   E. 大量淋巴液从肝表面流入腹腔

7. 男性，26岁，锅炉工人，夏季高温环境中工作，大量出汗，口渴，饮用大量白开水，试问可能会发生（　　）
   A. 等渗性脱水　　　　　　　　B. 低渗性脱水
   C. 高渗性脱水　　　　　　　　D. 水中毒
   E. 水肿

8. 男性，58岁，上腹部反复性疼痛、反酸5年，胃镜并活检诊断为胃溃疡癌变。做胃大部切除术后，禁食3 d，仅静脉输入大量5%葡萄糖液以维持营养和补充水分。此患者最容易发生的电解质紊乱是（　　）

    A. 低血钠　　　　　　　　　　B. 低血钙

    C. 低血镁　　　　　　　　　　D. 低血磷

    E. 低血钾

9. 某心力衰竭患者，为减轻其心肌负荷，予以大量利尿剂呋塞米。患者出现四肢肌无力，心电图出现ST段轻度压低，T波低平。立即停用利尿剂，并给予（　　）

    A. 口服补钾　　　　　　　　　B. 静脉滴注5%葡萄糖液

    C. 静脉推注钾盐　　　　　　　D. 静脉滴注0.5%NaCl

    E. 静脉注射葡萄糖和胰岛素

10. 某患者肾绞痛，少尿，急诊入院后予以止痛剂哌替啶，静脉输入生理盐水和5%葡萄糖液，患者出现头痛、呕吐等颅内压升高症状。此患者可能发生了（　　）

    A. 等渗性脱水　　　　　　　　B. 低渗性脱水

    C. 高渗性脱水　　　　　　　　D. 水中毒

    E. 颅内出血

项目七 酸碱平衡失调

学习目标

知识目标

1. 掌握反映酸碱平衡的指标及四种单纯性酸碱平衡失调。
2. 熟悉酸碱平衡的调节机制。
3. 了解混合性酸碱平衡失调。

任务一 概述

正常机体内环境中的pH保持在7.35～7.45，疾病状态下，酸、碱负荷过量或机体代偿机制出现障碍时，内环境酸碱度超出正常范围，称为酸碱平衡失调（acid-base disturbance）。

一、体液酸碱物质的来源

体液中的酸性物质和碱性物质主要是组织细胞在物质分解代谢过程中产生的，其中产生最多的是酸性物质,仅小部分为碱性物质。

(一)酸性物质的来源

1. 挥发酸

碳酸(H_2CO_3)是机体在代谢过程中产生最多的酸性物质,因其分解产生的CO_2可由肺呼出而被称为挥发酸。

2. 固定酸

固定酸是体内除碳酸外所有酸性物质的总称,因不能由肺呼出,而只能通过肾脏由尿液排出故又称非挥发酸。机体产生的固定酸有硫酸、磷酸、乳酸、乙酰乙酸、β-羟丁酸等。人体每天生成的固定酸解离产生的H^+与挥发酸相比要少得多。

(二)碱性物质的来源

体内通过三大营养物质的分解代谢产生的碱性物质并不多,但人们摄入的蔬菜和水果中含有机酸盐(如柠檬酸盐、苹果酸盐等),在体内经过生物氧化可生成碱性物质。

二、酸碱平衡调节机制

机体对酸碱平衡的调节主要是由四大调节体系共同作用来完成的。

(一)血液缓冲系统的缓冲作用

血液缓冲系统都是由弱酸和其相对应的弱酸盐组成。其中弱酸对进入血液的碱起缓冲作用,弱酸盐对进入血液的酸起缓冲作用。血液缓冲系统由碳酸氢盐缓冲对(HCO_3^-/H_2CO_3)、磷酸氢盐缓冲对($HPO_4^{2-}/H_2PO_4^-$)、血浆蛋白缓冲对(Pr^-/HPr)、还原血红蛋白缓冲对(Hb^-/HHb)、氧合血红蛋白缓冲对($HbO_2^-/HHbO_2$)等组成。碳酸氢盐缓冲对(HCO_3^-/H_2CO_3)是最重要的缓冲系统,缓冲能力最强(含量最多:开放性缓冲系统),两者的比值只要维持在20:1,血浆pH就为7.4。其余缓冲系统合称为非碳酸氢盐缓冲系统,其弱酸盐为非碳酸氢盐缓冲碱(Buf^-)。

(二)肺对酸碱平衡的调节

肺对酸碱平衡的调节是通过改变CO_2的排出量来调节体内H_2CO_3的浓度实现的。$PaCO_2$↑或pH↓使呼吸中枢兴奋,呼吸深快,CO_2排出增多;$PaCO_2$↓或pH↑使呼吸中枢抑制,呼吸浅慢,CO_2排出减少。这种调节是非常迅速的,通常在数分钟内就开始发挥作用,并在很短时间内达到高峰。

(三)肾脏对酸碱平衡的调节

肾脏对酸碱平衡的调节过程,实际上就是一个排酸保碱的过程,主要有以下三种方式。

1. 肾小管

泌 H^+、重吸收 $NaHCO_3$。

2. NH_4^+ 的分泌

近端小管中谷氨酰胺在谷氨酰胺酶的作用下分解出 NH_3，$NH_3+H^+ \rightarrow NH_4^+$，通过 Na^+-NH_4^+ 交换，NH_4^+ 分泌到管腔中，远端小管和集合管则通过 H^+ 泵泌 H^+ 与管腔中的 NH_3 结合成为 NH_4^+，从尿中排出。

3. 小管液中磷酸盐的酸化

远端小管和集合管的 H^+ 泵主动向管腔内泌 H^+ 与 HPO_4^{2-} 生成 $H_2PO_4^-$。

肾脏对酸碱平衡的调节是一个比较缓慢的过程，通常要在数小时后才开始发挥作用，3～5 d 后才达到高峰，一旦产生，其作用强大且持久。

（四）细胞内外离子交换

细胞内外的 H^+-K^+、H^+-Na^+、Na^+-K^+ 交换等，引起血钾浓度升高或降低。

三、反映酸碱平衡的常用指标及意义

1. 动脉血 pH

pH 是指 H^+ 浓度的负对数值，反映溶液的酸碱度。动脉血 pH 正常为 7.35～7.45。pH<7.35 为失代偿性酸中毒，pH>7.45 为失代偿性碱中毒。

2. 动脉血二氧化碳分压（$PaCO_2$）

$PaCO_2$ 是指溶解在动脉血中的 CO_2 产生的张力，正常值为 33～46 mmHg（4.39～6.25 kPa），平均为 40 mmHg（5.32 kPa）。$PaCO_2$ 是反映呼吸因素的重要指标，$PaCO_2$ 增高，表示 CO_2 潴留；$PaCO_2$ 降低，表示 CO_2 呼出过多。

3. 标准碳酸氢盐（standard bicarbonate，SB）和实际碳酸氢盐（actual bicarbonate，AB）

SB 是指在标准状态下（38 ℃，血红蛋白氧饱和度为 100%，$PaCO_2$ 为 40 mmHg）所测得的血浆 HCO_3^- 含量，正常值为 22～27 mmol/L，平均为 24 mmol/L，因已排除了呼吸因素的影响，故是反映代谢性因素的指标，代谢性酸中毒时 SB 降低，代谢性碱中毒时 SB 升高。

AB 是指隔绝空气的血液标本，在实际 $PaCO_2$ 和血红蛋白氧饱和度条件下测得的血浆 HCO_3^- 含量，AB 受呼吸和代谢两方面因素影响，AB 与 SB 的差值反映了呼吸因素对酸碱平衡的影响。正常情况下 AB=SB，AB>SB 表明有 CO_2 蓄积，AB<SB 表明有 CO_2 排出过多。

4. 缓冲碱（buffer base，BB）

BB 是指血液中具有缓冲作用的所有负离子的总和，包括血浆和红细胞中的 HCO_3^-、

Hb^-、Pr^-和HPO_4^{2-}等。通常以氧饱和的全血测定，正常值为45～55 mmol/L，是反映代谢性因素的指标，代谢性酸中毒时BB值减少，代谢性碱中毒时BB值增加。

5. 碱剩余（base excess，BE）

BE是指在标准状态下将1 L全血滴定至pH=7.40所需要的酸或碱的量（mmol/L），正常值为±3 mmol/L。若用碱滴定，表示被测血样中碱缺乏，BE用负值表示，代谢性酸中毒时，BE负值增加；若用酸滴定，表示被测血样中碱过多，BE用正值表示，代谢性碱中毒时BE正值增加。

6. 阴离子间隙（anion gap，AG）

AG是指血浆中未测定阴离子（UA）与未测定阳离子（UC）之差，即AG=UA-UC。由于细胞外液中正负离子总量相当，故AG可用血浆中可测定阳离子与可测定阴离子之差算得，即AG=Na^+-（HCO_3^-+Cl^-）=140-（24+104）=140-128=12 mmol/L，波动范围12±2 mmol/L。AG包括各种酸的酸根，如乙酰乙酸、β-羟丁酸、丙酮酸、乳酸的酸根和Pr^-、HPO_4^{2-}、SO_4^{2-}等，故AG增大往往表示酸在体内蓄积（图7-1）。

（阿曼别克·阿曼塔依）

任务二　单纯性酸碱平衡失调

一、代谢性酸中毒

代谢性酸中毒（metabolic acidosis）是指血浆HCO_3^-原发性减少导致的血液pH趋向低于正常，是临床最常见的酸碱平衡失调类型。

1. 原因及发生机制

根据血中AG的变化分为AG增高型代谢性酸中毒和AG正常型代谢性酸中毒。

（1）AG增高型代谢性酸中毒：多由固定酸过多消耗HCO_3^-所致，特点是HCO_3^-减少，AG增大，血氯正常。

①产酸过多：乳酸酸中毒，如休克、呼吸心搏骤停、严重贫血、肺部疾病、一氧化碳中毒等引起严重缺氧，糖酵解增强，乳酸生成过多；酮症酸中毒，如糖尿病、饥饿、长时间禁食等，脂肪大量动员，酮体生成增加。

②肾排酸减少：固定酸几乎全部经肾脏排出，急慢性肾衰竭时，肾脏排泄功能严重障碍，固定酸排出减少。

③摄入酸过多：摄入乙酰水杨酸性药物等。

（2）AG正常型代谢性酸中毒：由HCO_3^-丢失过多所致，特点是HCO_3^-减少，AG正常，血氯升高（图7-2）。

①消化道丢失：腹泻、胃肠引流、肠瘘等丢失大量含HCO_3^-的消化液。

②肾小管性酸中毒：肾小管功能障碍时，分泌H^+能力下降，HCO_3^-重吸收减少，大量HCO_3^-从尿中排出。

③碳酸酐酶抑制剂使用：碳酸酐酶抑制剂使肾小管内碳酸酐酶活性下降，H_2CO_3生成减少，分泌H^+和重吸收HCO_3^-能力下降导致血浆HCO_3^-减少。

④成酸药摄入过多：如过多使用氯化铵，$2NH_4Cl+CO_2 \rightarrow CO(NH_2)_2+2HCl+H_2O$，生成的HCl消耗$HCO_3^-$同时提高血氯水平。

2. 机体的代偿

（1）血液的缓冲作用：代谢性酸中毒时，过多的H^+与血浆中HCO_3^-和非碳酸氢盐缓冲碱（Buf^-）结合：$H^+ + HCO_3^- \rightarrow H_2CO_3 \rightarrow CO_2+H_2O$，$H^+ + Buf^- \rightarrow HBuf$。结果，血浆中$HCO_3^-$和$Buf^-$都减少，生成的$CO_2$则由肺呼出。

（2）肺的代偿：血液中H^+浓度增高时刺激颈动脉体和主动脉体化学感受器，引起呼吸中枢兴奋，呼吸加深加快，排出CO_2，降低$PaCO_2$，使HCO_3^-/H_2CO_3比值趋于正常。

（3）细胞内外离子交换：酸中毒时，细胞外液中的H^+弥散入细胞，被细胞内的缓冲碱（HCO_3^-、Pr^-、Hb^-、$H_2PO_4^-$等）缓冲，细胞内K^+移出，导致细胞外液K^+浓度升高，故酸中毒易引起高钾血症。

（4）肾的代偿：表现为排酸、保碱功能增强。酸中毒时，肾小管内碳酸酐酶（CA）和谷氨酰胺酶活性增强，肾小管分泌H^+增加，$NaHCO_3$重吸收也增加，生成的NH_3增多。分泌入小管液的H^+与NH_3结合形成NH_4^+而被排出，亦可与小管液中的HPO_4^{2-}结合生成$H_2PO_4^-$而被排出，尿液酸化（图7-3，图7-4，图7-5）。

经过上述代偿后，若血浆HCO_3^-/H_2CO_3比值能保持20∶1，则血浆pH基本能维持在正常范围内，称为代偿性代谢性酸中毒；若无法维持HCO_3^-/H_2CO_3的比值，则pH低于7.35，称为失代偿性代谢性酸中毒。

3. 对机体的影响

（1）心血管系统功能障碍。

①心律失常：与酸中毒引起的高血钾有关，表现为传导阻滞、心室颤动，甚至心脏停搏。

②心肌收缩力减弱：由H^+竞争性抑制Ca^{2+}与肌钙蛋白结合、抑制Ca^{2+}内流、抑制心肌细胞肌浆网释放Ca^{2+}所致。

③血管扩张：H^+可以降低小动脉、微动脉和毛细血管前括约肌对儿茶酚胺的敏感性，导致阻力血管扩张，毛细血管网大量开放，回心血量减少，血压下降甚至休克。

（2）中枢神经系统功能抑制：由于酸中毒时生物氧化酶活性受抑制，使ATP生成减少，脑能量供应不足；同时，脑内谷氨酸脱羧酶活性增强生成过多的抑制性神经递质γ-氨基丁酸，故患者出现中枢神经系统抑制，表现为乏力、倦怠、嗜睡，甚至昏迷。

二、呼吸性酸中毒

呼吸性酸中毒（respiratory acidosis）是指血浆H_2CO_3原发性升高，导致血液pH趋向低于正常。

1. 原因及发生机制

（1）CO_2排出障碍：各种原因引起的肺通气功能受阻。①呼吸中枢抑制，颅脑损伤、脑炎、脑血管意外、呼吸中枢抑制剂或麻醉剂使用过量等；②呼吸肌麻痹，急性脊髓灰质炎、脊神经根炎、有机磷中毒、重症肌无力、重度低钾血症等；③呼吸道阻塞，喉头痉挛和水肿、溺水、异物堵塞气道、支气管哮喘、阻塞性肺气肿等；④胸廓病变，胸部创伤、严重气胸、胸腔积液、胸廓畸形等；⑤肺部疾病，肺炎、肺水肿、肺淤血、肺纤维化、急性肺损伤或急性呼吸窘迫综合征等。

（2）CO_2吸入过多：见于通风不良、CO_2浓度较高的矿井、坑道、地窖等。

2. 机体的代偿调节

由于呼吸性酸中毒发生的主要原因为肺通气障碍，因而肺无法进行代偿；血液中的主要缓冲碱HCO_3^-对挥发酸H_2CO_3无效，故血液的代偿只能依靠非碳酸氢盐缓冲系统，作用较弱。

（1）急性呼吸性酸中毒：细胞内外离子交换及细胞内缓冲。肾的代偿作用十分缓慢，故急性呼吸性酸中毒主要靠细胞内外离子交换及细胞内缓冲，代偿能力有限，易表现为代偿不足或失代偿。CO_2潴留使血浆H_2CO_3升高，H_2CO_3解离出H^+和HCO_3^-，H^+与K^+交换进入细胞，被细胞内蛋白质缓冲，同时血K^+升高；CO_2也可以弥散入红细胞，在碳酸酐酶作用下与H_2O结合形成H_2CO_3，H_2CO_3解离出H^+和HCO_3^-，H^+被血红蛋白缓冲，HCO_3^-则与Cl^-交换出细胞，使血浆HCO_3^-升高（图7-6）。

（2）慢性呼吸性酸中毒：肾脏代偿。$PaCO_2$和H^+升高可激活肾小管上皮细胞内碳酸酐酶和谷氨酰胺酶，使肾小管分泌H^+和NH_4^+增加，HCO_3^-重吸收也增加。通过代偿，可以使HCO_3^-/H_2CO_3的比值维持正常，故慢性呼吸性酸中毒往往是代偿完全的。

3. 对机体的影响

基本与代谢性酸中毒相似，可以引起心律失常、心肌收缩力减弱、血管扩张和血钾升高等,而中枢神经系统的表现更为显著。患者出现明显头痛,与CO_2直接舒张脑血管引起脑血流量增加有关;严重失代偿呼吸性酸中毒患者可因"CO_2麻醉"出现精神错乱、震颤、谵妄、嗜睡甚至昏迷,与脑血流量增加引起的颅内高压和脑组织酸中毒更明显有关。

三、代谢性碱中毒

代谢性碱中毒(metabolic alkalosis)是指血浆HCO_3^-原发性增多,导致血液pH趋向高于正常。

1. 原因及发生机制

(1)H^+丢失过多。

①胃液丢失:为代谢性碱中毒最常见的原因,见于剧烈呕吐、幽门梗阻、胃液引流等,H^+丢失使肠道HCO_3^-不能被中和而吸收入血液增多发生代谢性碱中毒。

②肾脏丢失H^+:大量使用噻嗪类利尿剂,使肾小管分泌H^+增加而丢失,同时HCO_3^-重吸收也增加;醛固酮分泌过多时肾小管重吸收Na^+增加,分泌H^+增多而丢失。

(2)HCO_3^-数量过多:治疗消化性溃疡时过多使用$NaHCO_3$或大量输入库存血。

2. 机体的代偿调节

与代谢性酸中毒方式相同,方向相反。

(1)血液缓冲:血液中的缓冲酸释放出H^+,HCO_3^-与缓冲系中的弱酸反应,导致非碳酸氢盐缓冲系中的缓冲碱增多。$HCO_3^-+HBuf \rightarrow Buf^-\uparrow +CO_2+H_2O$。

(2)肺的代偿:血液中H^+下降,对呼吸中枢有抑制作用,导致呼吸减弱,CO_2排出减少,$PaCO_2$升高,血浆H_2CO_3升高。

(3)细胞内外离子交换:碱中毒时,细胞内液H^+移出细胞,细胞外液中的K^+进入细胞,导致细胞外液K^+浓度下降,故碱中毒易引起低钾血症。

(4)肾的代偿:碱中毒时,肾小管中的碳酸酐酶和谷氨酰胺酶活性降低,肾小管分泌H^+和NH_4^+减少,H^+排出减少,HCO_3^-重吸收也减少,有助于HCO_3^-排出。

3. 对机体的影响

(1)中枢神经系统兴奋:碱中毒时脑内抑制性递质γ-氨基丁酸生成减少,故中枢神经系统相对兴奋,患者表现为烦躁不安、精神错乱、意识障碍等。

(2)神经肌肉兴奋性增高:碱中毒使血浆游离钙减少,神经肌肉兴奋性增高,患者可有腱反射亢进、手足麻木、肌肉震颤、手足抽搐等表现。

(3)低钾血症:碱中毒时,细胞内H^+移出而细胞外K^+进入细胞;同时,肾小管分泌H^+减少而分泌K^+增多,结果导致低钾血症。

四、呼吸性碱中毒

呼吸性碱中毒（respiratory alkalosis）是指血浆 H_2CO_3 原发性减少，导致血液 pH 趋向高于正常。

1. 原因及发生机制

各种原因引起的过度通气，使 CO_2 排出过多，血浆 H_2CO_3 和 $PaCO_2$ 降低。其常见原因如下。

（1）癔症：呼吸过快过深，CO_2 排出过多。

（2）低氧血症：肺炎、肺水肿、休克肺等导致严重低氧血症而引起代偿性通气过度。

（3）呼吸中枢受刺激：颅脑损伤、脑炎、脑膜炎、颅内肿瘤、脑血管意外等均可刺激呼吸中枢引起过度通气，高热、甲状腺功能亢进症等也会出现通气增强。

（4）人工呼吸机使用不当：通气量过大导致 CO_2 呼出过多。

2. 机体的代偿调节

（1）细胞内外离子交换和细胞内缓冲：急性呼吸性碱中毒时，血浆 H_2CO_3 迅速降低，HCO_3^- 相对升高，细胞内 H^+ 与细胞外 K^+、Na^+ 交换移出细胞，与 HCO_3^- 结合，使血浆 HCO_3^- 有所降低，H_2CO_3 有所回升；细胞外部分 HCO_3^- 亦可与红细胞内 Cl^- 交换进入红细胞内，与细胞内 H^+ 结合，进一步生成 CO_2 再逸出，在血浆中形成 H_2CO_3，使血浆 H_2CO_3 进一步回升。

（2）肾的代偿：慢性呼吸性碱中毒，低碳酸血症时，肾小管上皮细胞分泌 H^+ 和 NH_3 减少，重吸收 HCO_3^- 减少，随尿排出 HCO_3^- 增加，血浆 HCO_3^- 代偿性降低。

3. 对机体的影响

失代偿性呼吸性碱中毒对神经肌肉的影响与代谢性碱中毒相似，但更容易出现眩晕、四肢及口周围感觉异常、意识障碍及抽搐等。抽搐与低钙有关，神经系统功能障碍除碱中毒对脑功能的损伤外，还与 $PaCO_2$ 下降引起的脑血管收缩，使脑血流减少有关。

（阿曼别克·阿曼塔依）

任务三　混合性酸碱平衡失调

混合性酸碱平衡失调是指同一患者同时存在两种或两种以上酸碱平衡失调。临床上常见的混合性酸碱平衡失调的主要类型如下。

一、呼吸性酸中毒合并代谢性酸中毒

其常见于严重的通气障碍引起的呼吸性酸中毒，同时因持续缺氧而发生代谢性酸中毒，如心跳、呼吸骤停、慢性阻塞性肺疾病合并心力衰竭或休克，糖尿病酮症酸中毒合并肺部感染引起呼吸衰竭等。

二、代谢性碱中毒合并呼吸性碱中毒

其常见于高热伴呕吐患者，高热时通气过度出现呼吸性碱中毒，又因呕吐丢失大量胃液出现代谢性碱中毒。

三、呼吸性酸中毒合并代谢性碱中毒

其常见于慢性阻塞性肺疾病患者引起的慢性呼吸性酸中毒，又有呕吐或心力衰竭而大量使用排钾利尿剂引起低钾性碱中毒。

四、代谢性酸中毒合并呼吸性碱中毒

见于糖尿病、肾衰竭或感染性休克等患者伴有发热或机械性通气过度等。

五、代谢性酸中毒合并代谢性碱中毒

其见于尿毒症或糖尿病患者因频繁呕吐丢失大量胃液，或严重胃肠炎呕吐加严重腹泻并伴有低钾和脱水患者。

多重性酸碱平衡失调情况更为复杂，必须充分了解病史并结合实验室检查进行综合分析才能确定。

 项目小结

正常体液的pH总是保持在7.35~7.45，这种相对稳定主要是靠体液缓冲系统、肺肾的调节和细胞内外离子交换共同维持的。若酸、碱在体内蓄积增多或减少，超出机体代偿能力或调节机制障碍等原因造成体液pH升高或降低，则称酸碱平衡失调。在临床上，患者不但会出现单纯性酸碱平衡失调，还会发生混合性酸碱平衡失调。

单纯性酸碱平衡失调有四种类型：代谢性酸中毒，是血浆HCO_3^-浓度原发性减少导致血浆pH下降；代谢性碱中毒，是血浆HCO_3^-浓度原发性增多导致血浆pH升高；呼吸性酸中毒，是血浆H_2CO_3浓度原发性升高导致血浆pH下降；呼吸性碱中毒，是血浆H_2CO_3浓度原发性减少导致血浆pH升高。酸中毒患者可出现心律失常、心力衰竭、DIC、休克、中枢神经系统功能抑制等，碱中毒患者则会有中枢神经系统和神经肌肉兴奋性增高的表现。

混合性酸碱平衡失调是指同一患者同时存在两种或两种以上酸碱平衡失调。

（阿曼别克·阿曼塔依）

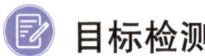 目标检测

1. 血液pH的高低取决于血浆中（　　）

A. $NaHCO_3$浓度　　　　　　　　B. $PaCO_2$

C. AB　　　　　　　　D. HCO_3^-/H_2CO_3的比值

E. BE

2. 血浆HCO_3^-原发性增高可见于（　　）

A. 代谢性酸中毒　　　　　　　　B. 代谢性碱中毒

C. 呼吸性酸中毒　　　　　　　　D. 呼吸性碱中毒

E. 呼吸性酸中毒合并代谢性酸中毒

3. 代谢性酸中毒时细胞外液H^+升高，其最常与细胞内哪种离子进行交换（　　）

A. Na^+　　　　　　　　B. K^+

C. Cl^-　　　　　　　　D. HCO_3^-

E. Ca^{2+}

4. 可以区分高血氯性或正常血氯代谢性酸中毒的指标是（　　）

A. pH
B. $PaCO_2$
C. SB
D. BB
E. AG

5. 下述哪项原因不易引起呼吸性酸中毒（　　）

A. 呼吸中枢抑制
B. 气道阻塞
C. 肺泡通气量减少
D. 肺泡气体弥散障碍
E. 吸入气中 CO_2 浓度过高

6. 急性呼吸性酸中毒时，机体的主要代偿机制是（　　）

A. 增加肺泡通气量
B. 细胞内、外离子交换和细胞内缓冲
C. 肾小管泌 H^+、泌 NH_3 增加
D. 血浆碳酸氢盐缓冲系统进行缓冲
E. 肾重吸收 HCO_3^- 减少

7. 碱中毒时出现手足搐搦的主要原因是（　　）

A. 血钠降低
B. 血钾降低
C. 血镁降低
D. 血钙降低
E. 血磷降低

8. 代谢性碱中毒常可引起低血钾，其原因是（　　）

A. K^+ 摄入减少
B. 细胞外液量增多使血钾稀释
C. 细胞内 H^+ 与细胞外 K^+ 交换增加
D. 消化道排 K^+ 增加
E. 肾排 K^+ 增加

9. 严重的代谢性碱中毒时，患者出现中枢神经系统功能障碍是由于（　　）

A. 脑内 ATP 生成减少
B. 脑内儿茶酚胺含量升高
C. 脑内 γ-氨基丁酸含量减少
D. 假性神经递质升高
E. 脑血流量减少

10. 引起呼吸性碱中毒的原因是（　　）

A. 吸入 CO_2 过少
B. 输入 $NaHCO_3$ 过多
C. 肺泡通气量减少
D. 输入库存血
E. 呼吸中枢兴奋，肺通气量增大

项目八 发热

学习目标

 知识目标

1. 掌握发热的概念，发热的时相及各期特点。
2. 熟悉发热的原因和发病机制，发热时机体的功能和代谢变化。
3. 了解体温升高的分类。

人是恒温动物，正常生理情况下，受下丘脑体温调节中枢的调节，始终维持体温相对恒定在37℃（口腔温）左右，一昼夜波动不超过1℃。在致热原作用下，体温调节中枢调定点（set point，SP）上移引起的调节性体温升高超过0.5℃，称为发热（fever）。

发热时体温调节功能正常，只是由于调定点上移，体温调节在高水平上进行。某些疾病时，由于体温调节障碍（如体温调节中枢损伤）、产热异常增多（如甲状腺功能亢进症）或散热障碍（先天性汗腺缺乏、皮肤鱼鳞病或环境温度过高）等，体温调节机构不能将体温控制在调定点水平引起的被动性体温升高，称为过热。生理情况也会出现体温升高，如剧烈运动、月经前期等，故体温升高并不都是发热。

任务一 发热原因和机制

一、发热原因

1. 发热激活物

发热激活物又称内生致热原诱导物,包括外致热原和某些体内产物。

(1) 外致热原:指来自体外的致热物质,主要是各种病原微生物,又称感染性因素。①细菌:革兰阳性菌,如葡萄球菌、链球菌、肺炎球菌、白喉杆菌等,其菌体和代谢产物都引起发热,如葡萄球菌释放的可溶性外毒素、白喉杆菌释放白喉毒素。革兰阴性菌,如大肠埃希菌、伤寒杆菌、淋球菌、脑膜炎球菌等,其菌体外的菌壁含脂多糖,又称内毒素,耐热性很高,一般灭菌方法不能清除,是血液制品和输液过程中的主要污染物。分枝杆菌,如结核菌,其菌体及细胞壁所含肽聚糖、多糖和蛋白质都有致热作用。②病毒:常见的有流感病毒、麻疹病毒和柯萨奇病毒等,以全病毒体和所含的血细胞凝集素致热。③其他:真菌、螺旋体、疟原虫、立克次体、支原体等感染均可引起发热。

(2) 体内产物:体内产生的抗原抗体复合物、类固醇代谢产物、尿酸盐、硅酸盐结晶和损失、坏死组织等均有致热作用。体内产物又称非感染性因素。

2. 内生致热原 (endogenous pyrogen,EP)

内生致热原是指在发热激活物作用下,由产内生致热原细胞产生和释放的致热物质。

(1) 产内生致热原细胞:是指所有能够产生和释放内生致热原的细胞,主要包括单核细胞、巨噬细胞、内皮细胞、淋巴细胞、星状细胞及肿瘤细胞等。

(2) 内生致热原的种类:常见的内生致热原如下。

①白细胞介素-1 (interleukin-1,IL-1):由单核细胞、巨噬细胞、内皮细胞、星状细胞及肿瘤细胞等在发热激活物作用下产生的多肽类物质,有IL-1α和IL-1β两种亚型,均作用于脑内IL-1受体,受体密度最大区域位于最靠近体温调节中枢的下丘脑外侧。

②肿瘤坏死因子 (tumor necrosis factor,TNF):多种激活物如葡萄球菌、链球菌、内毒素可诱导巨噬细胞、淋巴细胞产生的多肽,有TNFα、TNFβ两个亚型,与IL-1有类似的生物学活性。

③干扰素（interferon，IFN）：是一种具有抗病毒、抗肿瘤作用的蛋白质，主要由白细胞产生，有多种亚型，与发热有关的是IFNα和IFNγ。此外，还有白细胞介素-6、巨噬细胞炎性蛋白、白细胞介素-2、白细胞介素-8、睫状神经营养因子和内皮素等也被认为与发热有一定关系。

二、发热机制

在发热激活物作用下，产内生致热原细胞产生和释放内生致热原，由于内生致热原分子量小，可以通过血-脑脊液屏障，作用于下丘脑体温调节中枢，使局部中枢发热介质前列腺素E（PGE）、环磷酸腺苷（cAMP）水平和Na^+/Ca^{2+}比值增高，引起体温调节中枢调定点上移，体温调节中枢发出冲动，一方面，通过运动神经使骨骼肌紧张度增强甚至打寒战，增加产热；另一方面，通过交感神经使皮肤血管收缩，散热减少，产热大于散热，体温逐渐升高至与新的调定点相等的水平。

（曹　娟）

任务二　发热时相和代谢特点

根据体温的变化，发热的过程分为以下三个时相。

一、体温上升期

发热初期，体温调节中枢调定点上移，机体产热增加，散热减少（产热＞散热），体温逐渐或骤然上升至调定点水平。患者畏寒，皮肤苍白，重者可出现鸡皮和寒战。由于交感神经兴奋，皮肤血管收缩，血流减少，故皮肤苍白。皮肤温度降低，刺激冷感受器，信息传入中枢感觉发冷；交感神经引起皮肤竖毛肌收缩，出现鸡皮。运动神经元活动增强，骨骼肌紧张度增加出现寒战。

二、高温持续期（高峰期）

体温上升至新调定点水平并维持，此时产热多，散热也增加，产热和散热在高水平平衡（产热↑=散热↑）。患者自觉酷热，皮肤发红、干燥。这是因为皮肤血管扩张，血流增多，故皮肤发红。皮肤温度增高，感觉酷热。散热增加，通过皮肤蒸发的水分过多，导致皮肤、口唇干燥。

在体温38～41℃时只用乙醇或冷、温水擦浴降温是不科学的，这样做违反了发热调节机制，在体温调定点维持较高点时，强行降低体温，使体温与调定点差距加大，激发机体进一步产热，患者可出现颤抖，加重病情。

三、体温下降期（退热期）

当发热激活物、内生致热原及中枢发热介质消除，体温调节中枢调定点回到正常水平，为使体温回到调定点水平，机体产热减少，散热增加（产热＜散热），由于高血温和皮肤温度感受器传来的热信息对发汗中枢的刺激，汗腺分泌增加，患者大量出汗，皮肤潮湿，体温逐渐或骤然下降至正常（图8-1）。

（曹　娟）

任务三　发热时机体的功能代谢变化

一、分解代谢增强

体温每升高1℃，基础代谢率提高13%。因此，持久发热使物质消耗明显增加，容易导致消瘦、体重减轻和维生素缺乏。

（1）蛋白质代谢：高热患者蛋白质分解代谢增强，呈现负氮平衡，机体抵抗力下降，伤口不易愈合。

（2）糖和脂肪代谢：肝糖原和肌糖原分解增多，糖原储备减少，血糖升高甚至出现糖尿。氧供应相对不足，无氧酵解增强，乳酸生成增多，患者可出现肌肉酸痛。脂肪分解也加强，由于糖原储备不足和营养物质摄入减少，机体动员储备脂肪参与产热。

（3）维生素代谢：发热时维生素消耗增多，摄入和吸收减少，故容易导致维生素缺乏，尤其是维生素C和B族维生素缺乏。

（4）水、电解质和酸碱平衡：发热的体温上升期，肾血流量减少，尿量也明显减少，Na^+和Cl^-排泄减少。退热期尿量恢复和大量出汗，排出增加。高热持续期皮肤和呼吸道水分蒸发增加和退热期的大量出汗，导致水分大量丢失，严重者可导致脱水。发热时分解代谢增强，K^+从细胞内释放，导致细胞外液K^+浓度升高。糖、脂肪代谢产生乳酸和酮体增多，可出现代谢性酸中毒。

二、功能变化

（1）心血管功能改变：体温每升高1℃，心率增加10~20次/min，主要是由血温增高刺激窦房结及交感-肾上腺髓质系统兴奋所致。体温上升期，由于心率加快和外周血管收缩，血压可轻度升高；高峰期和体温下降期，外周血管舒张，血压可有所下降。体温骤降者可因大量出汗而失液，严重者发生失液性休克。

（2）呼吸功能改变：发热时血温升高可以刺激呼吸中枢引起呼吸加深加快，深而快的呼吸使散热增加，也可引起呼吸性碱中毒。持续的体温升高可因大脑皮质和呼吸中枢抑制，使呼吸变得浅而慢或不规则。

（3）消化功能改变：发热时，交感神经兴奋，消化液分泌减少，胃肠蠕动减慢，食物的消化、吸收和排泄受抑制，患者有食欲减退、恶心和呕吐、口腔黏膜干燥、腹胀、便秘等表现。

（4）中枢神经系统功能改变：发热使中枢神经系统兴奋性增高，特别是高热（40~41℃）时，患者可能出现烦躁、谵妄、幻觉，有些患者会出现头痛。小儿高热易引起抽搐（惊厥）。患者出现淡漠、嗜睡等中枢神经系统抑制状态。

项目小结

由于致热原的作用使体温调定点上移而引起的调节性体温升高（超过0.5℃），称为发热。引起发热的原因很多，最常见的是感染。发热过程大致可分为三个时期：体温上升期、高热持续期、体温下降期，各期热代谢特点各不相同。发热对人体有利也有害。发热患者，特别是持续高热患者，可导致负氮平衡及水电解质、酸碱平衡紊乱，心肺等器官功能障碍等，须正确认识和及时处理。

（曹 娟）

目标检测

1. 发热最常见的病因是（　　）
  A. 变态反应
  B. 病原微生物感染
  C. 恶性肿瘤
  D. 大手术后
  E. 类固醇代谢产物

2. 输液反应出现发热大多是由于什么原因造成的（　　）
  A. 变态反应
  B. 外毒素感染
  C. 内毒素污染
  D. 真菌感染
  E. 药物的毒性作用

3. 下列有关发热概念的叙述哪些是正确的（　　）
  A. 体温超过正常值0.5℃
  B. 产热过程超过散热
  C. 体温超过正常值1℃
  D. 由体温调定点上移而引起的调节性体温升高
  E. 由体温调节紊乱而引起的体温升高

4. 某患者持续高热3 d，经酒精擦浴和注射安乃近后出现大汗淋漓，此时应注意什么（　　）
  A. 防止酸中毒，检查pH
  B. 防止虚脱，监护血压变化
  C. 防止热惊厥，采取安全护理措施
  D. 防止负氮平衡
  E. 防止消化功能紊乱，饮食调节

5. 下列哪种情况的体温升高属于发热（　　）
  A. 中暑
  B. 剧烈运动后体温升高
  C. 妇女妊娠期体温升高
  D. 流感导致体温升高
  E. 甲亢患者体温升高

6. 高热持续期热代谢特点是（　　）
  A. 散热减少，产热增加，体温上升
  B. 产热减少，散热增加，体温下降
  C. 散热减少，产热增加，体温保持高水平
  D. 产热与散热在高水平上相对平衡，体温保持高水平
  E. 产热减少，散热增加，体温恒定

7. 下述哪项不属于发热激活物（　　）
  A. 细菌
  B. 类固醇
  C. cAMP
  D. 致炎物
  E. 抗原-抗体复合物

项目九 缺氧

学习目标

知识目标

1. 掌握缺氧的概念、类型及各型缺氧的概念。
2. 熟悉各型缺氧的原因,缺氧对机体功能代谢的影响。
3. 了解常用血氧指标,各型缺氧的血氧变化特点。

任务一 概述

一、概念

缺氧(hypoxia)是指因组织供氧减少或用氧障碍引起细胞功能代谢和形态结构异常变化的病理过程。缺氧是造成细胞损伤最常见的原因,也是很多疾病引起死亡的重要原因。成人机体储氧量仅为 1.5 L,而静息时需要量约为 250 mL/min。机体一旦呼吸、心跳停止,数分钟内就可能死于缺氧。

二、常用血氧指标及其意义

1. 血氧分压（partial pressure of oxygen，PO_2）

血氧分压是指物理溶解在血液中的氧产生的张力。动脉血氧分压（PaO_2）约为 100 mmHg，主要取决于吸入气体的氧分压和外呼吸功能状态；静脉血氧分压（PvO_2）约为 40 mmHg，主要反映组织用氧的程度。

2. 血氧容量（oxygen binding capacity，CO_{2max}）

血氧容量是指 100 mL 血液中的血红蛋白被氧充分饱和时的最大携氧量，正常值为 20 mL/100 mL，取决于血红蛋白的质（与氧结合的能力）和量（100 mL 血液中血红蛋白的数量）。

3. 血氧含量（oxygen content，CO_2）

血氧含量是指 100 mL 血液的实际携氧量，包括血红蛋白实际携带氧的量和少量溶解于血浆中的氧量。动脉血氧含量（CaO_2）约为 19 mL/100 mL，静脉血氧含量（CvO_2）约为 14 mL/100 mL。血氧含量的高低取决于血氧分压和血氧容量。

4. 动静脉氧含量差

动静脉氧含量差是指动脉血氧含量与静脉血氧含量的差值，正常为 5 mL/100 mL，反映组织的耗氧量。

5. 血氧饱和度（oxygen saturation，SO_2）

血氧饱和度是指血红蛋白结合氧的百分数。SO_2=（血氧含量-溶解氧量）/血氧容量×100%。动脉血氧饱和度（SaO_2）约为 95%，静脉血氧饱和度（SvO_2）约为 75%。SO_2 大小与氧分压有关。

（阿曼别克·阿曼塔依）

任务二　缺氧的类型、原因、机制及特点

氧的获得和利用是个复杂的过程，包括氧被吸入肺泡并弥散入血液，与血红蛋白结合，由血液循环运输，最后被组织细胞摄取利用。其中任何一个环节发生障碍都将导致组织细胞缺氧。据此，将缺氧分为四种类型：低张性缺氧、血液性缺氧、循环性缺氧和组织性缺氧。

一、低张性缺氧

低张性缺氧（hypotonic hypoxia）是指以动脉血氧分压降低为主要特征的缺氧，又称乏氧性缺氧。

1. 原因

（1）吸入气氧分压过低（大气性缺氧）：多见于海拔3 000 m以上的高原或高空，通风不良的矿井、坑道，或吸入被CO_2气体或麻醉药稀释的低氧气体等。

（2）外呼吸功能障碍（呼吸性缺氧）：见于各种病因引起的肺通气不良、气体弥散障碍及通气/血流比例失调等。

（3）静脉血分流入动脉：多见于右向左分流的先天性心脏病，如室间隔缺损伴肺动脉狭窄或肺动脉高压，右心压力高于左心，未经氧合的静脉血从缺损处流入左心，与动脉血混合，导致PaO_2过低。

2. 血氧变化特点及组织缺氧机制

（1）动脉血氧分压、氧含量、血氧饱和度均下降。

（2）由于血红蛋白无明显变化，故血氧容量正常。

（3）PaO_2降低导致毛细血管PO_2降低，氧向细胞弥散减少导致组织缺氧，故动静脉氧含量差减小。慢性缺氧时由于机体代偿，红细胞和血红蛋白增多，血氧容量增大，细胞利用氧能力增强，动静脉氧含量差亦可正常。

（4）低张性缺氧时，由于血氧含量下降，血液中氧合血红蛋白减少，还原型血红蛋白增多；当它在毛细血管中平均浓度超过50 g/L时，患者皮肤和黏膜呈青紫色，称为发绀，发绀是低张性缺氧的特点之一。

发绀只是某些缺氧的表现，缺氧患者不一定都发绀，如贫血患者因血液中血红蛋白不足，还原型血红蛋白浓度小于50 g/L，则无发绀；发绀也不一定有缺氧，红细胞增多症患者，血红蛋白过多，还原型血红蛋白超过50 g/L，但不缺氧。

二、血液性缺氧

血液性缺氧（hemic hypoxia）是指由于血红蛋白数量减少或性质改变，导致血液携氧减少或释氧障碍引起的缺氧。此型缺氧PaO_2正常，又称等张性缺氧。

1. 原因

（1）贫血：各种原因引起的严重贫血，红细胞数量和血红蛋白量明显减少，血液携带氧减少引起缺氧。

（2）碳氧血红蛋白血症：一氧化碳（CO）中毒（煤气中毒）时，由于CO与血红蛋白的亲和力比氧大约210倍，血红蛋白与CO结合形成碳氧血红蛋白（HbCO）而失去携氧能力；CO还能抑制红细胞内糖酵解，减少2，3-DPG的生成，导致氧离曲线左移，使血红蛋白分子上已结合的氧不易释放而加重缺氧。

（3）高铁血红蛋白血症：血红蛋白分子中的二价铁在氧化剂的作用下可被氧化成三价铁，形成高铁血红蛋白（Hb-Fe^{3+}-OH），其中Fe^{3+}与-OH牢固结合而失去携带氧能力；同时，一个血红蛋白分子中的Fe^{2+}被氧化成Fe^{3+}后，还能增强其余Fe^{2+}与氧的亲和力而减少血红蛋白释放氧。临床上常见于亚硝酸盐、硝基苯化合物或磺胺类药物中毒，或食用大量含硝酸盐的不新鲜蔬菜、新腌渍的咸菜后，肠道细菌可将硝酸盐还原为亚硝酸盐，经吸收入血后导致高铁血红蛋白血症，又称肠源性发绀。

2. 血氧变化特点

（1）血氧容量、血氧含量降低。血液性缺氧时由于血红蛋白数量减少或性质改变，故血氧容量与血氧含量均下降；CO中毒时，将血液取出在体外用氧充分饱和后测得的氧容量正常，在体内的血氧容量仍降低。

（2）血液性缺氧时由于外呼吸功能是正常的，吸入气氧分压也正常，故动脉血氧分压正常，动脉血氧饱和度也正常。

（3）血液性缺氧患者虽然PaO_2正常，但血液携带氧量减少，因此向组织释放少量氧后，PO_2迅速下降，使毛细血管氧分压与组织的氧分压差迅速降低，氧弥散动力减小，向组织供氧减少，动静脉氧含量差减小。

（4）严重贫血时，血红蛋白量明显减少，患者脸色苍白，毛细血管内脱氧血红蛋白达不到50 g/L，一般不出现发绀；CO中毒时，因碳氧血红蛋白呈鲜红色，故患者皮肤黏膜呈樱桃红色，严重CO中毒时，外周血管收缩，皮肤黏膜可显苍白色；高铁血红蛋白呈咖啡色，高铁血红蛋白血症时，患者皮肤黏膜可呈咖啡色或青紫色。

三、循环性缺氧

循环性缺氧（circulatory hypoxia）是指由于血液循环发生障碍，导致组织供血减少而引起的缺氧。

1. 原因

（1）全身性循环障碍：如休克、心力衰竭等，因心排血量减少引起全身组织缺血、缺氧。

（2）局部性循环障碍：如局部血管痉挛、血栓形成、栓塞等，造成局部组织缺血或淤血。

2. 血氧变化特点

（1）动脉血氧分压、血氧容量、血氧含量、血氧饱和度均正常：此型缺氧的原因是血液循环障碍，而外呼吸功能和血红蛋白正常，故上述指标均可正常。

（2）动静脉氧含量差增大：由于血流缓慢，血液流经毛细血管的时间延长，组织从单位容积血液中摄取的氧增多，故动静脉氧含量差增大，但单位时间流经组织的血流量减少，组织供氧仍然是减少的。

四、组织性缺氧

组织性缺氧（histogenous hypoxia）是指组织、细胞利用氧障碍引起的缺氧。

1. 原因

（1）组织中毒：氧是细胞内线粒体呼吸链的终末氢和电子受体，氰化物、砷化物、硫化物、甲醇、巴比妥盐类等物质可以作用于呼吸链，干扰递氢或递电子过程，导致氧无法接受氢和电子，从而引起细胞利用氧障碍。

（2）线粒体损伤：放射线、细菌毒素、高热、严重缺氧等均可损害线粒体，导致细胞利用氧障碍。

（3）维生素缺乏：硫胺素、核黄素、尼克酰胺等是呼吸酶的重要组成成分，严重缺乏时使呼吸酶合成减少，导致生物氧化过程不能正常进行，细胞利用氧障碍。

2. 血氧变化特点

组织性缺氧时，由于组织细胞利用氧障碍，血液流经组织时组织用氧减少，故静脉血氧分压和氧含量高于正常，动静脉氧含量差减小。其他环节正常，故其他指标也正常。由于细胞用氧减少，毛细血管内氧合血红蛋白增加，患者皮肤可较红或呈玫瑰红色。

四种类型缺氧的变化特点如表9-1所示。

表9-1 四种类型缺氧的血氧变化特点

类型	PaO_2	CO_{2max}	CaO_2	SaO_2	$A-VO_2$差	肤色
低张性缺氧	↓	N	↓	↓	↓或N	发绀
血液性缺氧	N	↓	↓	N	↓	苍白、樱桃红、咖啡色
循环性缺氧	N	N	N	N	↑	发绀
组织性缺氧	N	N	N	N	↓	玫瑰红

注：↓降低，↑升高，N正常。

（阿曼别克·阿曼塔依）

任务三　缺氧时机体功能及代谢改变

一、呼吸系统变化

1. 代偿性反应

急性低张性缺氧，当 $PaO_2 < 60$ mmHg 时，可刺激颈动脉小球和主动脉小球化学感受器，引起呼吸加深加快。久居高原的人，因长期缺氧刺激使外周化学感受器对缺氧敏感性降低，呼吸逐渐恢复正常。血液性缺氧和组织性缺氧因 PaO_2 不降低，一般没有呼吸增强反应；循环性缺氧，即使 PaO_2 正常，也可因动脉血压下降或右心淤血刺激颈动脉窦或右心房压力感受器，反射性引起呼吸增强。

2. 呼吸功能障碍

（1）高原性肺水肿：进入 4 000 m 高原后 1～4 d 内出现头痛、胸闷、咳嗽、发绀、呼吸困难、血性泡沫样痰，甚至神志不清及肺部湿啰音的临床综合征。

（2）中枢性呼吸抑衰竭：当 $PaO_2 < 30$ mmHg 时，直接抑制呼吸中枢，引起中枢性呼吸衰竭。

二、循环系统变化

1. 代偿反应

代偿反应主要表现为心排血量增加、血液重新分布、肺血管收缩和毛细血管增生。缺氧时交感-肾上腺髓质系统兴奋，引起心功能增强，心排血量增加；同时，皮肤、内脏血管收缩，心脑血管舒张，血流充沛，保证心和脑的血液供应。低张性缺氧时，当某部分肺泡气氧分压下降，引起该部位肺小动脉收缩，以减少不能充分氧合的静脉血掺入动脉，并使血流转向通气充分的肺泡，以增加氧的摄入。长期缺氧可促使毛细血管增生，缩短氧弥散至细胞的距离，增加对细胞的供氧量。

2. 循环功能障碍

长期慢性缺氧可引起高原性心脏病、肺源性心脏病、贫血性心脏病。其发生可能与持续缺氧引起心肌能量代谢障碍，ATP 生成减少、酸中毒及细胞外液高钾，以及缺氧引起的肺血管收缩、红细胞增多导致血液黏度增加导致心脏负荷增加等有关。

三、血液系统变化

1. 红细胞和血红蛋白增加

急性缺氧时交感神经兴奋引起内脏血管收缩，使储备血量释放，增加循环血中红细胞，增强血液携带氧的能力。慢性缺氧可使肾脏释放促红细胞生成素增多，刺激骨髓红细胞系统增生，使外周血中红细胞数和血红蛋白增多，提高血氧容量和血氧含量，具有代偿意义。

2. 血红蛋白与氧亲和力降低

缺氧时红细胞内2，3-DPG增多，血红蛋白与氧亲和力降低，有利于氧的释放。

四、中枢神经系统变化

脑组织需要能量多，耗氧大，脑重仅为体重的2%，血流量约为心排血量的15%。脑的能量主要来自葡萄糖的有氧氧化，脑耗氧量约为全身总耗氧量的23%，但脑内葡萄糖和氧的贮备甚微，故脑对缺氧极其敏感。急性轻度缺氧时，患者可出现头痛、情绪激动，思维力、记忆力、判断力降低，或丧失及运动不协调等表现；慢性缺氧者则出现易疲劳、注意力不集中、嗜睡及精神抑郁等症状；严重缺氧可导致烦躁不安、惊厥、昏迷，甚至死亡。

五、组织细胞变化

1. 代偿性变化

慢性缺氧时，细胞内线粒体数和表面积增加，氧化还原酶的活性增强，提高了组织细胞利用氧的能力；细胞内糖酵解的酶活性增强，补充ATP的生成；肌红蛋白含量也增多，提高机体贮备氧的量。

2. 损伤性变化

严重缺氧使线粒体变性、肿胀、嵴断裂，ATP生成减少。溶酶体膜稳定性降低，通透性增加，甚至破裂释放出溶酶体酶继而分解组织蛋白，破坏细胞结构，出现组织自溶，细胞变性、坏死，导致组织细胞发生不可逆性损伤。

（阿曼别克·阿曼塔依）

任务四　影响机体对缺氧耐受性的因素

一、代谢耗氧率

机体代谢率高，耗氧多，需要氧也多，故对缺氧的耐受性较低。脑是耗氧最多的器官，当其兴奋程度较高（发怒、悲痛、失眠、思虑过度等）时，脑耗氧量和全身耗氧量均增加；甲状腺功能亢进症、发热、寒冷、体力劳动等，均可由于耗氧多而降低机体对缺氧的耐受性。反之，体温降低、神经系统抑制、低温麻醉等，可以降低组织代谢率和机体耗氧率，增加对缺氧的耐受性。

二、机体的代偿能力

机体的代偿能力越强，对缺氧的耐受性越强。适当的锻炼可以增强机体对缺氧的耐受能力。在一定程度缺氧环节中锻炼，如经过训练的登山运动员、高空飞行员等可以提高心肺功能，提高对缺氧的耐受性；而老年人，尤其是心、肺疾病和血液病患者，对缺氧的耐受性较低。

项目小结

缺氧是指机体组织供氧不足或利用氧障碍时，功能、代谢和形态结构发生异常变化的病理过程。缺氧分四种类型：乏氧性缺氧，是由于动脉血氧分压下降引起的组织供氧不足而致；血液性缺氧，是由于血红蛋白数量不足或质量改变导致组织供氧不足引起；循环性缺氧，是血液循环障碍引起的组织供氧不足；组织性缺氧，是由组织和细胞利用氧障碍引起。尽管各种类型缺氧原因各异，血氧变化特点各不相同，但缺氧导致机体各系统器官组织能量生成障碍、功能和代谢出现异常的变化却相同，其中呼吸系统、循环系统、血液系统和中枢神经系统的组织、细胞变化尤为突出，严重时引起死亡。

（阿曼别克·阿曼塔依）

目标检测

1. 缺氧是由于（　　）
   A. 向组织供氧不足或组织利用氧障碍
   B. 吸入气中氧含量减少
   C. 血液中氧分压降低
   D. 血液中氧含量降低
   E. 血液中氧容量降低

2. 乏氧性缺氧又称为（　　）
   A. 低张性低氧血症
   B. 等张性低氧血症
   C. 缺血性缺氧
   D. 淤血性缺氧
   E. 贫血性缺氧

3. 血液性缺氧时（　　）
   A. 血氧容量正常，血氧含量降低
   B. 血氧容量降低，血氧含量正常
   C. 血氧容量、血氧含量一般均正常
   D. 血氧容量、血氧含量一般均降低
   E. 血氧容量增加，血氧含量降低

4. 循环性缺氧可由下列何种原因引起（　　）
   A. 大气供氧不足
   B. 血中红细胞数减少
   C. 组织供血量减少
   D. 血中红细胞数正常但血红蛋白减少
   E. 肺泡弥散到循环血液中的氧量减少

5. 某患者血氧检查为：PaO_2 13.0 kPa（98 mmHg），血氧容量 12 mL/dL，动脉血氧含量 11.5 mL/dL，动静脉血氧含量差 4 mL/dL，患下列哪种疾病的可能性最大（　　）
   A. 哮喘
   B. 肺气肿
   C. 慢性贫血
   D. 慢性充血性心力衰竭
   E. 严重维生素缺乏

6. 严重贫血可引起（　　）
   A. 循环性缺氧
   B. 乏氧性缺氧
   C. 血液性缺氧
   D. 组织中毒性缺氧
   E. 呼吸性缺氧

7. 对缺氧最敏感的器官是（　　）
   A. 心脏
   B. 大脑
   C. 肺
   D. 肾
   E. 胃肠道

项目十 休克

学习目标

知识目标

1. 掌握休克的概念、休克各期微循环变化特点及其临床表现。
2. 熟悉休克的病因、分类和始动环节，休克时机体代谢和功能的变化。

休克（shock）是各种强烈致病因素作用于机体，使其循环功能急剧减退，组织器官微循环灌流严重不足，以致重要生命器官功能、代谢严重障碍的全身性危重病理过程，临床表现为面色苍白、四肢湿冷、脉搏细速、血压下降、呼吸急促、尿量减少、精神烦躁、表情淡漠等。

任务一 分类

一、按病因分类

1. 失血、失液性休克

失血、失液性休克见于外伤、消化性溃疡、食管静脉曲张破裂、异位妊娠及产后大出血等疾病引起的急性大失血等。若迅速失血超过总血量的20%左右，即可引起休克。体液大量丢失使有效循环血量锐减，也可导致休克，常见于剧烈呕吐、腹泻、肠梗阻、大量出汗等。

2. 烧伤性休克

大面积烧伤伴有血浆大量渗出时可引起烧伤性休克。此型休克的发生与血容量减少及疼痛有关。晚期若合并感染，可发展为感染性休克。

3. 创伤性休克

严重创伤可导致创伤性休克，其发生与疼痛和失血有关。

4. 感染性休克

最常见的致病原因为革兰阴性菌感染，占感染性休克原因的70%~80%。细菌内毒素在此型休克中具有重要作用，故又称内毒素性休克。重度感染性休克常伴有败血症，故也称其为败血症性休克。

5. 过敏性休克

某些药物（青霉素）、血清制剂等过敏可引起过敏性休克，属Ⅰ型变态反应。其发生机制与IgE及抗原在肥大细胞表面结合，引起组胺和缓激肽等血管活性物质入血，造成血管床容积扩张，毛细血管通透性增加有关。

6. 心源性休克

大面积急性心肌梗死、弥漫性心肌炎、心脏压塞、严重心律失常等使心功能障碍，心排血量急剧减少，有效循环血量和组织灌流量下降而引起休克。

7. 神经源休克

高位脊髓麻醉或损伤、剧烈疼痛，通过影响交感神经的缩血管功能，降低血管紧张性，使外周血管扩张、血管容量增加；循环血量相对不足，从而引起神经源性休克。

二、按血流动力学变化分类

1. 低排高阻型休克（低动力型休克）

其最常见，血流动力学特点是心排血量降低，而外周血压升高。由于皮肤血管收缩，血流量减少，皮肤苍白，故称"冷休克"，见于失血、失液性休克、心源性休克、创伤性休克等。

2. 高排低阻型休克（高动力型休克）

其血流动力学特点是心排血量增高，而外周血管阻力降低。由于皮肤血管扩张，血流量增多，使皮肤温度增高，故称"暖休克"，见于神经源性休克和少数感染性休克。

（曹 丹）

任务二　发生机制

一、休克发生的始动环节

1. 血容量减少

血容量减少常见于失血、失液性休克、烧伤性休克等，为低血容量性休克发病的始动环节。

2. 血管容量增加

血管容量增加常见于过敏性休克、神经源休克、创伤性休克发病的始动环节。在Ⅰ型超敏反应时，由于血管活性物质释放，微循环血管扩张，血管容量增大，血液淤滞在微循环，回心血量减少，心排血量减少，引起过敏性休克。

3. 急性心力衰竭

急性心力衰竭通常是指急性左心衰竭，为心脏解剖或功能突发异常引起，导致心排血量急剧下降，常是心源性休克发生的始动环节。

二、休克的分期和微循环变化

正常微循环的结构和特点：微循环（microcirculation）是指微动脉和微静脉之间的微血管中的血液循环。典型的微循环由微动脉、后微动脉、毛细血管前括约肌、真毛细血管、直捷通路和动静脉吻合支及微静脉七部分构成。在微动脉和微静脉之间有三种血液通路（图10-1）。

各类休克虽然致休克的动因不同，但微循环障碍，导致组织细胞的损伤和生命器官功能障碍是其发生、发展的共同规律。根据微循环的变化分为三期，以低血容量性休克为例，阐述休克发展过程及发生机制。

1. 缺血性缺氧期（休克早期、代偿期、微循环血管收缩期）

（1）微循环变化的特点：早期全身微循环血管持续收缩，外周阻力升高。其中毛细血管前阻力增加显著，使大量毛细血管网关闭，以致微循环灌流量明显减少，微循环处于少灌少流、灌少于流的状态。血液经直捷通路或经开放的动静脉吻合支流入微静脉，加重组织的缺血、缺氧，故称缺血性缺氧期（图10-2）。

（2）微循环变化的机制：交感-肾上腺髓质系统兴奋、儿茶酚胺释放量增加是休克早期器官血流动力学和微循环变化的基本机制。不同的原因可通过不同的机制兴奋交感-肾上腺髓质系统。例如，低血容量性休克、心源性休克由于血压降低，减压反射抑制，引起心血管运动中枢及交感-肾上腺髓质兴奋；感染性休克内毒素具有拟交感作用；烧伤、创伤时疼痛能直接兴奋交感神经。儿茶酚胺大量释放，既刺激α受体，造成皮肤、内脏血管明显收缩，又刺激β受体，引起动静脉短路开放，使微循环血液灌流量锐减。除儿茶酚胺外，另外一些缩血管物质也参与休克早期微循环的变化，如血管紧张素Ⅱ、血栓素A_2等。

(3) 微循环变化的代偿意义：代偿意义如下。①有利于维持动脉血压。②回心血量增加：儿茶酚胺等缩血管物质大量释放，使微静脉、小静脉等容量血管收缩，而短暂地增加回心血量（此为"自身输血"），利于维持动脉血压。由于毛细血管前阻力比后阻力增加显著，使毛细血管内压降低，因而就有较多的组织间液进入毛细血管（此为"自身输液"），使回心血量增加。③心排血量增加：除心源性休克外，休克早期，因交感兴奋和儿茶酚胺释放量增加时，心率加快，心肌收缩力增强，加之回心血量增加，使心排血量增加。④有利于心、脑生命器官血液供应：由于不同器官对儿茶酚胺的反应性不同，皮肤、腹腔内脏和骨骼肌的血管α受体密度高，对儿茶酚胺的敏感性高，因而明显收缩，血流量减少。而冠状动脉由于局部代谢产物的扩血管作用，脑血管因交感缩血管纤维分布少，α受体密度低，两者血流量均无明显改变。机体的这种血液重分布在全身循环血量减少的条件下，有利于保证重要生命器官心、脑的血液优先供应。

(4) 临床表现：患者早期表现为皮肤苍白、四肢冰凉、出冷汗、尿量减少、脉搏细速、烦躁不安、血压变化不明显、脉压减小等。此期为抢救的最佳时期，如能及时采取输血、输液等措施，则休克可停止发展，逐渐恢复。但如得不到有效治疗，很快发展进入休克中期。

2. 淤血性缺氧期（休克中期、失代偿期、微循环血管扩张期、休克进展期）

(1) 微循环变化的特点：微动脉、后微动脉、毛细血管前括约肌扩张，微静脉持续收缩，致使毛细血管前阻力小于后阻力，毛细血管开放数目增多，微循环灌而少流，灌大于流，血液淤滞。毛细血管内压显著升高，微血管壁通透性升高，血浆外渗，血液浓缩，黏滞性升高，血流速度缓慢，组织缺氧加剧。故此期称淤血性缺氧期（图10-3）。

(2) 微循环变化的机制。

1) 乳酸酸中毒：在休克早期，微循环持续缺血、缺氧，细胞无氧酵解增强，乳酸大量堆积，引起代谢性酸中毒。在酸性环境中，微动脉、后微动脉和毛细血管前括约肌的耐受性较差，对儿茶酚胺的反应性降低，以致收缩逐渐减弱，甚或扩张。与前阻力血管的变化相比，微静脉在酸性环境中的耐受性较强，因而继续收缩，于是毛细血管网大量开放,血液淤滞在微循环中。

2)内毒素:除感染性休克外,其他类型休克患者肠道细菌产生的内毒素可通过缺血的肠黏膜而被吸收入血。内毒素通过激活激肽系统,间接引起血管扩张、血管壁通透性增高;同时,内毒素又能激活补体系统,促使肥大细胞、血小板、白细胞等释放组胺,促进微循环淤血的发生。

3)血流动力学的改变:休克期白细胞贴壁,黏附于内皮细胞上,加大了毛细血管的后阻力;同时,红细胞发生聚集,血小板黏附聚集,加之血浆外渗,血液黏滞性增加,都造成微循环血流缓慢、泥化、淤滞,使毛细血管后阻力明显增加,加剧微循环的淤血状态。

(3)对机体的影响:酸中毒可导致微循环淤血,而微循环淤血又可加重酸中毒,大量血液淤滞在内脏器官,回心血量减少,自身输血停止。由于毛细血管前阻力大于后阻力,血管内流体静压升高,血管壁通透性增加,自身输液也停止,血浆外渗到组织间隙,有效循环血量锐减,心排血量和血压进行性下降,组织缺氧加剧,休克恶化。

(4)临床表现:患者临床表现为血压进行性降低,神志淡漠,尿量减少或无尿,皮肤出现花斑、发绀。只要得到及时正确的救治,患者仍可康复;否则,病情将进一步恶化,进入休克晚期。

3. 弥散性血管内凝血期(休克晚期、休克难治期、微循环衰竭期)

(1)微循环变化的特点:此期随着缺氧和酸中毒的进一步加重,微血管麻痹、扩张,对血管活性物质失去反应,微循环处于不灌不流的状态,故此期又称为微循环衰竭期。因血流缓慢,血液浓缩,黏滞度高,故容易发生DIC(图10-4)。

(2)休克晚期合并DIC的机制。

①休克晚期由于血液进一步浓缩,血液黏滞性升高,红细胞聚集,血液处于高凝状态,加之血流速度缓慢,极易导致DIC。

②缺氧、酸中毒和内毒素都可使血管内皮细胞损伤,通过激活凝血因子Ⅻ,启动内源性凝血系统导致DIC的发生。

③烧伤、创伤等引起的休克,由于组织受损释放出大量组织因子,可激活外源性凝血系统导致DIC。

④异型输血等情况所致的休克中,红细胞大量破坏,释放出磷脂和ADP,促进凝血过程。

⑤体内生成大量促凝物质,如血小板活化因子、TXA_2等,促进血小板和红细胞聚集,加速DIC形成。

(3) 对机体的影响。

①微血栓形成阻塞微循环，进一步减少回心血量。

②DIC 时，大量凝血因子的消耗及继发性纤溶亢进，患者发生出血，使血容量减少，加重微循环障碍。

③凝血和纤溶过程的某些产物，如纤维蛋白降解产物和某些补体成分，增加了血管通透性。

④器官栓塞、梗死，器官功能障碍。

(4) 临床表现：皮下出血，凝血实验室检查异常，生命脏器功能衰竭表现。

（曹　丹）

任务三　机体代谢与功能变化

休克时，细胞既可因微循环障碍引起继发性损伤，也可由休克动因如内毒素作用造成原发性损伤，从而使细胞代谢、结构发生障碍。

一、细胞代谢障碍

1. 能量代谢障碍

严重的组织缺氧，使细胞的有氧氧化障碍，无氧酵解增强，ATP 生成显著减少，使细胞膜上 Na^+-K^+ 泵转运失灵，钠进入细胞内，钾外移，导致血钠降低，血钾增高。

2. 酸中毒

休克时，糖酵解加强，乳酸堆积，肝脏摄取乳酸、代谢的能力降低，以及微循环障碍不能及时清除酸性产物，引起酸中毒。

二、细胞结构的损伤

1. 细胞膜损伤

缺氧、酸中毒、ATP 减少及溶酶体酶释放等因素，使细胞膜受损、通透性增加、细胞内外离子分布异常，细胞膜上离子泵功能也发生障碍，水钠内流，造成细胞水肿。

2. 线粒体损伤

休克过程中，细胞内线粒体肿胀，嵴消失，造成氧化磷酸化障碍，能量生成进一步减少。

3. 溶酶体损伤

缺氧、酸中毒时，溶酶体膜稳定性降低，膜破裂释放出溶酶体酶，其主要危害是引起细胞自溶、组织损伤，并产生心肌抑制因子等毒性多肽，加重休克的病理过程。

三、生命器官的变化

1. 心功能变化

在休克过程中，心功能障碍的机制：①心率加快，心收缩力增强，心肌耗氧量增加，冠状动脉灌流量减少，加重心肌缺血；②酸中毒和高血钾，心肌兴奋-收缩耦联障碍，传导性障碍收缩力下降；③心肌内DIC形成，使心肌缺血加重，心肌可灶性坏死和出血；④心肌抑制因子（MDF）产生，使心肌收缩性减弱；⑤内毒素和氧自由基对心肌损害作用。

2. 脑功能变化

在休克早期，血液重新分布使脑血流量基本正常，但由于交感神经兴奋，患者表现为烦躁不安。随着休克的发展，血压的进行性下降，脑内DIC形成，患者可因脑血流量减少而出现神志淡漠、反应迟钝、嗜睡，甚至昏迷。严重者由于脑能量代谢障碍，可出现脑水肿和颅内高压。

3. 肾功能变化

休克早期，由于肾血管收缩，肾血流量减少，肾小球滤过率降低，可发生功能性肾衰竭，表现为少尿、无尿，氮质血症等。休克后期，肾小管持续缺血、缺氧而发生坏死，肾小球、肾间质血管中内微血栓形成，而严重滤过功能障碍，从而发生器质性肾衰竭，严重的内环境紊乱，使休克恶化。

4. 肺功能变化

在休克早期，休克因通过延髓血管运动中枢间接兴奋呼吸中枢，使呼吸增强，甚至通气过度，从而引起低碳酸血症和呼吸性碱中毒。如果休克持续较久，患者肺组织可出现水肿、出血、充血、血栓形成、肺不张及肺泡内透明膜形成等特征。具有这些特征的肺，称为休克肺（shock lung），属于急性呼吸窘迫综合征（acute respiratory distress syndrome，ARDS）。引起进行性低氧血症和呼吸困难，导致呼吸衰竭，甚至死亡。

5. 多器官功能衰竭

休克晚期常并发多器官功能衰竭。多器官功能衰竭是休克致死的重要原因，而且衰竭的器官越多，死亡率也越高。

 **项目小结**

休克是由于各种强烈致病因子引起的机体有效循环血量急剧减少，使微循环血液灌流量严重不足，导致重要器官功能障碍和细胞受损的全身性病理过程。尽管休克发生的原因不同，但大多数休克的发生，都具有共同的基础，即有效循环血量减少。血容量减少、血管床容量增加、心排血量降低为休克发生的三个始动环节。

根据休克发生发展过程中微循环变化和血液流变学特点，休克可分为三期。①休克早期：微循环改变的特点是少灌少流，灌少于流，组织和细胞缺血、缺氧。休克早期是机体的代偿阶段，主要表现在动脉血压的维持及血液的重新分布，有利于心、脑的血液供应。②休克期：微循环改变的特点是毛细血管后阻力大于前阻力，组织灌而少流，灌大于流，组织和细胞处于严重的淤血性缺氧状态。此期为休克失代偿期，临床出现典型的休克症状。③休克晚期：微血管呈麻痹性扩张，微循环处于不灌不流的状态，微血流流态紊乱，凝血系统被激活，最终导致DIC发生。休克与DIC互为因果，形成恶性循环，并引起器官功能衰竭。

（曹　丹）

 目标检测

1. 休克的概念是（　　）

   A. 是剧烈的震荡或打击

   B. 是外周血管紧张性降低所致的循环衰竭

   C. 是机体对外界刺激发生的应激反应

   D. 是以血压降低、尿量减少为主要表现的综合征

   E. 是有效循环血量急剧减少使全身微循环血液灌注严重不足，以致细胞损伤、重要器官机能代谢障碍的全身性病理过程

2. 休克早期微循环变化的特征是（　　）

   A. 微动脉端收缩，微静脉端舒张　　B. 微动脉端收缩，微静脉端不变

   C. 微动脉端舒张，微静脉端舒张　　D. 微动脉端舒张，微静脉端收缩

   E. 微动脉端收缩程度大于微静脉端收缩

3. 青霉素过敏引起的休克，其始动环节是（　　）

A. 心排血量减少　　　　　　　　B. 血容量下降

C. 血管容量扩大　　　　　　　　D. 血管活性物质生成增多

E. 血管容量减少

4. 休克期微循环的灌流特点是（　　）

A. 少灌少流　　　　　　　　　　B. 少灌多流

C. 多灌少流　　　　　　　　　　D. 多灌多流

E. 不灌不流

5. 休克早期动脉血压变化的特点是（　　）

A. 降低　　　　　　　　　　　　B. 变化不明显

C. 升高　　　　　　　　　　　　D. 先降低后升高

E. 先升高后降低

6. 自身输血的作用主要是指（　　）

A. 容量血管收缩，回心血量增加　　B. 抗利尿激素增多，水重吸收增加

C. 醛固酮增多，钠水重吸收增加　　D. 组织液回流增多

E. 动静脉吻合支开放，回心血量增加

7. 休克时心力衰竭的发生与下列哪项机制无关（　　）

A. 冠脉血流量减少　　　　　　　B. 心肌耗氧量增加

C. 前负荷增加　　　　　　　　　D. 酸中毒、高血钾抑制心肌

E. 多种毒性因子抑制心肌

8. 较易发生DIC的休克类型是（　　）

A. 心源性休克　　　　　　　　　B. 失血性休克

C. 过敏性休克　　　　　　　　　D. 感染性休克

E. 神经源性休克

9. 休克时易发生的酸碱失衡类型是（　　）

A. 代谢性碱中毒　　　　　　　　B. 呼吸性酸中毒

C. 代谢性酸中毒　　　　　　　　D. 代谢性碱中毒合并呼吸性酸中毒

E. 呼吸性碱中毒

10. 在低血容量性休克的早期最易受损害的器官是（　　）

A. 心脏　　　　　　　　　　　　B. 肝

C. 脾　　　　　　　　　　　　　D. 肺

E. 肾

项目十一 弥散性血管内凝血

学习目标

知识目标

1. 掌握DIC的概念及病理临床联系。
2. 熟悉DIC的病因、分期和影响其发生、发展的因素。
3. 了解DIC的发生机制和分型。

弥散性血管内凝血（disseminated intravascular coagulation，DIC）是指在某些致病因子作用下，凝血因子和血小板被激活，大量促凝物质入血，而引发的以凝血功能异常为主要特征的全身性病理过程。此时，微循环内有广泛微血栓形成，大量凝血因子和血小板被消耗，继发性纤维蛋白溶解功能增强，临床表现为出血、休克、器官功能障碍和溶血性贫血。

任务一 原因及发生机制

DIC 的常见原因有严重感染性疾病、恶性肿瘤、产科意外（如胎盘早剥、羊水栓塞）、大手术及创伤等。DIC 的发病过程比较复杂，不同疾病可通过一种或多种途径，激活外源性凝血系统和（或）内源性凝血系统，导致 DIC 的发生、发展。

一、组织因子释放，激活外源性凝血系统

组织损伤可释放凝血因子Ⅲ即组织因子（tissue factor，TF）入血，在 Ca^{2+} 的协助下与血浆中的Ⅶ/Ⅶa结合，形成Ⅶa-TF复合物，激活外源性凝血系统；同时，Ⅶa激活凝血因子Ⅹ和Ⅸ，产生的凝血酶又可反馈激活凝血因子Ⅸ、Ⅹ、Ⅺ、Ⅻ等，扩大凝血反应，引发 DIC 的发生。如严重创伤、大面积烧伤、产科意外（如胎盘早剥等）、外科大手术、恶性肿瘤晚期，或肝、肾等实质器官坏死等，可因释放大量组织因子入血而引发 DIC。此外，内毒素和炎症介质具有诱导作用，使血管内皮细胞、中性粒细胞、巨噬细胞表达和释放组织因子，启动凝血反应，促进 DIC 的发生。

二、血管内皮细胞广泛损伤，激活内源性凝血系统

严重感染、内毒素、抗原抗体复合物、持续缺血、缺氧、酸中毒及高热等，均可引起血管内皮细胞的广泛损伤，不仅释放组织因子，启动外源性凝血系统，而且可使凝血因子Ⅻ被激活形成Ⅻa因子，进一步激活Ⅺ、Ⅸ、Ⅹ等因子，启动内源性凝血系统（图11-1）。

三、血细胞损伤

1. 红细胞大量破坏和血小板的激活

异型输血、疟疾等可引起急性溶血，使红细胞膜磷脂和 ADP 大量释放，膜磷脂可浓缩局限Ⅶ、Ⅸ、Ⅹ及凝血酶原等凝血因子，加速凝血反应，生成大量凝血酶，引起血栓形成。ADP 可促进血小板产生黏附、聚集和释放反应，加速凝血过程，促进 DIC 形成。

2. 白细胞的破坏

内毒素、TNF、IL-1 可诱导中性粒细胞、单核细胞等表达组织因子，在严重感染或急性早幼粒细胞白血病化疗后，可引起这类细胞大量破坏，释放大量组织因子，启动外源性凝血系统。

四、促凝物质进入血液

急性坏死性胰腺炎时，大量胰蛋白酶入血，可直接激活凝血酶原使其转变为凝血酶。转移的肿瘤细胞、细菌，羊水中的角化上皮、胎脂、胎粪等大分子颗粒物质入血，通过接触激活凝血因子Ⅻ，启动内源性凝血系统。另外，蛇毒也含有促凝成分，或在Ca^{2+}参与下激活凝血因子Ⅹ；或可加强凝血因子Ⅴ的活性，甚至可直接使凝血酶原转变为凝血酶，从而引起DIC的发生。

综上所述，DIC的原因可通过多种途径激活凝血系统，引起DIC发生、发展。

（李 莹）

任务二 影响DIC发生、发展的因素

凡能促进凝血发生的因素，均可促进DIC的发生、发展。

一、单核-巨噬细胞系统功能受损

单核-巨噬细胞系统具有吞噬、清除血液中已活化的凝血因子和其他促凝物质的功能。当感染性休克、败血症时，由于其吞噬了大量病毒、细菌、内毒素、坏死细胞，功能受损和耗竭而处于"封闭状态"，血浆中活化的凝血因子因不能及时被清除而增多，促进DIC发生。

二、肝功能严重障碍

凝血因子（Ⅰ、Ⅱ、Ⅴ、Ⅶ、Ⅸ、Ⅹ等）、抗凝血物质（AT-Ⅲ、PC等）及纤溶酶原均在肝内合成。肝功能严重障碍时，这些物质合成减少，对已活化的凝血因子（Ⅸa、Ⅹa、Ⅺa等）的灭活不足，可使凝血、抗凝及纤溶系统平衡紊乱。肝细胞坏死，释放大量组织因子，启动凝血系统，促进DIC形成。

三、血液的高凝状态

妊娠第3周开始，孕妇血液中血小板及凝血因子（Ⅰ、Ⅱ、Ⅴ、Ⅶ、Ⅸ、Ⅹ等）逐渐增多，而抗凝血酶Ⅲ、纤溶酶原激活物则减少，胎盘产生的纤溶酶原激活物抑制物增多。随着妊娠时间的增加，血液渐趋高凝状态，妊娠末期最明显。当出现产科意外

（胎盘早剥、宫内死胎、羊水栓塞等）时，易发生DIC。酸中毒所致的血液高凝状态，是促进DIC发生、发展的重要原因之一。一方面，酸中毒可损伤血管内皮细胞，启动凝血系统，引起DIC的发生；另一方面，由于血液pH降低，使凝血因子的酶活性升高，而肝素的抗凝活性减弱，血小板的聚集性加强，这些均可使血液处于高凝状态，促进DIC的发生、发展。

四、微循环障碍

休克等因素可导致微循环严重障碍，使血液淤滞，红细胞聚集，血小板发生黏附、聚集。微循环障碍所致的缺血、缺氧，可导致酸中毒及内皮损伤，促进DIC的发生。

（李　莹）

任务三　分期和分型

一、分期

根据DIC的发生、发展过程，典型的DIC可分为以下三期。

1. 高凝期

由于各种原因的作用，导致凝血系统被激活，使凝血酶产生增多，血液凝固性升高，各脏器微循环中可有不同程度的微血栓形成。此时，其临床表现不明显，主要表现为血液的高凝状态。

2. 消耗性低凝期

大量凝血酶产生和微血栓形成，使凝血因子和血小板大量被消耗，继发性纤溶系统激活，使血液处于低凝状态。此期患者常有出血现象。

3. 继发性纤溶亢进期

大量凝血酶等可使大量纤溶酶原转化为纤溶酶，纤溶系统被激活，继而纤维蛋白（原）降解为纤维蛋白（原）降解产物（fibrin/fibrinogen degradation products，FDP），使纤溶和抗凝作用增强。此期患者出血表现严重。

二、分型

1. 按临床经过分型

（1）急性型：当DIC原因作用迅速、强烈时，常表现为急性型。患者可在数小时至2d内发病，临床以休克和出血症状为主，病情迅速恶化，分期不明显，常见于严重感染（特别是革兰阴性菌引起的败血症休克）、严重创伤、异型输血、急性移植排斥反应等。

（2）慢性型：病程长，由于此时机体有一定的代偿能力，且单核-巨噬细胞系统功能较健全，临床表现不明显，常以某器官功能不全的表现为主，一定条件下可转化为急性型，常见于恶性肿瘤、自身免疫性疾病等。

（3）亚急性型：特点是在数日内逐渐形成DIC，其临床表现介于急性与慢性之间，常见原因有恶性肿瘤转移、宫内死胎等。

2. 按机体代偿情况分型

DIC的发生、发展过程中，一方面，凝血因子和血小板被消耗；另一方面，肝脏合成凝血因子及骨髓生成血小板的能力相应增强，以代偿其消耗。根据凝血物质的消耗与代偿情况可将DIC分为三型：①失代偿型，常见于急性型DIC，凝血因子和血小板的消耗超过生成；②代偿型，常见于轻度DIC，凝血因子和血小板的消耗与代偿之间保持平衡，临床表现不明显；③过度代偿型，常见于慢性DIC或恢复期DIC，机体代偿生成凝血因子和血小板超过其消耗。

（李 莹）

任务四 病理临床联系

一、出血

出血是DIC最早的临床表现。多部位严重出血倾向是DIC的重要诊断依据之一。出血的发生率高达85.0%～100.0%。DIC出血程度不一，出血部位广泛，其中最常见的是皮肤黏膜出血，表现为瘀点、瘀斑、牙龈和鼻黏膜出血，甚至大片紫癜；也可出现自发性内脏大出血，如咯血、呕血、黑便、血尿、阴道出血及颅内出血等。轻者出现伤口或注射部位渗血不止，严重者可同时多部位大量出血。导致出血的机制可能与下列因素有关。

1. 凝血物质被消耗

在DIC的发生、发展过程中，大量血小板和凝血因子被消耗，虽然肝脏和骨髓可代偿性产生增多，但消耗大于生成，血液中纤维蛋白原，凝血酶原，Ⅴ、Ⅷ、Ⅹ等凝血因子及血小板明显减少，使血液进入低凝状态。

2. 继发性纤溶系统功能亢进

凝血过程中产生的凝血酶可激活纤溶系统，Ⅻa也可激活激肽释放酶原，通过激肽释放酶激活纤溶系统。富含纤溶酶原激活物的器官（如子宫、前列腺、肺等）受损时，可释放大量纤溶酶原激活物，激活纤溶系统，导致大量纤溶酶生成，使纤维蛋白（原）降解加快，还可水解多种凝血因子，导致凝血过程障碍而引起出血。

3. FDP的形成

纤溶酶产生后，可水解纤维蛋白（原），形成大量纤维蛋白（原）降解产物（FDP/FgDP）。FDP/FgDP有强大的抗凝作用，是DIC患者发生出血的重要因素。

4. 血管壁损伤

广泛的微血栓形成后，因缺血、缺氧和酸中毒导致微血管壁损伤，当纤溶酶将血栓溶解而使血液再灌注时，容易引起出血。

二、休克

DIC和休克常可互为因果关系，形成恶性循环，使患者病情恶化，危及生命。一般情况下，DIC导致休克的原因与下列因素有关。

1. 广泛微血栓形成

DIC时，微血管内广泛微血栓形成，可直接引起组织器官血液灌流不足及回心血量明显减少。

2. 血管床容积扩大

DIC形成过程中，凝血因子Ⅻ的激活，可相继激活激肽系统、补体系统和纤溶系统，产生一些血管活性物质，如激肽、补体、FDP等，可使微血管平滑肌舒张，导致血管床容积扩大，有效循环血量减少。

3. 血容量减少

由于DIC时广泛或严重出血，使循环血量减少；激肽、组胺、缺氧和酸中毒可使微血管壁通透性增高，血浆外渗，导致血容量进一步减少，心排血量减少。另外，心肌灶状出血，可加重心功能障碍，促进休克发生。

三、器官功能障碍

DIC时，伴有广泛微血栓形成，引起组织器官缺血，灶性坏死，导致器官功能障碍。如肺微血管栓塞，可引起肺水肿、出血，发生急性呼吸衰竭；脑微血管栓塞，可导致脑水肿，多发灶性出血、坏死；心内微血栓形成，可导致心肌缺血、梗死，心功能不全；胃黏膜损伤，可导致广泛灶性溃疡；肾内微血栓形成，可致肾皮质坏死及急性肾衰竭；垂体发生坏死，可导致希恩综合征。

由于DIC发生的范围、病程及严重程度的不同，轻者可影响个别器官的部分功能；重者可累及一个以上器官的功能衰竭，即多器官功能衰竭，甚至死亡。

四、微血管病性溶血性贫血

DIC患者可伴有微血管病性溶血性贫血。其特征是外周血涂片中可见一些变形红细胞，称为裂体细胞，外形呈盔形、星形、新月形、不规则形等。该细胞脆性高，易发生溶血。

DIC是产生裂体细胞的主要原因：在凝血反应早期，纤维蛋白丝在微血管腔内形成细网，红细胞流过网孔时，可黏附或挂在纤维蛋白丝上，由于血流冲击，引起红细胞破裂。当微血管血流通道受阻时，红细胞还可被"挤压"出血管外，发生扭曲、变形、破碎。除机械作用外，某些DIC的原因，如内毒素、酸中毒等也可能使红细胞渗透脆性增大，促进溶血发生。

项目小结

DIC是机体凝血系统被广泛激活后，体内凝血和抗凝血功能失衡的病理过程。严重感染、恶性肿瘤、组织损伤、产科疾病、血液系统疾病等均可引起DIC的发生。这些病因可通过向血液中释放组织因子、促凝物质及损伤血管内皮细胞和破坏血细胞而激活内、外源性凝血机制，引起血液呈高凝状态，继而造成消耗性低凝及继发性纤溶亢进状态，临床表现为出血、休克、脏器功能障碍和微血管病性溶血性贫血。DIC的发生、发展还受单核吞噬细胞系统功能、肝功能、微循环状态等因素的影响。

（李　莹）

目标检测

1. DIC 的最主要特征是（　　）

   A. 广泛微血栓形成　　　　　　　　B. 凝血因子大量消耗

   C. 纤溶过程亢进　　　　　　　　　D. 凝血功能紊乱

   E. 严重出血

2. 大量组织因子入血的后果主要是（　　）

   A. 激活内源性凝血系统　　　　　　B. 激活外源性凝血系统

   C. 激活补体系统　　　　　　　　　D. 激活激肽系统

   E. 激活纤溶系统

3. 下述哪项不是 DIC 的病因（　　）

   A. 细菌感染　　　　　　　　　　　B. 恶性肿瘤转移

   C. 严重挤压伤　　　　　　　　　　D. 单核吞噬细胞系统功能抑制

   E. 白血病

4. 内皮细胞受损，启动内源性凝血系统是通过活化（　　）

   A. 凝血酶原　　　　　　　　　　　B. Ⅻ因子

   C. 组织因子　　　　　　　　　　　D. 纤维蛋白原

   E. 钙离子

5. 下述哪项不参与肝功能障碍诱发 DIC 的过程（　　）

   A. 肝清除 FDP 的作用减弱　　　　　B. 肝解毒功能减弱

   C. 肝生成凝血因子减少　　　　　　D. 肝生成血小板减少

   E. 肝释放组织因子增多

6. 下列哪项是 DIC 的直接原因（　　）

   A. 血液高凝状态　　　　　　　　　B. 肝功能障碍

   C. 血管内皮细胞受损　　　　　　　D. 单核吞噬细胞功能抑制

   E. 高脂血症

7. 凝血因子和血小板生成大于消耗的情况见于（　　）

   A. 失代偿型 DIC　　　　　　　　　B. 代偿型 DIC

   C. 过度代偿型 DIC　　　　　　　　D. 急性 DIC

   E. 亚急性 DIC

8. DIC 造成的贫血属于（　　）

   A. 缺铁性贫血　　　　　　　　　　B. 中毒性贫血

   C. 大细胞性贫血　　　　　　　　　D. 微血管病性溶血性贫血

   E. 失血性贫血

9. 下述哪项不是DIC时产生休克的机制（　　）

A. 回心血量减少　　　　　　B. 出血

C. 补体激活　　　　　　　　D. 儿茶酚胺增多

E. FDP形成

项目十二 应激

学习目标

知识目标

1. 掌握应激的概念和基本过程。
2. 熟悉应激时的全身性反应。
3. 了解应激与相关疾病。

任务一 概述

应激是一切生命为了生存和发展所必需的,是机体适应和保护机制的重要组成部分。由于应激原的性质、强度和作用时间不同,应激可对机体导致相应疾病。

一、应激的概念

应激(stress)是指机体受到内外环境因素及社会、心理因素刺激时所出现的以神经-内分泌反应为主的全身性非特异性反应,又称应激反应(stress response)。

任何躯体的或心理的刺激，只要达到一定强度，除了引起与刺激直接相关的特异性变化外，还可以引起一组与刺激性质无直接关系的全身性非特异反应，即应激反应。因此，机体在受到刺激时是否发生应激反应，以及应激反应的程度如何，与刺激的性质无关，而与刺激的强度呈正相关。

二、应激原

应激原（stressor）是指凡能引起应激的各种刺激因素。根据其来源，可分为以下三类。

1. 外环境因素

物理性因素，如冷、热、射线、噪声、强光、创伤等；化学性因素，如酸、碱、中毒等；生物性因素，如细菌、病毒、寄生虫等病原微生物感染等。

2. 机体的内在因素

机体的内在因素如水、电解质紊乱及酸碱平衡失调和器官功能紊乱等。

3. 心理-社会因素

心理-社会因素包括恶劣的环境，紧张的工作，不良的人际关系，焦虑、恐惧等情绪反应，家庭及社会重大事件等。

三、应激的分类

1. 根据应激的性质分类

将应激分为躯体性应激和心理性应激。躯体性应激是由机体内外环境因素刺激引起的应激，心理性应激是由心理-社会环境因素刺激引起的应激。

2. 根据应激的强度分类

根据应激的强度将应激分为生理性应激和病理性应激。生理性应激可动员机体的非特异性适应系统，增强机体的适应能力，使反应对机体有利，又称良性应激（eustress）；病理性应激是应激强度过大、时间过长，可导致机体的功能和代谢障碍、组织损伤，使反应对机体不利，又称劣性应激（distress）。

3. 根据应激的持续时间分类

根据应激的持续时间将应激分为急性应激和慢性应激。急性应激一般可持续数分钟到数日，慢性应激则可持续数日到数月。

四、应激的基本过程

大多数应激在应激原去除后，机体可很快趋于平静，恢复自稳状态。但若应激原持续作用于机体，则应激可表现为一个动态的连续过程，并最终导致内环境紊乱和疾病，称为全身适应综合征（GAS）。

临床上可将其分为以下三期。

1. 警觉期

此期在应激原作用后迅速出现，是机体保护、防御机制的快速动员期；主要表现以交感-肾上腺髓质系统兴奋为主，伴有肾上腺皮质激素的增多；临床上出现血中儿茶酚胺明显增多，心率加快，心肌收缩力增强，血压上升，血和唾液中的皮质醇增高。此期机体处于最佳动员状态，有利于机体增强抵抗或逃避损伤的能力，但持续时间短。如果应激原持续作用于机体，机体将进入抵抗或适应阶段。

2. 抵抗期

此期是应激反应的主要表现过程，机体的适应和抵抗能力明显增强，持续时间长。此时，以交感-肾上腺髓质兴奋为主的警告反应逐渐消退，表现出以肾上腺皮质激素分泌增多为主的适应反应。临床上可见血和唾液中的皮质醇明显增高，机体的代谢率升高，对损害性刺激的耐受力增强，但免疫反应减弱，可出现胸腺、淋巴结缩小。如果应激原持续强烈刺激时，机体将进入衰竭期。

3. 衰竭期

进入衰竭期后，机体在抵抗期形成的适应机制开始崩溃，警告反应期症状可再次再现，肾上腺皮质激素持续升高，但糖皮质激素受体的数量和亲和力下降，出现糖皮质激素抵抗。临床上，应激反应的负效应陆续出现，与应激相关的疾病、器官功能的衰退、难以控制的感染，甚至死亡都可在此期出现。

上述三个阶段不一定都依次出现，只要应激原能及时去除，多数应激只引起第一、二期的变化，只有少数严重的应激反应才进入第三期。

（李 莹）

任务二 应激的全身性反应

应激是一种相当泛化的、非特异性的全身性反应，其中最重要的是神经-内分泌反应，常伴有功能和代谢变化，并由此引起生理生化和心理、行为的改变。

一、蓝斑-交感-肾上腺髓质系统

1. 基本结构

蓝斑-交感-肾上腺髓质系统（locus coeruleus sympatheticadrenal medullary system，LC-SAME）包括脑干的去甲肾上腺素能神经元群（主要位于蓝斑）、交感-肾上腺髓质系统。蓝斑为该系统的中枢位点，上行主要与大脑边缘系统有密切的往返联系，成为应激时情绪反应的结构基础；下行则主要至脊髓侧角，调节交感-肾上腺髓质系统。

2. 基本效应

应激时，该系统兴奋所产生的效应分为以下两个方面。

（1）中枢效应与应激时的兴奋、警觉有关，并可引起紧张、焦虑的情绪反应。

（2）外周效应主要表现为交感-肾上腺髓质系统兴奋，血浆去甲肾上腺素浓度迅速升高10~45倍，肾上腺素浓度迅速升高4~6倍。

交感-肾上腺髓质系统的强烈兴奋主要参与调控机体对应激的急性反应，介导一系列的心血管代偿机制和代谢改变以克服应激原对机体的威胁或对内环境的干扰。儿茶酚胺对心脏的兴奋作用和对外周阻力血管、容量血管的调整所致的体内脏器血液重新分布，可使组织供血更充分、合理；儿茶酚胺通过抑制胰岛素分泌和刺激胰高血糖素分泌，促使糖原和脂肪分解，导致血糖和游离脂肪酸升高，满足应激时机体对能量需求的增加。上述变化可促使机体处于紧急动员状态，应对各种变化的环境。

交感-肾上腺髓质系统的强烈兴奋也可引起明显的能量消耗和组织分解、血管痉挛、局部组织器官缺血，甚至致死性心律失常等。

二、下丘脑-垂体-肾上腺皮质系统

1. 基本组成

下丘脑-垂体-肾上腺皮质系统（hypothalamic-pituitary-adrenal cortex system，HPA）包括下丘脑的室旁核、腺垂体和肾上腺皮质。室旁核作为该系统的中枢位点，上行主要与边缘系统的杏仁复合体、海马结构及边缘皮质有广泛的往返联系；下行主要通过促肾上腺皮质激素释放激素（CRH）与腺垂体（合成和释放促肾上腺皮质激素，ACTH），进而和肾上腺皮质（合成和释放糖皮质激素，GC）进行往返联系和调控。

2. 应激时的基本效应

应激时，该系统兴奋所产生的效应分为以下两个方面。

（1）中枢效应：HPA轴兴奋释放的中枢介质为CRH和ACTH，其中最核心的介质是CRH。CRH的主要功能为：①促进ATCH的分泌，进而增加GC的分泌，这是CRH的最主要功能；②调控应激时的情绪行为反应。目前认为，适量的CRH增多可促进适应反应，使机体兴奋或有愉快感；但大量的CRH增多，特别是慢性应激时的持续增加，则造成机体的适应机制障碍，出现焦虑、抑郁、食欲和性欲减退等。

（2）外周效应：HPA轴兴奋的外周介质是糖皮质激素（GC）。GC分泌增多是应激最重要的一个反应，对机体抵抗有害刺激起着极其重要的作用。动物实验表明，切除双侧肾上腺后，极小的有害刺激即可导致动物死亡，动物几乎不能适应任何应激环境。但若仅切除肾上腺髓质而保留肾上腺皮质，则动物可以存活较长时间。

应激时，糖皮质激素的分泌增加对机体有广泛的保护作用：①升高血糖水平，有利于机体向组织细胞提供更多的能量物质；②维持心血管系统对儿茶酚胺的反应性，当GC不足时，心血管系统对儿茶酚胺的反应性明显降低，表现为心肌收缩力减弱、心排血量下降、外周血管扩张、血压下降，严重时可出现循环衰竭；③稳定溶酶体膜，减少溶酶体酶外漏，防止或减轻组织损伤；④抑制炎症反应，GC可抑制多种促炎介质的生成、释放和激活，减轻炎症反应，减少组织损伤。

慢性应激时，GC的持续增加可对机体产生诸多不利影响：①免疫反应受抑。慢性应激时，GC的持续增加可使胸腺、淋巴结缩小，多种细胞因子及炎症介质的生成受抑制，机体的免疫力下降，易并发感染。②生长发育迟缓。生长激素在急性应激时升高，但慢性应激时，其生成受抑制。③性腺轴受抑。GC可使促性腺素释放激素、黄体生成素分泌减少，导致性功能减退，月经失调，哺乳期妇女泌乳减少等。

（李 莹）

任务三　应激与疾病

应激性疾病是指应激起主要致病作用的疾病，如应激性溃疡、创伤后应激障碍等。而以应激作为诱因或重要条件发病者，称为应激相关性疾病。

一、应激性溃疡

应激性溃疡（stress ulcer，SU）是指机体在严重应激状态下发生的急性胃十二指肠黏膜病变，主要表现为胃十二指肠黏膜糜烂、浅表性溃疡、渗血等，少数溃疡可较深或穿孔，临床上发生胃肠道大出血（呕血或便血）和（或）穿孔。

应激性溃疡的发生机制较为复杂，主要与下列因素有关：应激时，交感-肾上腺髓质系统的强烈兴奋，儿茶酚胺大量释放，胃肠道的血管明显收缩，胃、十二指肠黏膜缺血，胃黏膜屏障功能降低，胃腔内的H^+顺浓度差进入黏膜，而黏膜血流量的减少又不能将进入黏膜的H^+及时运走，使H^+在黏膜内积聚而造成损伤。

根据内镜检查，重伤重症时应激性溃疡的发病率相当高，一般为75%~100%。但对患者造成威胁的通常是应激性溃疡发生大出血，其发生率在危重患者中一般不超过5%。应激性溃疡不同于一般的消化性溃疡，若无出血或穿孔等并发症，通常在原发病得到控制后数日内愈合，不留瘢痕。但是如重症患者合并应激性溃疡消化道大出血时，其死亡率可达50%以上。

知识链接

应激性溃疡的预防和治疗：①抽空胃液和反流的胆汁；②使用抗酸剂中和胃酸，提高胃液pH（若将胃腔内pH维持在3.5以上，可不形成应激性溃疡）；③使用硫糖铝，增加胃黏膜血流量，保护胃黏膜；④控制胃肠道出血，可以采用冰盐水灌洗、内镜治疗，必要时采用手术治疗；⑤采用中医药防治方法。

二、应激与心血管疾病

患者主要表现为原发性高血压、冠心病和心律失常。应激时，交感-肾上腺髓质系统的兴奋和下丘脑-垂体-肾上腺皮质轴的激活，直接或间接导致了血脂、血糖、血压水平的升高，促进了高血压和动脉粥样硬化的发生。临床上强烈的精神刺激、剧烈疼痛等易在冠状动脉已有病变的基础上诱发心律失常，严重者可诱发心室颤动，导致心源性猝死。

三、应激与免疫功能障碍

应激所导致的免疫功能障碍主要表现为免疫功能抑制和自身免疫性疾病两方面。

1. 免疫功能抑制

应激时免疫功能减弱，机体抗感染能力下降，如易患上呼吸道感染、结核等。其机制：①急性应激主要是儿茶酚胺分泌过多所致；②慢性应激有多种激素参与，其中糖皮质激素分泌增多是主要因素。持续应激时，患者的胸腺、淋巴结皆有萎缩现象。应激引起的免疫功能变化本身不一定发展成疾病，但可以成为某些疾病发生的条件。

2. 自身免疫性疾病

许多自身免疫性疾病都可以有精神创伤史或明显的心理应激因素存在，如支气管哮喘、系统性红斑狼疮等。严重的心理应激常可诱发这些疾病的急性发作，如支气管哮喘患者可因愤怒、惊吓、精神紧张等而引发哮喘发作。

四、应激与内分泌功能障碍

应激可引起神经-内分泌功能的广泛变化，而持续应激与多种内分泌功能紊乱有关。

1. 应激与生长

慢性应激可引起儿童生长发育迟缓，如长期生活在不幸家庭中受虐待的儿童，可出现生长缓慢、青春期延迟，并伴有抑郁、异食癖等行为异常，被称为心因性侏儒。其发生机制：①生长激素（GH）的分泌减少；②糖皮质激素持续升高可造成生长发育迟缓，常合并一些行为上的异常，如抑郁等；③糖皮质激素持续升高可抑制甲状腺素的分泌，阻碍 T_4 在外周转化为活性更高的 T_3，使甲状腺功能减退。在应激状态解除后，儿童血中GH水平会很快回升，生长发育随之加速。

2. 应激与性腺功能

急性应激，如一些突发的生活事件、精神打击等，可使中青年妇女突然绝经或哺乳期妇女突然断乳；慢性应激，如过度训练比赛的运动员、芭蕾舞演员，可出现性欲减退、月经紊乱或停经。其发生机制可能与应激时糖皮质激素持续升高可造成性腺轴的抑制，使促性腺激素释放激素、促黄体生成素、雌激素、睾酮水平降低，并使性腺对这些激素产生抵抗。

应激是机体在各种内外环境因素刺激下所出现的全身性的非特异性适应性反应。应激又被称为"全身适应综合征",可分为三期:警觉期、抵抗期和衰竭期。应激引起的神经内分泌改变主要为蓝斑-交感-肾上腺髓质系统和下丘脑-垂体-肾上腺皮质轴的强烈兴奋。应激可导致机体发生多种疾病。

(李 莹)

目标检测

1. 应激是机体受到各种强烈因素刺激时所产生的一种( )

  A. 特异性全身反应　　　　　　B. 损害性全身反应

  C. 非特异性全身反应　　　　　D. 代偿性全身反应

  E. 防御性全身反应

2. 能作为应激原的是( )

  A. 高温　　　　　　　　　　　B. 惊恐

  C. 中毒　　　　　　　　　　　D. 感染

  E. 以上都是

3. 全身适应综合征(GAS)的抵抗期体内起主要作用的激素是( )

  A. 胰岛素　　　　　　　　　　B. 醛固酮

  C. 胰高血糖素　　　　　　　　D. 糖皮质激素

  E. 垂体加压素

4. 应激时交感-肾上腺髓质系统兴奋所产生的防御性反应不包括( )

  A. 心率增快、心肌收缩力增强　B. 支气管扩张加强通气

  C. 促进糖原分解使血糖升高　　D. 血液重新分布

  E. 血黏度增高

5. 应激时糖皮质激素不具有下列哪一种作用( )

  A. 促进蛋白质分解　　　　　　B. 促进脂肪动员

  C. 稳定溶酶体膜　　　　　　　D. 降低血糖

  E. 维持心血管对儿茶酚胺的反应性

6. 应激时影响机体情绪反应的主要结构基础是（　　）

A. 大脑皮质　　　　　　　　　B. 大脑边缘系统

C. 下丘脑　　　　　　　　　　D. 中脑

E. 间脑

7. 下列哪些疾病属于应激相关疾病（　　）

A. 原发性高血压　　　　　　　B. 冠心病

C. 支气管哮喘　　　　　　　　D. 溃疡性结肠炎

E. 以上都是

8. 应激时蓝斑-交感-肾上腺髓质系统的外周效应是（　　）

A. CRH 释放　　　　　　　　　B. 血浆肾上腺素、去甲肾上腺素浓度迅速升高

C. 糖皮质激素分泌增加　　　　D. ACTH 释放

E. 引起兴奋、警觉、紧张、焦虑等情绪反应

项目十三 心血管系统疾病

学习目标

知识目标

1. 掌握动脉粥样硬化的基本病变,冠心病的概念,心肌梗死的病变特点及并发症,高血压病的概念,良性高血压病的病理变化,风湿病的基本病变及风湿性心脏病的病理变化和后果,心力衰竭的概念、病因和诱因。

2. 熟悉动脉粥样硬化、冠心病、高血压病和风湿病的病因、发病机制及临床病理联系,急进型高血压和感染性心内膜炎的病理变化,心瓣膜病的血流动力学及心脏形态变化,心力衰竭发生的基本机制,心衰发病过程中心脏代偿和心外代偿的环节、机制及意义,心力衰竭的主要临床表现。

3. 了解心肌病、心肌炎的概念和主要病变。

任务一 动脉粥样硬化

一、病因及发病机制

动脉粥样硬化的病因是由多种因素作用于不同环节所致，这些因素称为易感因素或危险因素。

（一）病因

1. 血脂紊乱

血脂紊乱是动脉粥样硬化发生的主要危险因素。血脂紊乱是指血浆总胆固醇和甘油三酯的异常升高，病变中的脂质来源于游离胆固醇及胆固醇酯、甘油三酯、磷脂及载脂蛋白B的浸润。

流行病学调查证明，血浆低密度脂蛋白（LDL）、极低密度脂蛋白（VLDL）水平的持续升高和高密度脂蛋白（HDL）水平的降低与动脉粥样硬化的发病率呈正相关。血浆胆固醇的浓度与冠心病死亡率及危险程度亦呈正相关。LDL、VLDL是判断动脉粥样硬化和冠心病的最佳指标。HDL具有很强的抗动脉粥样硬化和冠心病的作用。

2. 高血压

高血压能提早发生动脉粥样硬化，并加重其病变程度。

3. 吸烟

流行病学资料显示，吸烟是心肌梗死主要的、独立的危险因子。

4. 其他疾病

致继发性血脂紊乱的疾病，如糖尿病、高胰岛素血症、甲状腺功能减退症和肾病综合征，以及遗传肥胖等因素。

（二）发病机制

首先是动脉内膜表面的内皮细胞受到损伤，甚至发生坏死脱落；血浆中过多的脂质，透过动脉内膜沉积于内皮细胞下；早期，单核细胞吞噬脂质形成形态上可见的单核细胞源性泡沫细胞，中膜平滑肌细胞增生并迁入内膜，也可吞噬脂质形成肌源性泡沫细胞，这形成了脂斑脂纹期。当中膜平滑肌大量增生，产生胶原纤维及蛋白多糖后，病变演变形成纤维斑块期，继而纤维斑块深层组织因营养不良而使泡沫细胞可发生坏死，大量的脂质特别是胆固醇释放于基质中，这些坏死物质与脂质混合成为粥糜样物质，形成了粥样斑块期。

二、病理变化

动脉粥样硬化病变主要累及全身的弹力型动脉和弹力肌型动脉,即大、中动脉,包括腹主动脉下段、冠状动脉、肾动脉、胸主动脉、颈内动脉和脑底动脉环等。动脉分支开口及血管弯曲的凸面为病变的多发部位。

(一)病理过程

根据本病的发展过程可将其分为以下四个阶段。

1. 脂纹与脂斑

脂纹与脂斑为早期病变。肉眼观,动脉内膜表面可见淡黄色条纹,呈宽 1~2 mm、长短不一的条状或斑点状,平坦或略突出于内膜表面(图13-1)。镜下观,动脉内膜下可见大量的细胞质中含有脂蛋白的泡沫细胞聚集(图13-2)。这些细胞呈圆形或椭圆形,细胞质内含有大量小空泡(脂质空泡),苏丹Ⅲ染色呈橘红色,显示含有脂质。电镜观,泡沫细胞可分为单核细胞源性和肌细胞源性泡沫细胞。

脂纹与脂斑阶段的病变对机体无明显影响,而且尚未发生纤维组织增生,所以当病因去除后病变可消退。脂纹与脂斑十分常见,脂纹最早可见于儿童期,是一种可逆性变化,并非所有脂纹都必然发展为纤维斑块。

2. 纤维斑块

(1)肉眼观:内膜表面可见突出的灰黄色斑块,随着斑块表层的胶原纤维不断增加和玻璃样变性,脂质被埋于深层,表层呈瓷白色(图13-3)。

(2)镜下观:斑块表层为纤维帽,其下可见多少不等的增生平滑肌细胞、巨噬细胞和两种泡沫细胞及细胞外基质。

3. 粥样斑块

粥样斑块又称粥瘤。

(1)肉眼观:明显隆起于内膜表面的灰黄色斑块,切面可见斑块表面是一层纤维帽,深层为黄色粥样物质(由脂质和坏死崩解物质混合而成)(图13-4)。

(2)镜下观:胶原纤维玻璃样变性,中膜平滑肌细胞被分散埋藏在细胞外基质之中;深部为大量无定形坏死物质,其内富含细胞外基质,见胆固醇结晶和钙盐等。斑块底物和边缘可见肉芽组织,外周见少量淋巴细胞和泡沫细胞;斑块下的中膜平滑肌细胞呈不同程度萎缩、中膜变薄;狭窄的管腔内可见血栓形成,管壁可见典型的针状裂隙(胆固醇结晶)(图13-5,图13-6,图13-7)。

4. 继发性改变

继发性改变是指在纤维斑块和粥样斑块的基础上继发的病变。

(1) 斑块内出血：因斑块边缘或底部新生的毛细血管壁薄，易破裂出血，形成血肿（图13-8），使斑块进一步隆起，当出血量大时可导致某些动脉发生完全闭塞。

(2) 斑块破裂：斑块表面的纤维帽破裂，粥样物质自裂口逸入血流，遗留粥样溃疡。排入血流的坏死物和脂质可形成胆固醇栓子，引起栓塞。

(3) 血栓形成：斑块破裂所形成的溃疡使斑块表面粗糙不平，加之胶原暴露，可促进血栓形成，加重血管腔狭窄程度，在中等动脉如冠状动脉和脑动脉可导致动脉管腔阻塞，进而引起器官梗死。血栓可机化，使斑块体积增大，也可脱落而引起栓塞（图13-9）。

(4) 钙化：在纤维帽和粥样斑块病灶内可见钙盐沉积，动脉管壁因而变硬、变脆（图13-10）。

(5) 动脉瘤形成：严重的粥样斑块底部的中膜平滑肌可发生不同程度的萎缩和弹性下降，在血管内压力的作用下，使动脉壁局限性向外膨出，形成动脉瘤。此外，血流可从斑块溃疡处侵入动脉中膜，或中膜内血管破裂，致使中膜撕裂，形成夹层动脉瘤。动脉瘤破裂可致大出血。

(6) 血管管腔狭窄：中等动脉可因粥样斑块而导致管腔狭窄，引起所供应区域的血量减少，导致相应器官发生缺血性病变（图13-11）。

（二）主要动脉病变

1. 主动脉粥样硬化

主动脉粥样硬化病变多发于主动脉后壁及其分支开口处，以腹主动脉最为严重，其余依次为胸主动脉、主动脉弓和升主动脉。动脉内膜广泛受累，布满不同发展阶段的病变。内膜表面不平，管壁变硬，失去弹性，管腔因之变形。在腹主动脉常见溃疡、钙化及出血等斑块的继发性改变。由于主动脉管腔较大，病变较轻时可无症状。但病变严重者，因中膜萎缩使管壁变薄，受血压的作用易形成动脉瘤，尤多见于腹主动脉。动脉瘤破裂可导致致命性大出血。

2. 冠状动脉粥样硬化

见本项目任务二。

3. 脑动脉粥样硬化

此病变最常见于颈内动脉起始部、基底动脉、大脑中动脉和Willis环。纤维斑块和粥样斑块常导致管腔狭窄，甚至闭塞。由于长期管腔狭窄，可造成供血不足而发生脑萎缩，表现为脑回变窄，皮质变薄，脑沟变宽变深，脑重量减轻。患者可有智力及记忆力减退，精神变态，甚至痴呆。并发血栓形成则发生急速的供血中断，可致脑梗死（脑软化）。动脉瘤破裂引起脑出血。

4. 肾动脉粥样硬化

此病变最常累及肾动脉开口处及主干近侧端，常因斑块所致的管腔狭窄而引起顽固性肾血管性高血压；亦可因斑块合并血栓形成致肾组织梗死（图13-12），引起肾区疼痛、尿闭及发热。梗死灶机化后遗留较大瘢痕，多个瘢痕可使肾脏缩小，称为AS性固缩肾。

5. 四肢动脉粥样硬化

此病变以下肢动脉为重。当较大动脉管腔明显狭窄时，可因供血不足致耗氧量增加时（如行走）引起疼痛，休息后好转，再走时再次出现剧痛，即所谓间歇性跛行。当动脉管腔完全阻塞侧支循环又不能代偿时，引起足趾部干性坏疽。

6. 肠系膜动脉粥样硬化

肠系膜动脉的管腔狭窄甚至阻塞时，患者有剧烈腹痛、腹胀和发热。如病变引起肠梗死，可有便血、麻痹性肠梗阻及休克等症状。

（李　莹）

任务二　冠状动脉粥样硬化性心脏病

冠状动脉性心脏病（coronary heart disease，CHD）简称冠心病，由于是冠状动脉缺血所引起，又称为缺血性心脏病（ischemic heart disease，IHD）。严格地说，它是所有冠状动脉病变的结果，但因冠状动脉粥样硬化症占冠状动脉瘤的绝大多数，习惯上把CHD视为冠状动脉粥样硬化性心脏病的同义词。

一、病因及发病机制

1. 冠状动脉供血不足

冠状动脉供血不足的主要病变为冠状动脉粥样硬化斑块引起的管腔狭窄（＞50%），是冠心病最常见的原因；以左冠状动脉前降支最多，其余依次为右冠状动脉主干、左旋支、左冠状动脉主干和后降支；也包括继发的复合性病变及冠状动脉痉挛等。冠状动脉痉挛可使原有的管腔狭窄程度加剧，甚至导致供血的中断，引起心肌缺血及相应的心脏病变（如心绞痛、心肌梗死等），并可成为心源性猝死的原因。

2. 心肌耗氧量剧增而冠状动脉供血不能相应增加

其主要有各种原因导致的心肌负荷增加，如血压骤升、体力劳累、情绪激动、心动过速及心肌肥大等。

二、类型及病理临床联系

冠心病临床可表现为心绞痛、心肌梗死、心肌纤维化和冠状动脉性猝死等。

（一）心绞痛

心绞痛（angina pectoris，AP）是冠状动脉供血不足和（或）心肌耗氧量骤增致使心肌急剧的暂时性缺血、缺氧所引起的临床综合征，典型表现为阵发性胸骨后部位的压榨性或紧缩性疼痛感，可放射至心前区域左上肢，持续数分钟，可因休息或用硝酸酯制剂而缓解消失。缺血、缺氧造成心肌内代谢不全的酸性产物或多肽类物质堆积，刺激心内感觉神经末梢，信号经1~5胸感觉神经节和相应脊髓段传至大脑，产生痛觉，并引起相应脊髓段脊神经分布的皮肤区域的压榨和紧缩感，引起心绞痛的发生。心绞痛的发作常有明显的诱因，如体力活动、情绪激动、寒冷及暴饮暴食等。

临床上心绞痛主要有以下三种类型。

1. 稳定型心绞痛

因劳累引起心肌缺血，主要原因是冠状动脉粥样硬化引起动脉狭窄（约占75%），同时心肌耗氧量增加，冠状动脉血流量不能满足心肌代谢需要所致。临床上患者常出现胸部不适症状，伴心肌功能障碍，但没有心肌坏死。症状持续数分钟，经休息或舌下含服硝酸甘油后往往迅速消失。

2. 不稳定型心绞痛

常在原有斑块病变基础上发生斑块内出血或破裂并发血栓形成、血管收缩、微血管栓塞所导致的急性或亚急性心肌供氧减少所致的心绞痛。其主要表现为：在稳定型心绞痛基础上疼痛加重、持续时间更长或更频繁，初发的、在静息或轻微劳作时出现的心绞痛，由贫血、感染、甲状腺功能亢进症或心律失常等诱因引起的继发性不稳定型心绞痛，休息或舌下含服硝酸甘油只能暂时或不完全性缓解症状。

3. 变异性心绞痛

变异性心绞痛是由冠状动脉痉挛并诱导血液淤滞所致的心绞痛，多无体力劳动或情绪激动等诱因，在静息时发生，心电图与其他类型心绞痛相反，显示ST段抬高。吸烟是变异性心绞痛的重要危险因素。

（二）心肌梗死

心肌梗死是由于冠状动脉供血急剧减少或中断，引起供血区持续缺血而导致的较大范围的心肌坏死。其通常是在冠状动脉粥样硬化病变基础上继发血栓形成或持续性痉挛所致；临床上有剧烈而较持久的胸骨后疼痛，休息及硝酸酯类不能完全缓解，伴发热、白细胞增多、红细胞沉降率加快、血清心肌酶活力增高及进行性心电图变化，可并发心律失常、休克或心力衰竭；梗死的范围从心内膜下到透壁性，病理变化及临床表现与范围有关。

1. 病理变化

心肌梗死的形态变化是一个动态演变过程。

（1）梗死后 6 h 内，无肉眼可见变化。镜下观，梗死边缘的心肌纤维呈波浪状和肌浆不匀。

（2）6 h 后，坏死灶心肌呈苍白色。

（3）8~9 h 后坏死灶心肌呈土黄色。镜下观，心肌纤维早期有凝固性坏死改变，如核碎裂、核消失、肌浆均质红染或呈不规则粗颗粒状，间质水肿、漏出性出血及少量中性粒细胞浸润。心肌梗死 48 h 后，心肌细胞核消失，肌浆变成均质细颗粒状，横纹几乎消失。扩大的心肌间隙中可见大量中性粒细胞浸润，梗死的心肌纤维肌浆内可见明显增厚的波浪状横带（收缩带）（图 13-13）。

（4）第 4 日后，梗死灶外周出现充血出血带。镜下观，该带内血管充血、出血，有较多的中性粒细胞浸润。心肌纤维肿胀，细胞质内出现颗粒状物及不规则横带（图 13-14）。另一部分心肌细胞有空泡变，继而肌原纤维及核溶解消失，肌纤维呈空管状。

（5）第 7 日后，边缘区开始出现肉芽组织（图 13-15）。

（6）第 3 周后肉芽组织开始机化，逐渐形成瘢痕组织（图 13-16）。

2. 临床生化改变

心肌缺血 30 min 内，心肌细胞内糖原即消失。此后，肌红蛋白逸出。细胞坏死后，心肌细胞内的谷氨酸-草酰乙酸氨基转移酶（GOT）、谷氨酸-丙酮酸氨基转移酶（GPT）、肌酸磷酸激酶（CPK）及乳酸脱氢酶（LDH）透过细胞膜释放入血，引起相应酶在血液内浓度升高。其中，尤以 CPK 对心肌梗死的临床诊断有一定的参考意义。

3. 并发症

心肌梗死，尤其是透壁性梗死，可合并下列病变。

（1）乳头肌功能失调：当心内膜下心肌梗死累及二尖瓣乳头肌，可导致二尖瓣关闭不全而诱发急性左心衰竭，多发生于心肌梗死后的 3 d 以内。心肌梗死后，由于心肌收缩力丧失，故常引起急性心力衰竭，主要为左心衰竭。其病变为梗死的乳头肌断裂（约占心肌梗死的 1%）、乳头肌附着部坏死的左心室壁膨胀，其次为乳头肌收缩能力损伤或心力衰竭导致的左心室普遍扩张。

(2) 心脏破裂：是透壁性梗死灶向外破裂，约占心肌梗死致死病例的10%，多在心肌梗死后1~2周内发生。原因是梗死灶内大量中性粒细胞和单核细胞释放大量蛋白水解酶，使梗死灶发生溶解，多发部位是左心室下1/3处、室间隔和左心室乳头肌。发生于左心室前壁者，破裂后血液进入心包腔造成急性心脏压塞而猝死。室间隔破裂后，左心室血液流入右心室，导致急性右心室功能不全。

(3) 室壁瘤：10%~38%的心肌梗死合并室壁瘤，可发生于心肌梗死的急性期，但更多发生在梗死灶已纤维化的愈合期，是梗死心肌或瘢痕组织在血流压力作用下形成的局限性向外膨隆，多见于左心室前壁近心尖处，可继发附壁血栓、心功能不全。X线检查：心缘有局部膨出，该处搏动减弱或反常搏动（图13-17）。

(4) 附壁血栓形成：梗死部位的心内膜受损及室壁瘤等病变，尤其是在心室颤动时，因形成涡流更易形成血栓。血栓形成后可脱落引起栓塞，亦可机化。

(5) 急性心包炎：透壁性梗死可诱发急性浆液纤维素性心包炎，约占心肌梗死的15%，常在心肌梗死后2~4d发生。

(6) 心源性休克：因大面积（≥40%）左心室心肌梗死，导致心肌收缩力极度减弱，心排血量骤减，血压下降，而引起心源性休克。

(7) 心律失常：最常见的早期并发症，由于左心室前壁和室间隔心肌梗死，常累及左右束支及其分支，导致传导阻滞。

（三）心肌纤维化

心肌纤维化（myocardial fibrosis）是由于中重度的冠状动脉粥样硬化性狭窄引起心肌纤维持续性和（或）反复加重的缺血、缺氧，使心肌细胞萎缩，间质纤维组织增生所产生的结果。肉眼观，心脏增大，重量增加，所有心腔扩张，以左心室明显；心内膜增厚并失去正常光泽，心壁厚度可能正常，伴有多灶性白色纤维条块，甚至透壁性瘢痕，有时可见机化的附壁性血栓。镜下观，心内膜心肌纤维肌浆空泡化，广泛性、多灶性心肌纤维化，伴邻近心肌纤维萎缩和肥大。心肌纤维化可影响心脏收缩和扩张，严重时可引起慢性充血性心力衰竭。

（四）冠状动脉性猝死

冠状动脉性猝死是心脏性猝死中最常见的一种，多见于40~50岁成年人，男性比女性多3.9倍。冠状动脉性猝死可发生于某种诱因后，如饮酒、劳累、吸烟及运动后等，患者突然昏倒，四肢抽搐，小便失禁，或突然发生呼吸困难，口吐白沫，迅速昏迷，可立即死亡或在1至数小时内死亡，有的在夜间睡眠中死亡。

冠状动脉性猝死多发生在冠状动脉粥样硬化的基础上，由于冠状动脉中至重度粥样硬化、斑块内出血，致冠状动脉狭窄或微循环血栓引起栓塞，导致心肌急性缺血，造成局部电生理紊乱，引起心室颤动等严重心律失常。但有的病例冠状动脉硬化较轻，也无其他致死性疾病，推测与在冠状动脉粥样硬化的基础上合并冠状动脉痉挛有关。

（李 莹）

任务三 高血压

高血压是以体循环动脉血压升高为主要临床表现的最常见的心血管疾病之一，可分为原发性高血压（通常称为高血压病）和继发性高血压。继发性高血压（占5%～10%）是指患有某些疾病时出现的血压升高，如慢性肾小球肾炎、肾动脉狭窄、肾盂肾炎所引起的肾性高血压；嗜铬细胞瘤和肾上腺肿瘤所引起的内分泌性高血压，这种血压升高是某种疾病的一种体征，故又称为症状性高血压。

原发性高血压是我国最常见的心血管疾病，多见于中老年人。原发性高血压是一种原因未明的、以体循环动脉血压升高［收缩压≥140 mmHg（18.4 kPa）和（或）舒张压≥90 mmHg（12.0 kPa）］为主要表现的独立性全身性疾病，以全身细动脉硬化为基本病变，常引起心、脑、肾及眼底病变，并伴有相应的临床表现，是本节主要讲述内容。

一、病因及发病机制

（一）病因

原发性高血压的病因可能与下列因素有关。

1. 遗传因素

高血压患者常有明显的家族集聚性。原发性高血压是一种受多基因遗传影响，在多种后天因素作用下，正常血压调节机制失调而致的疾病。分子生物学研究显示，有原发性高血压倾向者，可伴有血管紧张素编码基因的分子变异。高血压患者及有高血压家族史而血压正常者的血清中有一种激素样物质，可抑制细胞膜的 Na^+-K^+-ATP 酶的活性，导致细胞内 Na^+、Ca^{2+} 浓度增高，细小动脉壁中膜平滑肌细胞收缩加强，肾上腺素能受体密度增加，血管反应性加强，从而能促使血压升高。然而，仅在极少情况下可由单基因缺陷引起高血压。

2. 饮食因素

最引人注目的是Na^+。日均摄盐量高的人群,高血压的患病率高于日均摄盐量低的人群;减少日均摄盐量或用药物增加Na^+的排泄均可改善高血压的情况;K^+摄入的减少,可使Na^+/K^+比例升高,促进高血压的发生或升高。然而,并非所有人对摄盐的反应都一样,说明存在着盐敏感和盐不敏感的个体。Ca^{2+}摄入不足也易致高血压,高钙饮食可降低高血压的发病率。

3. 职业和社会心理应激因素

精神长期处于紧张状态的职业,能引起严重心理障碍的社会应激因素,均可能在高血压病的发生中起作用。

(二) 发病机制

1. 各种机制引起的Na^+潴留

因Na^+在体内过多,引起水潴留,使细胞外液增加,致心排血量增加,血压升高。摄入的盐过多,主要是通过水钠潴留的途径引起血压升高。因遗传缺陷所引起的,均可导致肾性水钠潴留,发生高血压;如细胞膜Ca^{2+}通道增加,Ca^{2+}内流,内质网Ca^{2+}释放,胞质内Ca^{2+}增加,平滑肌细胞过度收缩,导致外周阻力增加,使血压升高。

2. 外周血管功能和结构异常

凡是能引起外周血管收缩物质(肾素、儿茶酚胺、内皮素等)增多的因素,都可以缩小血管口径,使外周阻力增加,导致血压升高。如交感神经兴奋的缩血管作用可致肾缺血,从而刺激球旁装置的e细胞分泌肾素。肾素促使血管紧张素原转变为血管紧张素Ⅰ。血管紧张素Ⅰ在经过肺、肾组织时,在血管紧张素活化酶的作用下形成血管紧张素Ⅱ。血管紧张素Ⅱ可直接引起细小动脉强烈收缩,外周阻力升高;同时可刺激肾上腺皮质球状带分泌醛固酮,导致水钠潴留,血容量增加,血压升高。醛固酮分泌增加亦可因下丘脑-垂体-肾上腺活动增强而引起。

二、原发性高血压分类及病理变化

原发性高血压分为良性高血压和恶性高血压两类。

(一) 良性高血压

良性高血压(benign hypertension)又称缓进型高血压,约占原发性高血压的95%,进展缓慢,按病变的发展过程可分为以下三个时期。

1. 功能紊乱期

功能紊乱期是早期病变,基本改变为全身细小动脉间断性痉挛,血压处于波动状态,血管痉挛时血压升高,痉挛缓解后血压可恢复到正常水平。此期无细小动脉及心、脑、肾、眼底等器质性病变。

2. 动脉系统病变期

动脉系统病变期主要累及细小动脉，由于细小动脉长期痉挛和血压升高，使全身细动脉和小动脉发生器质性病变。

（1）细动脉硬化：表现为细动脉玻璃样变。细动脉是指中膜仅有1～2层平滑肌细胞的或直径<1 mm的最小动脉。细动脉玻璃样变可累及全身细动脉，最常累及的是肾的入球动脉和视网膜动脉。由于细动脉反复痉挛，内皮细胞受损，内皮间隙扩大，血浆蛋白渗入内皮下方；同时，血压增高的机械性刺激和细动脉的长期痉挛使内皮细胞及中膜平滑肌细胞分泌细胞外基质增多。由渗入的血浆和增多的基底膜物质互相融合、凝固而成均质红染无结构的玻璃样物质，使管壁增厚变硬，动脉管壁狭窄，形成细动脉玻璃样变性。

（2）小动脉硬化：主要累及肾叶间动脉、弓形动脉及脑的小动脉等，表现为内膜胶原纤维及弹性纤维增生，内弹力膜分裂；中膜平滑肌细胞增生、肥大；血管壁增厚变硬，管腔狭窄。

此期临床表现为血压进一步升高持续于较高水平，失去波动性；心电图可能提示左心室轻度肥大，尿中可有少许蛋白等。

（3）内脏病变期。

1）心脏：血压持续性升高，外周循环阻力增大，左心室负荷增加而发生代偿性肥大。代偿期内，肉眼观，心脏肥大，重量增加，可达400 g以上；左心室壁增厚，可达1.5～2 cm，乳头肌和肉柱增粗变圆，但心腔不扩大，甚至略缩小，称向心性肥大（图13-18）。镜下观，心肌细胞变粗、变长，有较多分支；细胞核大而深染。病变继续发展，肥厚的左心室因工作负荷继续增加，超出其代偿能力，出现心肌收缩力下降，心腔扩张，称为离心性肥大，严重者可出现心力衰竭。

原发性高血压左心室向心性肥大，心室壁增厚，乳头肌增粗当心脏发生上述病变时，即属高血压性心脏病（hypertensive heart disease）。患者可有心悸、心电图示左心室肥大及劳损，严重者有心力衰竭的症状体征。

2）肾脏：表现为原发性颗粒性固缩肾。肉眼观，双侧肾体积缩小，重量减轻，单侧肾可小于100 g（正常成人约150 g），质地变硬，表面呈均匀弥漫的细颗粒状。切面可见肾皮质变薄（≤2 mm，正常厚3～5 mm），髓质变化较少，肾盂周围脂肪组织填充性增生（图13-19）。镜下观，肾入球动脉的玻璃样变及叶间动脉、弓形动脉硬化，病变严重区域的肾小球因缺血发生纤维化和玻璃样变，所属肾小管因缺血及功能失用而萎缩、消失。间质则有结缔组织增生及淋巴细胞浸润（图13-20）。纤维化肾小球及增生的间质纤维结缔组织收缩，使表面凹陷。病变较轻区域健存的肾小球因功能代偿而肥大，所属肾小管相应地代偿性扩张（图13-21），向肾表面突起，从而形成肉眼所见肾表面的细小颗粒。临床上，患者可有水肿、蛋白尿等表现，病变严重时，还出现尿毒症。

3）脑：①高血压脑病。由于脑内细小动脉痉挛和硬化，局部组织缺血，毛细血管通透性增高，引起脑水肿，导致以中枢神经功能障碍为主要表现的综合征称为高血压脑病。若患者在短期内血压急剧升高，出现剧烈头痛、呕吐、视力障碍，甚至意识模糊，称为高血压危象。②脑软化。由于脑的细、小动脉硬化、痉挛，可致其供养区域脑组织因缺血而发生梗死，继而坏死组织液化，形成质地疏松的筛网状病灶，称为脑软化。脑软化通常数量多而且病灶范围较小，称为微梗死灶，一般不引起严重后果。最终坏死组织被吸收，由胶质瘢痕修复。③脑出血。脑出血是高血压最严重且往往是致命性的并发症，多为大出血，常发生于基底神经核、内囊，其次为大脑白质、脑桥和小脑。出血区域脑组织完全被破坏，形成囊腔状，其内充满坏死组织和凝血块。当出血范围大时，可破裂入侧脑室。引起脑出血的原因为脑血管的细、小动脉硬化使血管壁变脆，血压突然升高时血管破裂；此外，血管壁病变致弹性下降，当失去壁外组织支撑（如微小软化灶）时，可发生微小动脉瘤，如再遇到血压剧烈波动，可致微小动脉瘤破裂。脑出血之所以多见于基底核区域（尤以豆状核区最多见），是因为供应该区域的豆纹动脉从大脑中动脉呈直角分出，直接受到大脑中动脉压力较高的血流冲击和牵引，易使已有病变的豆纹动脉破裂。其临床表现常因出血部位的不同、出血量的多少而异。出血常为大片，形成血肿，出血区脑组织完全被破坏。患侧大脑半球肿胀，颅内压升高，可形成脑疝。出血范围大时，血液可破入侧脑室（图13-22），患者发生昏迷，甚至死亡。如出血累及内囊，可引起患者对侧肢体偏瘫及感觉消失。左侧脑出血常引起失语。脑桥出血可引起同侧面神经麻痹及对侧上下肢瘫痪。多数脑出血可导致患者死亡，少数脑出血经及时抢救而幸存，出血灶被增生的胶质细胞和胶质纤维包绕，出血及坏死的脑组织逐渐被溶解液化、吸收，形成囊腔。

4）视网膜：视网膜中央动脉发生细动脉硬化。眼底镜检查除可见血管迂曲、反光增强、动静脉交叉处静脉受压外，晚期可有视盘水肿、视网膜渗出和出血。

（二）恶性高血压

恶性高血压又称急进型高血压，多见于中青年；血压显著升高，尤以舒张压升高明显，常高于130 mmHg，病变进展迅速，较早出现肾衰竭；可继发于缓进型高血压，但常为原发性。

恶性高血压特征性的病变是增生性小动脉硬化和坏死性细动脉炎，主要累及肾、脑和视网膜。增生性小动脉硬化突出的改变是内膜显著增厚，内弹力膜分裂，平滑肌细胞增生肥大，胶原纤维增多，使血管壁呈同心圆层状增厚，如洋葱皮状，血管腔狭窄（图13-23）。坏死性细动脉炎的内膜和中膜发生纤维素样坏死，镜下呈深伊红染色并有折光感。坏死性细动脉炎并发微血栓形成，引起出血和微梗死。

患者常较早出现持续性蛋白尿，并有血尿和管型尿，常在一年内迅速发展为尿毒症引起死亡，也可因脑出血或心力衰竭致死。

（李 莹）

任务四　感染性心内膜炎

感染性心内膜炎（infective endocarditis，IE）是由病原微生物引起的心内膜炎，主要由细菌引起，也称细菌性心内膜炎（bacterial endocarditis，BE），通常分为急性感染性心内膜炎和亚急性感染性心内膜炎两种（表13-1）。

表13-1　两种感染性心内膜炎的区别

项目	急性感染性心内膜炎	亚急性感染性心内膜炎
致病菌	强化脓菌（如金黄色葡萄球菌、溶血性链球菌、肺炎球菌等）	相对弱的病原菌，如草绿色链球菌
病变好发部位	原来心内膜无病变的心脏，主要侵犯二尖瓣或主动脉瓣	常在原有风湿性心瓣膜病基础上，多发生在二尖瓣和主动脉瓣
赘生物大体特点	肉眼观赘生物较大，灰黄色或浅绿色，松脆易脱落（图13-24）	肉眼观瓣膜增厚、变形，其表面的赘生物大小不一，单个或多个，形状不规则，污秽灰黄色，质松脆，易破碎、脱落而引起栓塞（图13-26）
赘生物镜下特点	镜下观，赘生物有纤维蛋白、血小板和坏死组织构成，表面含有大量细菌（图13-25）	镜下观，疣状赘生物由纤维蛋白、血小板、中性粒细胞、坏死组织组成，其深部有细菌团构成（图13-27）
病理临床联系	破碎后形成含菌性栓子，引起远处器官的含菌性栓塞、感染性梗死和继发性脓肿	不引起感染性梗死和继发性脓肿。心力衰竭、动脉性栓塞和血管炎，栓塞最多见于脑，引起梗死。漏出性出血、弥漫性肾小球肾炎、败血症
结局	本病起病急、发展快，约50%病例于数日或数周内死亡	病程较长，可迁延数月

（李 莹）

任务五　心瓣膜病

心瓣膜病（valvular vitium of the heart）是指心瓣膜因先天性发育异常或后天性疾病造成的器质性病变，表现为瓣膜口狭窄和（或）关闭不全，是最常见的慢性心脏病之一。瓣膜关闭不全（valvular insufficiency）是指心瓣膜关闭时瓣膜口不能完全闭合，使血液反流。瓣膜口狭窄（valvular stenosis）是指瓣膜开放时不能充分张开，瓣膜口因而缩小，导致血流通过障碍。瓣膜口狭窄或关闭不全可以单独存在，也可合并存在（瓣膜双病）。病变可仅累及一个瓣膜，但也可两个以上瓣膜（二尖瓣和主动脉瓣）同时受累，称为联合瓣膜病。

心瓣膜病的主要危害是引起血流动力学的紊乱，加重相应心房和（或）心室的压力性负荷（瓣膜口狭窄时）或容积性负荷（瓣膜口关闭不全时），导致相应的心房和（或）心室代偿性肥厚（代偿期）。在代偿期，可不出现明显的血液循环障碍症状。当病变加重进入失代偿期，则可出现肺循环和（或）体循环血液循环障碍的症状和体征。

一、二尖瓣狭窄

二尖瓣狭窄（mitral stenosis）大多由风湿性心内膜炎引起。二尖瓣由前内侧的主瓣和后外侧的小瓣组成。正常成人二尖瓣口面积约为 5 cm^2，可通过两个手指。狭窄时，依面积缩小情况可分为三度。轻度：1.5～2.0 cm^2；中度：1.0～1.5 cm^2；重度：小于 1.0 cm^2。依瓣膜病变可分为：①隔膜型，瓣叶间粘连，瓣膜轻至中度增厚，以小瓣增厚最为严重，主瓣仍可轻度活动；②漏斗型，主瓣发生严重增厚，失去活动性，瓣叶间严重粘连，瓣膜口缩小呈鱼口状。腱索及乳头肌明显粘连短缩（图13-28），常合并关闭不全。

早期，在左心室舒张期，左心房血液流入左心室受阻，左心房代偿性扩张肥大，使血液在加压情况下快速通过狭窄口，并引起漩涡与震动，产生心尖区舒张期隆隆样杂音。当左心房进入失代偿期时，左心房血液不能充分排入左心室，左心房血液淤积，肺静脉血液回流受阻，引起肺淤血、肺水肿或漏出性出血，可出现呼吸困难、发绀、咳嗽和咳出带血（粉红色）的泡沫状痰等左心衰竭的表现。

当肺静脉压增高超过 25 mmHg 时，将反射性引起肺小动脉痉挛，使肺动脉压升高。反复发作后，肺小动脉发生内膜增生和中膜肥厚，管腔变小，肺动脉压因而进一步升高并持续存在。长期肺动脉高压，导致右心室代偿性肥大，继而失代偿，右心室扩张，三尖瓣因而相对性关闭不全，最终引起右心房淤血及体循环静脉淤血，出现颈静脉怒张，肝淤血肿大，下肢水肿及浆膜腔积液等心力衰竭的表现。

整个病程中，左心室未受累。当狭窄严重时，左心室轻度缩小，X线显示为梨形心。

二、二尖瓣关闭不全

二尖瓣关闭不全（mitral insufficiency）大多为风湿性心内膜炎的后果。二尖瓣关闭不全常与狭窄合并发生。

二尖瓣关闭不全，在心室收缩期，左心室部分血液通过未关闭全的瓣膜口反流入左心房，并在局部引起漩涡与震动，产生心尖区全收缩期吹风样杂音。左心房既接受肺静脉的血液又接受左心室反流的血液，容量大增，压力升高，左心房因而代偿性扩张肥大。在心室舒张期，大量血液涌入左心室，左心室容积性负荷增加，引起代偿性肥大。久之，左心房、左心室均可发生失代偿（左心衰竭），从而又依次出现肺淤血、肺动脉高压、右心室代偿性肥大进而失代偿，最终出现右心衰竭和全身静脉淤血。

三、主动脉瓣狭窄

主动脉瓣狭窄（aortic stenosis）主要由风湿性主动脉瓣炎引起，少数由先天性发育异常或动脉粥样硬化引起瓣膜钙化所致。风湿性主动脉瓣病变常与二尖瓣病变合并发生联合瓣膜病变。在心室收缩期，左心室血液排出受阻，左心室因压力性负荷升高而发生代偿性肥大。血液在加压情况下快速通过狭窄的主动脉瓣口，产生漩涡与震动，引起主动脉瓣区喷射性杂音。久之，左心室失代偿，又相继出现左心房肥大扩张、肺淤血、肺动脉高压及右心衰竭和体循环淤血，临床上可先后出现心绞痛、脉压减小，X线检查可见心脏呈靴形。

四、主动脉瓣关闭不全

主动脉瓣关闭不全（aortic insufficiency）由风湿病和梅毒性主动脉炎累及主动脉瓣所致；此外，亦可因梅毒性主动脉炎、类风湿性主动脉炎及马方综合征［指（趾）极为细长、双眼晶状体异位、升主动脉扩张等］引起瓣膜环扩大而发生相对性主动脉瓣关闭不全。

在心室舒张期，主动脉部分血液经未闭全的主动脉瓣口反流，引起主动脉瓣区舒张期杂音，左心室因容积性负荷增加而发生代偿性肥大。久之，依次发生左心房肥大扩张、肺淤血、肺动脉高压、右心肥大、右心衰竭和体循环淤血,临床上可发现脉压增大及周围血管体征,如水冲脉、股动脉枪击音等。

(李 莹)

任务六 心肌病

心肌病(cardiomyopathy)的概念与实际应用上都存在混乱。原发性心肌病(primary cardiomyopathy)理论上是指原因不明的心肌原发性异常,又称特发性心肌病(idiopathic cardiomyopathy)。常见的心肌病有以下三型。

一、扩张型心肌病

扩张型心肌病(dilated cardiomyopathy,DCM)是以进行性的心脏肥大、心腔扩张和收缩能力下降为特征的一型心肌病,也称充血性心肌病。其最常见,约占心肌病的90%;男性多于女性,以20~50岁多见;可能与病毒感染、酗酒、妊娠和基因遗传有关,但仍有不少病例原因不明;临床上常有运动后气急、乏力、胸闷、心律失常及缓慢性进展性充血性心力衰竭,部分患者可发生猝死。肉眼观,心脏重量增加,常超过正常人50%以上,可达500~800 g(诊断标准:男性>350 g,女性>300 g)。各心腔均明显扩张。心室壁可略增厚或正常(离心性肥大)(图13-29)。心尖部肌壁变薄呈钝圆形,二尖瓣及三尖瓣无器质性病变,但可因心腔扩张致相对性关闭不全。心内膜可增厚,常见附壁性血栓。镜下观,心肌细胞不均匀性肥大、伸长,核大而深染,核形不整,出现沟裂、迂曲或皱褶;心肌细胞质发生空泡变性、嗜碱性变及小灶状液化性肌溶解;内膜下及心肌间质(心肌细胞间和血管周围)纤维化,可见多数小瘢痕;肉柱间隐窝内常可见小的附壁血栓。

二、肥厚型心肌病

肥厚型心肌病(hypertrophic cardiomyopathy,HCM)以心肌肥大、室间隔不匀称肥厚、舒张期充盈异常及左心室流出道受阻为特征,常有家族性,约50%有基因变化,主要为β-肌球蛋白重链、心肌钙T、α-原肌球蛋白和肌球蛋白-结合蛋白C等基因突变。肉眼观,心脏增大,重量增加,可较正常重1~2倍,成人常重达500 g以上。两侧心室肌肥厚，且以室间隔肥厚尤为突出，超过左心室游离壁（两者之比＞1.3，正常为0.95），并明显突向左心室，心室腔狭窄（图13-30）。二尖瓣（主瓣）及主动脉瓣下方的心内膜增厚。镜下观，心肌细胞普遍性高度肥大，单个心肌细胞横切面常＞40 μm（正常约15 μm）；心肌细胞排列杂乱无章（图13-31），尤以室间隔深部及左心室游离壁明显，紊乱面积占心室肌的30%~50%。肌丝排列异常，间质纤维化。

临床上，心排血量下降，可引发心绞痛，肺动脉高压可致呼吸困难，附壁血栓脱落可引起栓塞性症状。

三、限制型心肌病

限制型心肌病（restrictive cardiomyopathy，RCM）以心室充盈受限为特点，典型病变为心室内膜和内膜下心肌进行性纤维化，导致心室壁顺应性降低，心腔狭窄。肉眼观，心腔狭窄，心室内膜纤维化增厚，可厚达2~3 mm，灰白色。常以心尖部为重，向上蔓延，累及三尖瓣或二尖瓣（可引起关闭不全），心室容积及顺应性因而下降。镜下观，心内膜纤维化、玻璃样变，可见钙化及附壁血栓；内膜下心肌常呈萎缩、变性改变。具有上述变化者又称心内膜心肌纤维化。

（李 莹）

任务七　心肌炎

心肌炎（myocarditis）是指各种原因引起的心肌的局限性或弥漫性炎症。一般指在心肌病变的发展中炎症是作为最基本的和最早的病理变化，与继发于梗死后的炎症反应等有别。最常见者为病毒性及细菌性心肌炎，孤立性心肌炎因易漏诊而宜加注意。

一、病毒性心肌炎

病毒性心肌炎（viral myocarditis）是由亲心肌病毒引起的原发性心肌炎症，常累及心包，引起心包心肌炎。

1. 病因

引起病毒性心肌炎的常见病毒是柯萨奇B组病毒（Coxsackie B virus）、埃可（ECHO）病毒和流行性感冒病毒，病毒可直接损伤心肌细胞，也可通过T细胞介导的免疫反应引起心肌炎症。

2. 病理变化

按 Dallas 标准，心肌炎应同时具备心肌间质内炎细胞浸润和心肌细胞变性或坏死。初期的病毒性心肌炎可见心肌细胞变性、坏死及间质内中性粒细胞浸润。其后，淋巴细胞、巨噬细胞、浆细胞浸润及肉芽组织形成。在成人，其多累及心房后壁、室间隔及心尖区，有时可累及传导系统。镜下观，为坏死性心肌炎。晚期有明显间质纤维化，伴代偿性心肌肥大及心腔扩张。

3. 临床表现

轻重不一，常出现不同程度的心律失常。一般预后较好，但病变严重者及婴幼儿可引起心力衰竭等并发症。

二、细菌性心肌炎

细菌性心肌炎（bacterial myocarditis）是由细菌引起的心肌炎症，常由葡萄球菌、链球菌、肺炎球菌及脑膜炎双球菌所引起，并多为上述细菌性脓毒血症的继发性含菌性栓塞的结果。病理变化常为心肌及间质内多发性小脓肿。脓肿周围心肌有不同程度的变性、坏死及间质内中性粒细胞和单核细胞浸润。

三、孤立性心肌炎

孤立性心肌炎（isolated myocarditis）或特发性巨细胞性心肌炎，发病原因不明，多见于 20～50 岁青年人或中年人。急性型常导致心脏扩张，可突然发生衰竭引起死亡。

病理改变依组织学变化分为：①弥漫性间质性心肌炎。心肌间质小血管周围有大量淋巴细胞、浆细胞和巨噬细胞浸润，可伴有多少不一的嗜酸性及中性粒细胞浸润。②特发性巨细胞性心肌炎。心肌内有灶性坏死及肉芽肿形成。病灶中央部可见红染、无结构的坏死物，周围有淋巴细胞、浆细胞、单核细胞和嗜酸性粒细胞浸润，并夹杂有较多的多核巨细胞。巨细胞大小、形态变异较大，可为异物型或朗汉斯多核巨细胞。

（李 莹）

任务八　心功能不全

心功能不全（cardiac insufficiency）是指由于心功能障碍，使心排血量绝对或相对减少，以致不能适应机体代谢需要的一种病理过程，包括代偿阶段和失代偿阶段的全过程。心力衰竭（heart failure）则是指心功能不全的失代偿阶段，又称泵衰竭，当其呈慢性经过时，常伴有显著的静脉系统充血，故临床上又称为充血性心力衰竭。心功能不全和心力衰竭在本质上是相同的，只是在程度上有所区别。各种原因所引起的心脏疾病最终均可发生心力衰竭。

一、分类

（一）根据发生部位分类

1. 左心衰竭

左心室搏出功能障碍，以肺循环淤血为突出表现，多由原发性高血压、冠心病、主动脉瓣狭窄或关闭不全、二尖瓣关闭不全等引起。

2. 右心衰竭

右心室搏出功能障碍，以体循环淤血为突出表现，多由肺心病、肺动脉瓣和三尖瓣的病变引起，也常继发于左心衰竭。

3. 全心衰竭

左心衰竭、右心衰竭同时存在，见于严重贫血、重度心肌炎及长期左心衰竭继发右心衰竭者。

（二）根据发生速度分类

1. 急性心力衰竭

急性心力衰竭发病急骤，心泵血功能急剧减弱，故机体不能及时充分发挥代偿作用，常伴有心源性休克，常见急性大面积心肌梗死、重度心肌炎等。

2. 慢性心力衰竭

慢性心力衰竭发病较缓慢，病程较长，发生前一般均有较长期的心肌肥大等代偿过程，常见于心瓣膜病、原发性高血压、肺动脉高压等。

（三）根据心排血量高低分类

1. 低输出量性心力衰竭

心排血量明显低于正常水平，见于各种心肌病变、心瓣膜病、冠心病、高血压病和肺动脉高压等。

2. 高输出量性心力衰竭

心排血量较心力衰竭前有所降低，但其绝对值仍高于或等于正常水平。由于此类患者组织需氧量增加或存在动静脉短路，故其心排血量仍不能满足需要。其主要见于甲状腺功能亢进症、贫血、动静脉瘘及维生素B_1缺乏等长期处于高动力循环状态的疾病。

二、原因和诱发因素

（一）发生原因

心力衰竭的根本是心肌收缩性降低。引起心肌收缩性降低的原因归纳起来主要是心脏负荷过重和心肌的原发性损害两个方面。

1. 心脏负荷过重

（1）前负荷过重：前负荷又称容量负荷，是指心室在收缩之前所承受的负荷。其相当于心室舒张末期容量，大小取决于心室收缩前存于心室内的血量。心室容量增大，就会引起每搏输出量增加，从而使心脏负荷加重。其常见于主动脉瓣、二尖瓣关闭不全、肺动脉瓣、三尖瓣关闭不全，室间隔或房间隔缺损伴有左向右分流等。

（2）后负荷过重：后负荷又称压力负荷，是指心脏在收缩时所承受的负荷，大小取决于心脏射血时所遇到的阻力，一般可用主动脉压作为左心室后负荷的指标。由于后负荷过大，心肌必须做更有力的收缩才能将血液搏出，从而增加心负荷。其常见于高血压、主动脉瓣狭窄、肺动脉高压和肺动脉狭窄等。

2. 心肌的原发性损害

（1）心肌代谢障碍：如冠状动脉粥样硬化、严重贫血、心肌过度肥大等导致的心肌缺血缺氧，维生素B_1缺乏时引起心肌能量代谢障碍等，均可造成心肌收缩性减低。

（2）心肌病变：各种心肌炎和心肌退行性病变。由于心肌纤维变性、坏死，损害了心肌舒缩的物质基础，故心肌收缩性减弱。

（二）诱发因素

促使心力衰竭发生的各种因素，主要是引起心肌耗氧增加或供氧减少所致。心力衰竭常见的诱因如下。

1. 全身感染

尤其是呼吸道感染。感染中毒可导致发热、心率加快，心肌耗氧量增加，细菌毒素可直接损伤心肌。呼吸道感染还可引肺通气、换气功能障碍，加重缺氧；肺循环阻力增大，右心负荷加重而诱发心力衰竭。

2. 心律失常

心律失常是常见诱因，快速性心律失常由于舒张期缩短导致心室充盈不足，心排血量减少，心肌缺血；心率加快使心功能降低，诱发心力衰竭。

3. 水、电解质紊乱及酸碱平衡失调

水钠潴留使血容量增加，加重心脏前负荷；血钾过高或过低均影响心肌收缩性，导致心律失常；酸碱平衡失调可直接或间接影响心肌的舒缩功能而诱发心力衰竭。

4. 其他

其他常见诱因有过度体力活动、妊娠、分娩、情绪激动、寒冷、酗酒、暴饮暴食、饥饿、输液过多过快等。

三、发生机制

（一）心肌收缩性减弱

1. 心肌结构的破坏

正常的心肌结构是心脏完成泵血功能的物质基础。因此，当严重的心肌缺血、缺氧、感染、中毒等造成大量心肌纤维变性、坏死，使心肌收缩蛋白大量破坏，引起心肌收缩性的减弱而导致心力衰竭。

2. 心肌能量代谢障碍

心肌活动必须消耗大量能量。凡能引起能量生成、储存或利用障碍的任何因素，均可导致心肌收缩性减弱（图13-32）。

（1）能量产生障碍：心肌供氧不足或有氧氧化过程障碍时，心肌细胞的能量供给减少，导致心肌收缩性减弱。其常见于：①冠状动脉粥样硬化、严重贫血时，导致心肌缺氧，使能量产生不足。②维生素B_1缺乏时，引起丙酮酸脱氢酶的辅酶减少，致丙酮酸氧化障碍，影响ATP产生。③心肌过度肥大，一方面是因毛细血管的增生落后于肥大心肌细胞的增长，单位体积心肌中的毛细血管数量减少，氧弥散的距离增大，引起供血相对不足；另一方面细胞内线粒体的增大和心肌细胞的肥大不相适应，致使其生物氧化相对减弱。

（2）能量利用障碍：主要是在心肌兴奋-收缩耦联过程中，通过肌球蛋白头部ATP酶水解，为心肌收缩提供能量。如高血压、心瓣膜病等引起的心力衰竭，主要是由于肥大心肌的肌球蛋白头部ATP酶肽键结构发生变异，使其活性降低，ATP水解发生障碍。此时，即使ATP含量正常，心肌也不能将ATP中的化学能转变成机械能，心肌利用能量障碍所致，造成心肌收缩性减弱。

3. 心肌兴奋-收缩耦联障碍

任何影响Ca^{2+}转运、分布的因素都可影响心肌的兴奋-收缩耦联。

（1）肌浆网摄取、储存和释放Ca^{2+}减少：在过度肥大的心肌细胞中，肌浆网ATP酶的活性降低，致使在心肌复极化时，肌浆网摄取和储存的Ca^{2+}量均减少，故在去极化时，肌浆网向细胞质内释放的Ca^{2+}也因之减少，从而导致心肌细胞去极化时胞质的Ca^{2+}浓度降低（$<1\times10^{-5}mol/L$），心肌收缩性因而减弱。另外，在H^+浓度增高时，Ca^{2+}与肌浆网结合比较牢固，因此去极化时，肌浆网释放Ca^{2+}减少致兴奋-收缩耦联发生障碍。

（2）Ca^{2+}与肌钙蛋白结合障碍：由于心肌内代谢物氧化不全，致细胞内产生酸中毒，H^+浓度升高。①H^+可竞争性地抑制肌钙蛋白与Ca^{2+}结合，而使心肌的兴奋-收缩耦联发生障碍；②细胞内H^+浓度升高，增加肌浆网与Ca^{2+}的亲和力，去极化时释放Ca^{2+}缓慢；③酸中毒还可引起血钾升高，抑制磷酸果糖激酶、丙酮酸脱氢酶、3-磷酸甘油醛脱氢酶等活性，影响线粒体功能，使心肌能量代谢障碍。

（3）Ca^{2+}内流障碍：心肌细胞外Ca^{2+}内流对激发心肌收缩起着重要作用。Ca^{2+}内流减少见于伴有严重心肌肥大或酸中毒。此时，虽然血中的儿茶酚胺增高，但心肌中的去甲肾上腺素含量却减少，且伴有肌膜β受体异常。正常情况下儿茶酚胺与受体结合后，通过激活腺苷酸环化酶，可使心肌细胞的ATP转变为cAMP，cAMP一方面能促使Ca^{2+}内流，另一方面又可通过蛋白激酶的活化而使心肌细胞肌浆网的一种蛋白磷酸化，使肌浆网摄取和释放Ca^{2+}的速度增加，故去甲肾上腺素有加强心肌兴奋-收缩耦联的作用。因此，心肌内去甲肾上腺素含量减少，也可引起心肌的兴奋-收缩耦联过程发生障碍。另外，酸中毒可降低膜β受体对去甲肾上腺素的敏感性，使"受体操纵性"通道不宜开启；同时，酸中毒使跨膜电位降低，阻碍"电压依赖性"钙通道开放。

（二）心室舒张功能障碍和顺应性降低

心室舒张延缓或舒张顺应性降低，影响心室的舒张期充盈，从而影响心脏的搏出量和射血功能，减少冠状动脉灌流。

1. 心室舒张功能下降

心室舒张功能下降是指心肌收缩后心肌张力和伸长的能力下降。其机制为：当心肌复极化时，由于ATP不足或肌浆网Ca^{2+}-ATP酶活性降低，致使心肌胞质中Ca^{2+}浓度不能迅速降低到使Ca^{2+}与肌钙蛋白分离的水平，或因ATP不足，肌球-肌动蛋白复合体分离延缓，从而导致心肌舒张延缓或舒张不全；或由于某种原因心肌收缩性减弱，产生舒张势能减少，影响心室的充分舒张。

2. 心室顺应性降低

心室顺应性降低多见于心肌肥大或心肌炎性病变，因此时心室壁增厚，僵硬度增大，使得心肌在单位压力变化下所引起的容积改变减小，诱发或加重心力衰竭。其发生机制如下。

（1）心室顺应性降低影响心室的充盈。

（2）当左心室顺应性降低，将更引起左心室舒张末期压力升高和肺静脉压升高，导致肺淤血、肺水肿等左心衰竭征象，此时心肌收缩性仍可正常，称为顺应性降低性心力衰竭。

（3）妨碍冠状动脉灌流，因冠状动脉血流灌流量2/3是在心脏舒张期灌流的，当心脏舒张不全或心率过快时，可严重影响冠脉的血液灌流，加重心肌缺血。

（三）心室各部舒缩活动不协调

某些心脏疾病患者（心肌梗死、心肌炎和心内传导阻滞等）可能使心脏各部分的收缩或舒张活动在空间和时间上产生不协调性。心室收缩不协调，可减少心室的射血量，舒张不协调可影响心脏的舒张充盈，两者均可使心排血量减少。

总之，心力衰竭的发生机制颇为复杂，多数心力衰竭是由心肌收缩性减弱、舒张功能障碍和心室顺应性异常引起，也可能是两种以上因素共同作用的结果（图13-33）。

四、机体的代偿变化

当心脏负荷过重或心肌受损引起心肌收缩性减弱时，因心脏具有强大的适应代偿功能，机体通过心脏及心脏以外的代偿，尽量维持必需的心排血量。

（一）心脏的代偿

1. 心率加快

在每搏输出量不变或稍有减少的情况下，一定程度的心率加快，一方面可使每分输出量增加，使血压维持正常水平；另一方面可使淤积于心腔和大静脉内的血液迅速流出，是心脏快速而有效的代偿方式。心率加快机制，是由于心排血量减少或血压下降可反射性地引起交感-肾上腺髓质系统兴奋，儿茶酚胺释放增加，作用于心脏β受体，使心率加快，心排血量增加。但是，心率过快（成人超过180次/min）时，由于缩短了舒张期，心室充盈不足，且心肌耗氧增大，反而可引起心排血量明显下降，促进心力衰竭。

2. 心脏紧张源性扩张

根据Frank-Starling定律，在一定限度内（肌小节长度2.0~2.2 μm），心肌初长度与心肌收缩力呈正相关。因此，这是心脏对容量负荷增加所启动的一种重要代偿方式。

容量负荷增加时，心腔扩张，心肌纤维拉长，肌小节的收缩强度增加，可使心肌收缩力增强，从而增加每搏输出量。另外，由于心力衰竭患者的交感神经活动加强，儿茶酚胺分泌增多，刺激心肌的β受体，也可使心肌收缩力增强，心率加快。心腔过度扩大，肌小节长度超过2.4 μm，心肌收缩力反下降，此种扩张无代偿意义，称为肌源性扩张。

3. 心肌肥大

心肌肥大是指心肌细胞体积增大，致使心壁变厚、心脏重量增加，可分为以下两类。

（1）向心性肥大：是心脏在长期压力负荷作用下，收缩期室壁张力增加引起心肌纤维呈并联型增生，使心肌纤维增粗，室壁增厚，但心腔无明显扩张。

（2）离心性肥大：是心脏在长期容量负荷作用下，舒张期室壁张力增加，使心肌纤维呈串联型增生，导致心肌纤维长度增加，心腔扩张。心肌肥大时心肌总的收缩力增强，当心肌肥大超过一定限度时，肥大心肌出现相对缺血，收缩力反而下降，导致心力衰竭。

（二）心外的代偿

1. 交感-肾上腺髓质系统兴奋

儿茶酚胺释放增多，可引起动静脉收缩，由于动脉系统的收缩，可以提高外周阻力，使血压在心排血量下降情况下仍能保持不降或少降，皮肤、内脏血管收缩，血流减少，保证心、脑重要器官的血供；由于静脉系统的收缩，可将其中所淤积的血液驱入心脏，增加回心血量，以提高每分输出量，故具有代偿作用。

2. 肾素-血管紧张素-醛固酮系统被激活

由于肾血流减少引起，醛固酮可促进肾小管对钠、水的重吸收，使血容量增加。

3. 细胞内线粒体增多

由于心排血量减少，组织供血不足引起，还可使呼吸酶活性增强，从而使组织利用氧的能力增强。

4. 红细胞增多

红细胞增多可提高血氧容量，并增强血液携带运输氧的能力。

通过上述代偿作用，如心排血量能满足机体在劳动时的代谢需要，称为完全代偿；若仅能满足休息或轻微体力活动时的需要，则称为不完全代偿。

五、病理临床联系

（一）心血管系统的变化

1. 心"泵"功能降低

（1）心排血量降低：心力衰竭时，每搏输出量与心排血量均较正常低，成人心排血量的正常值为3.5～5.5 L/min，在高输出量性心力衰竭患者，其心排血量也较心力衰竭前的高水平有所下降，以致不能满足机体需要。当心排血量降至2.5 L/min时，即可出现外周血液灌注不足的各种症状，如疲乏无力、嗜睡、皮肤苍白或发绀、易出汗、脉压变小等，严重者血压下降、昏迷，甚至休克等。

（2）心指数降低：心指数是指单位体表面积的每分心排血量，正常值为2.5～3.5 L/（min·m²），心力衰竭时可降至2.5 L/（min·m²）以下。

（3）射血分数降低：由于心力衰竭时每搏输出量减少，心室舒张末期容积增大，致使每搏输出量与心室舒张末期容积的比值（即射血分数）降低。其正常值为0.56～0.78，在急性心力衰竭时，可降至0.3以下。射血分数是反映心功能尤其是收缩功能的常用指标。

（4）心力储备降低：心力储备是指心排血量随机体代谢需要而增长的能力，是各种原因引起心功能降低时最早出现的改变，包括心搏出量储备和心排血量储备。患者在安静状况下，心功能各项指标可以正常，但心力储备已明显降低。

2. 动脉血压变化

急性心力衰竭时，心排血量急剧减少，动脉血压下降，甚至发生心源性休克；慢性心力衰竭时，机体可通过外周小动脉收缩、心率加快和水钠潴留等代偿活动，使动脉血压维持正常。

3. 血液重新分布和血量增加

心排血量减少，交感-肾上腺髓质系统兴奋，使皮肤、内脏、骨骼肌等具有丰富α受体的部位血管收缩，其中以肾血流量减少最显著，但心、脑血管无明显收缩，保证重要脏器的血液供应。慢性充血性心力衰竭时，因肾缺血致肾素-血管紧张素系统被激活，醛固酮和抗利尿激素分泌增加，导致水钠潴留，血容量增加；同时，肾分泌促红细胞生成素增多，促进骨髓造血功能，红细胞增多；这种改变在一定程度上改善组织血液供应的同时进一步加重心脏的负荷，促进心力衰竭。另外，心力衰竭时常见血流缓慢，导致循环时间延长，加重组织缺氧和器官功能障碍。

4. 淤血和静脉压升高

心力衰竭时，由于每搏输出量减少，导致心室舒张末期容积增大，压力升高，严重影响静脉回流，出现静脉淤血和水肿。左心衰竭时，引起肺循环淤血和肺静脉压升高，严重时引起肺水肿，患者表现为呼吸困难、缺氧、发绀。右心衰竭时，可引起体循环静脉淤血和静脉压升高，临床表现为颈静脉怒张、肝脾大及下肢水肿等。

（二）呼吸功能变化

左心衰竭时，造成肺淤血和肺水肿，患者表现为呼吸困难。其发生机制为：①肺的顺应性降低，吸入与正常同样量的空气必须增大胸廓运动幅度，导致呼吸费力；②肺血管内压增高，刺激肺毛细血管感受器，通过迷走神经传入后兴奋呼吸中枢，呼吸运动增强，致患者感到呼吸费力；③肺通气和肺换气障碍，动脉血氧分压降低，CO_2潴留，反射性地引起呼吸中枢兴奋，使呼吸运动增强；④支气管黏膜肿胀导致管腔狭窄，气道阻力增加，为克服阻力耗能做功，致呼吸费力。根据呼吸困难程度，可将其分为以下三种形式。

1. 劳力性呼吸困难

其仅在体力劳动时出现呼吸困难，休息后消失。其发生机制：体力活动使循环速度加快，回心血量增多，加重肺淤血；同时舒张期缩短，由肺回流左心房的血液减少而加重肺淤血。这常是左心衰竭的早期表现，以后逐渐发展为轻体力劳动，甚至休息时也出现呼吸困难。

2. 端坐呼吸

平卧时呼吸困难加重，故患者常被迫采取高枕、半卧位或坐位，以减轻呼吸困难，这是因为平卧时从下肢和腹腔静脉回心的血量增多，加重肺淤血；同时，卧位时膈肌上举，妨碍肺的扩张，特别是有肝大和腹水时更明显。相反，端坐时因重力作用，使血液聚积于腹腔和下肢静脉，回心血量减少，肺淤血减轻；而且此时胸腔容积亦较卧位时增大，有助于肺的扩张。

3. 夜间阵发性呼吸困难

其主要发生在夜间熟睡后1~2 h，患者常因胸闷、气紧突然惊醒，被迫坐起，频繁咳嗽，咳出泡沫样痰，并伴气喘，又称为心源性哮喘。其发生机制为：①夜间睡眠时，迷走神经兴奋性相对增高，使支气管平滑肌痉挛，气道阻力增加，加重缺氧；②熟睡时神经反射敏感性降低，呼吸中枢兴奋性下降，呼吸浅慢，CO_2在血中逐渐积聚到一定程度时，才能刺激呼吸中枢兴奋，反射性地引起呼吸加深加快；③卧床后，下半身静脉血回流增多，而且在白天因重力关系聚积在下垂部位组织间隙中的水肿液也因体位改变而回流入血，使肺淤血加剧。当左心衰竭患者同时伴有右心衰竭时，由于回到右心的血液减少，可使肺淤血减轻，呼吸困难也可随之减轻。仅有右心衰竭者，也可因缺氧和右心房压力升高，反射性地引起呼吸中枢兴奋，发生呼吸困难，但程度远较左心衰竭者轻。

(三)其他器官功能变化

慢性右心衰竭或全心衰竭时,体循环淤血,导致心性水肿、多器官淤血。

1. 肝淤血

肝大并有压痛,肝颈静脉反流征阳性,是右心衰竭的早期表现。长期慢性肝淤血,还可造成心源性肝硬化,少数患者可有脾大。

2. 胃、肠淤血

因胃、肠壁淤血水肿,患者表现为消化不良、食欲减退、恶心、呕吐和腹泻,严重者可引起肠源性蛋白丧失,促进恶病质形成。

3. 肾功能改变

由于肾血流量减少,肾小球滤过率下降、肾小管重吸收功能增强,以及排酸保碱能力下降,导致少尿、氮质血症和水、电解质紊乱。

4. 脑功能改变

严重心力衰竭时,机体代偿失调,因大脑供血不足临床可出现头晕、失眠、记忆减退,甚至出现意识模糊和昏迷。

(四)电解质和酸碱平衡失调

1. 水钠潴留

慢性心力衰竭最重要的改变,可因治疗不当而出现低钠血症、低钾血症、低镁血症等。

2. 代谢性酸中毒

心力衰竭时,心排血量减少,组织无氧酵解增强,酸性代谢产物增多,而肾脏排酸保碱功能降低,发生代谢性酸中毒,引起高钾血症加重心力衰竭。

项目小结

动脉粥样硬化主要发生在大、中动脉,其基本病变是动脉内膜的脂质沉积、灶状纤维化和粥样斑块形成,可发生继发性改变。冠心病最常见病因是冠状动脉粥样硬化而狭窄,常发生于左冠状动脉的前降支,引起心绞痛、心肌梗死等。高血压的主要表现是体循环血压持续升高。原发性良性高血压的病变分为功能紊乱期、动脉系统病变期和内脏病变期,病变特征是细动脉玻璃样变和小动脉纤维性硬化。风湿病是一种变态反应性炎症,累及全身结缔组织,最常侵犯心脏,主要病变为胶原纤维的变性和坏死，晚期形成慢性心瓣膜病，基本病变经历变质渗出期、肉芽肿期、纤维化期，特征性病变是风湿小结。感染性心内膜炎主要是由细菌引起的心内膜炎，通常分为急性和亚急性两种。心肌病是指原因不明的心肌原发性异常，主要有扩张型、肥厚型、限制型三种。心功能不全是心脏泵血功能降低，心排血量减少，不能满足机体需要的一种病理过程，包括代偿阶段和失代偿阶段。失代偿阶段即为心力衰竭，其本质是心肌舒缩性能障碍，发病机制主要包括心肌结构破坏、能量代谢异常和兴奋-收缩耦联障碍。患者出现心排血量不足和静脉淤血的症候群。

（李 莹）

目标检测

1. 动脉粥样硬化主要发生在（ ）
   A. 细、小动脉
   B. 大、中动脉
   C. 细、小静脉
   D. 大、中静脉
   E. 毛细血管

2. 冠状动脉粥样硬化，最常受累的动脉分支是（ ）
   A. 右冠状动脉主干
   B. 左冠状动脉主干
   C. 右冠状动脉后降支
   D. 左冠状动脉旋支
   E. 左冠状动脉前降支

3. 风湿性心内膜炎时，赘生物常见部位是（ ）
   A. 二尖瓣的心室面
   B. 二尖瓣的闭锁缘
   C. 二尖瓣的游离缘
   D. 二尖瓣的腱索处
   E. 左室乳头肌腱索附着处

4. 关于风湿病的论述中哪一项是不正确的（ ）
   A. 风湿病是累及全身结缔组织的变态反应性疾病
   B. 心脏病变对患者危害最大
   C. 风湿性心内膜炎引起的慢性心瓣膜病严重影响心脏功能
   D. 风湿性关节炎常可导致关节畸形
   E. 皮下结节和环形红斑对临床诊断风湿病有帮助

5. 有一患者，心悸气短，有风湿病史，近半年症状加重，查体左心界扩大，心率120次/min，胸骨左缘2～3肋间可闻到舒张期杂音，脉为水冲脉。该患者的疾病最大可能是（　　）

　　A. 风湿性心脏病二尖瓣关闭不全　　　B. 风湿性心脏病主动脉瓣狭窄

　　C. 风湿性心脏病主动脉瓣关闭不全　　D. 风湿性心脏病二尖瓣狭窄

　　E. 三尖瓣狭窄

6. 有一患者近年来劳累时，心前区经常疼痛，并向左肩部放射，因病情不缓解，住院治疗。心电图显示持续性心肌缺血，入院后逐渐加重，出现肝大、下肢水肿，在治疗过程中，夜间突然死亡。该患者死亡原因最可能是（　　）

　　A. 冠心病合并心肌梗死　　　　　　　B. 心肌硬化合并心衰

　　C. 心肌病合并心衰　　　　　　　　　D. 高血压心脏病合并心衰

　　E. 以上都不是

7. 有一中年妇女，患高血压病，心前区不适感，与其夫吵架后，吃完午饭，上床午休，出现头痛晕厥，急送医院途中死亡，家属拒绝解剖，引起死亡的可能病变是（　　）

　　A. 心肌梗死　　　　　　　　　　　　B. 胰腺炎

　　C. 脑出血　　　　　　　　　　　　　D. 服毒

　　E. 心力衰竭

8. 关于阿绍夫小体组成的成分，下列哪一项是不正确的（　　）

　　A. 中心纤维蛋白样坏死　　　　　　　B. 黏液样变性

　　C. 枭眼细胞和毛虫样细胞　　　　　　D. 泡沫样细胞

　　E. 单核细胞和淋巴细胞

9. 风湿性心肌炎具有特征性诊断意义的病变是（　　）

　　A. 心肌变性、坏死　　　　　　　　　B. 纤维素大量渗出

　　C. 心肌间质水肿　　　　　　　　　　D. 心肌血管扩张和充血

　　E. 心肌间质血管旁阿少夫小体形成

10. 一例无主女尸，剖检发现死者两肾体积缩小，重量减轻各为100 g，质地硬，皮质变薄，表面呈颗粒状，肾切片观察，均有细动脉透明变性，肾小球纤维化等改变。此患者生前可能患的疾病是（　　）

　　A. 肾盂肾炎　　　　　　　　　　　　B. 高血压病

　　C. 肾小球肾炎　　　　　　　　　　　D. 药物中毒

　　E. 以上都不是

11. 高血压病最常累及的血管是（　　）

　　A. 全身小静脉　　　　　　　　　　　B. 全身细小动脉

　　C. 全身中、小动脉　　　　　　　　　D. 大动脉

　　E. 中动脉

12. 高血压性心脏病的主要改变是（ ）

A. 心肌间质有肉芽肿形成 B. 心肌有梗死灶

C. 左心室有瘢痕形成 D. 左心室心肌肥大，心室壁增厚，心脏缩小

E. 以上都不是

13. 高血压脑出血常见的血管是（ ）

A. 小脑小动脉 B. 脑膜中动脉

C. 豆纹动脉 D. 大脑前动脉

E. 大脑后动脉

14. 高血压脑出血常见部位是（ ）

A. 小脑 B. 蛛网膜下隙

C. 大脑皮质 D. 内囊及基底核

E. 脑室

15. 心力衰竭时有关心率加快的叙述，哪项是不正确的（ ）

A. 无论急性或慢性心力衰竭，心率都加快

B. 心率加快是最容易被迅速动员起来的一种代偿活动

C. 心率越快，其代偿效果越好

D. 心率加快可能与交感神经兴奋有关

E. 代偿作用有限，不太经济

16. 下述哪项原因不会导致心脏容量负荷增加（ ）

A. 二尖瓣关闭不全 B. 主动脉关闭不全

C. 室间隔缺损 D. 肺动脉高压

E. 动-静脉瘘

17. 下述哪项不是心力衰竭的病因（ ）

A. 心脏负荷增加 B. 感染

C. 弥漫性心肌病变 D. 心肌缺血缺氧

E. 严重的心律失常

18. 心力衰竭时，机体不可能出现哪项变化（ ）

A. 通过紧张源性扩张加强心肌收缩力

B. 交感神经兴奋使心率加快

C. 肾素-血管紧张素-醛固酮系统激活，增加血容量

D. 组织摄氧和利用氧能力增强

E. 动脉压和静脉压可保持正常

19. 下面哪项指标最能反映心力衰竭时心肌收缩性减弱（ ）

A. 心排血量减少　　　　　　B. 心排血指数减少

C. 射血分数减少　　　　　　D. 肺动脉压增高

E. 中心静脉压增高

20. 左心衰竭时发生呼吸困难的主要机制是（ ）

A. 心脏缺血、缺氧　　　　　B. 低血压

C. 肺淤血、肺水肿　　　　　D. 体循环淤血，回心血量减少

E. 以上都不是

21. 右心衰竭不可能出现下面哪些变化（ ）

A. 下肢水肿　　　　　　　　B. 肝大

C. 少尿　　　　　　　　　　D. 食欲缺乏、恶心呕吐

E. 心性哮喘

项目十四 呼吸系统疾病

学习目标

知识目标

1. 掌握大叶性肺炎及小叶性肺炎的病理变化、临床病理联系及并发症，肺癌的常见类型、病理变化，呼吸衰竭的概念、原因及发生机制。

2. 熟悉慢性阻塞性肺疾病、肺心病的概念和病理变化，肺炎的病因及发病机制，肺硅沉着症的病理变化与并发症，肺癌的病因及扩散途径。

3. 了解慢性阻塞性肺疾病、肺心病和肺硅沉着症的病因及发生机制。

任务一 慢性阻塞性肺疾病

慢性阻塞性肺疾病（chronic obstructive pulmonary disease，COPD）是一组以肺实质与小气道受损后发生的慢性气道阻塞性疾病的统称。其共同特点是慢性气道不可逆性阻塞、呼气阻力增加、肺功能不全，主要包括慢性支气管炎、肺气肿、支气管哮喘和支气管扩张症等疾病。

一、慢性支气管炎

慢性支气管炎（chronic bronchitis）是指气管、支气管黏膜及其周围组织的慢性非特异性炎症。其临床上以反复发作咳嗽、咳痰或伴有喘息症状为特征，且症状每年至少持续3个月，连续2年以上；病情进展可并发肺气肿和肺心病。本病在40~65岁的人群中患病率可达15%~20%，是一种严重影响人类健康的慢性病。

（一）病因和发病机制

慢性支气管炎往往是多种因素长期综合作用所致。

1. 理化因素

理化因素如吸烟、空气污染、天气寒冷等引起腺体分泌增加和支气管上皮损伤。

2. 过敏因素

过敏因素与喘息型慢性支气管炎的发病有关。

3. 感染因素

感染因素如病毒、细菌反复感染，与慢性支气管炎的发生和复发密切相关。起病与感冒有密切关系，多在气候变化比较剧烈的季节发病。

（二）病理变化

1. 呼吸道黏液-纤毛系统受到损伤

纤毛柱状上皮细胞变性、坏死脱落。上皮进行修复再生时，杯状细胞增多（图14-1），并可发生鳞状上皮化生。

2. 黏膜下腺体增生肥大和浆液腺上皮发生黏液腺化生

分泌的黏液过多并潴留在支气管腔内易形成黏液栓，造成气道的完全或不完全性阻塞。

3. 支气管壁充血

淋巴细胞、浆细胞浸润（图14-1）；管壁平滑肌束断裂、萎缩，而喘息型患者，平滑肌束可增生、肥大，致管腔变窄；软骨可发生变性、萎缩、钙化或骨化。

慢性支气管炎反复发作，不仅使病变逐渐加重，而且逐级向纵深发展蔓延，受累的细支气管数量也不断增多。细支气管因管壁薄、管腔小，炎症不仅可引起管壁增厚，管腔狭窄甚至纤维性闭锁，而且炎症又易向管壁周围组织及肺泡扩展，形成细支气管周围炎，细支气管炎及细支气管周围炎是引起慢性阻塞性肺疾病的病变基础。支气管黏膜上皮出现较多杯状细胞，固有层及黏膜下层慢性炎细胞浸润，腺体增生。

(三) 病理临床联系

1. 咳嗽、咳痰

咳嗽、咳痰是由于炎症反复刺激气道黏膜，导致分泌物增多，黏液潴留，增强反射性咳嗽以排出痰液。一般咳白色黏液泡沫状痰，且痰液黏稠不易咳出。在急性发作期，咳嗽加重，并出现黏液脓性痰。

2. 喘息

喘息是由于支气管痉挛或支气管狭窄及黏液、渗出物阻塞而引起。检查时，两肺可闻及哮鸣音、干湿啰音。有的患者因黏膜和腺体萎缩（慢性萎缩性支气管炎），分泌物减少，痰量减少，甚至无痰。

3. 呼吸困难

因小气道狭窄或阻塞引起，出现阻塞性通气障碍，呼气阻力大于吸气，久而久之，肺残气量明显增多，最终并发肺气肿。

二、肺气肿

肺气肿（pulmonary emphysema）是指末梢肺组织（呼吸性细支气管、肺泡管、肺泡囊和肺泡）因过度充气呈持久性扩张，并伴有肺泡间隔破坏，以致肺组织弹性减弱、容积增大、功能降低的一种病理状态。

(一) 病因及发病机制

肺气肿常继发于肺阻塞性疾病，其中慢性支气管炎最常见。其发病机制如下。

1. 阻塞性通气障碍

慢性细支气管炎，导致阻塞性通气障碍，肺排气能力下降，肺泡内残气量增多，末梢肺组织扩张，肺泡壁破坏。

2. 呼吸性细支气管壁和肺泡壁弹性降低

长期慢性炎症破坏了细支气管壁和肺泡壁上的弹力纤维，使细支气管和肺泡的回缩力减弱，肺泡内残气量增多。

3. α_1-抗胰蛋白酶水平降低

炎症时产生的氧自由基等，使α_1-抗胰蛋白酶失活，以及先天性α_1-抗胰蛋白酶缺少症（常染色体显性遗传），导致抑制弹性蛋白酶及胶原酶活性的作用减弱，引起肺泡壁结构破坏。

(二) 病理变化

肺气肿有多种病理分类，通常按解剖组织学部位可分为肺泡性肺气肿和间质性肺气肿两类。

1. 肺泡性肺气肿

病变发生在肺腺泡内，常合并有小气道的阻塞性通气障碍，故也称为阻塞性肺气肿。

（1）弥漫性：弥漫性肺气肿分为腺泡中央型、腺泡周围型、全腺泡型肺气肿。腺泡中央型肺气肿：位于肺腺泡中央区的呼吸性细支气管呈囊状扩张，而肺泡管、肺泡囊变化不明显。腺泡周围型肺气肿：也称隔旁肺气肿，肺腺泡远侧端的肺泡管和肺泡囊扩张（图14-2）。全腺泡型肺气肿：肺腺泡的各个部位，从呼吸性细支气管直至肺泡囊和肺泡均扩张，气肿小腔遍布于肺腺泡内。

（2）局限性：局限性肺气肿分为不规则型肺气肿（瘢痕旁肺气肿）和肺大疱（气肿囊腔泡>2 cm）。在肺瘢痕灶附近出现瘢痕旁肺气肿，因其发生的确切部位不定，形态大小也各异，称为不规则型肺气肿。如果气肿囊腔直径超过2 cm，破坏了肺小叶间隔时，称为肺大疱。位于肺膜下的肺大疱破裂后，可引起气胸。

2. 间质性肺气肿

间质性肺气肿是由于肺内压急骤升高，肺泡壁或细支气管壁破裂，空气进入肺间质，在肺膜下、肺小叶间隔内形成串珠状小气泡，气泡也可沿细支气管和血管周围的组织间隙扩展至肺门、纵隔，甚至可在颈部和上胸部皮下形成皮下气肿。

（1）肉眼观：肺体积显著膨大，边缘钝圆，色灰白，切面呈蜂窝状，肺组织柔软而弹性差，指压后的压痕不易消退（图14-3）。

（2）镜下观：①肺泡腔扩张，肺泡间隔变窄、断裂融合，形成较大的囊腔，肺泡壁内毛细血管床明显减少；②支气管、小支气管和细支气管可见慢性炎症；③肺小动脉内膜呈纤维性增厚（图14-4）。

（三）病理临床联系

患者表现为慢性咳嗽、咳痰，逐渐加重性呼气性呼吸困难、气促、胸闷、发绀等。胸廓呈过度吸气状态，肋骨上抬，肋间隙加宽，胸廓前后径加大，呈桶状，称为"桶状胸"。肺容积增大，X线检查示肺野透明度增加，横膈下降。肺泡性肺气肿破坏了肺腺泡内血管床的正常构型，引起肺循环阻力增加，肺动脉压力升高，最终并发肺源性心脏病。

三、支气管哮喘

支气管哮喘（bronchial asthma）是由于肺高敏反应或其他因素引起的一种以发作性、可逆性阻塞性痉挛为特征的慢性阻塞性炎性疾病，简称哮喘。其临床表现为反复发作性伴有哮鸣音的呼气性呼吸困难、咳嗽或胸闷等症状。

1. 病因

支气管哮喘病因较复杂，诱发支气管哮喘的原因较多，如花粉、尘螨、动物毛屑、真菌、某些食品和药物等，主要经呼吸道吸入，呼吸道感染和精神因素也可诱发哮喘发作。

2. 病理变化

肉眼观，支气管管腔内有黏稠的黏液栓（图14-5），偶尔可有支气管扩张。镜下观，支气管黏膜水肿，上皮层中杯状细胞增多，黏膜的基底膜显著增厚并发生玻璃样变，黏液腺和管壁平滑肌细胞肥大和增生，在固有膜、黏膜下及肥厚的肌层内有嗜酸性粒细胞、单核细胞及淋巴细胞、浆细胞浸润。在支气管管壁和黏液栓中可见Charcot-Leyden结晶（夏科-雷登结晶，嗜酸性粒细胞的崩解产物）。

3. 病理临床联系

哮喘发作时，由于细支气管痉挛和黏液栓阻塞，引起呼气性呼吸困难并伴有哮鸣音，症状可自行或经治疗缓解。哮喘反复发作可导致胸廓变形及弥漫性肺气肿，可发生自发性气胸。

四、支气管扩张症

支气管扩张症（bronchiectasis）是指肺内支气管管腔持久而不可复性扩张伴管壁纤维性增厚的一种慢性化脓性疾病。其临床表现为慢性咳嗽、咳大量脓痰或反复咯血等。

1. 病因

（1）慢性支气管炎、麻疹和百日咳：呼吸道反复感染引起支气管管壁损坏，支气管壁的重要支撑结构（平滑肌、胶原纤维、弹力纤维和软骨）破坏；同时，咳嗽时支气管内压增高等因素，促成支气管的持久性扩张。

（2）遗传因素：如巨大气管-支气管扩张症，可能因支气管壁的平滑肌、软骨和弹力纤维发育不全，管壁结构薄弱和弹性较差而引起支气管扩张。

2. 病理变化

（1）肉眼观：病变的支气管可局限于一侧肺叶或肺段，也可累及两侧肺。下叶多于上叶，尤以下叶背部更为多见，左肺多于右肺。病变常累及段级支气管以下和直径大于2 mm的中小支气管，有时甚至肺内的各级支气管均受累（图14-6）；有时受累者仅限于个别的支气管分支，呈圆柱状或囊状扩张。若细小支气管发生扩张时，管腔扩大成小囊状，使肺呈蜂窝状。扩张的支气管腔内常含有黏液脓样或黄绿色脓性渗出物，常因继发腐败菌感染而带恶臭，扩张的支气管周围肺组织常发生程度不等的肺萎缩、纤维化或肺气肿。

（2）镜下观：支气管黏膜上皮损伤、修复现象明显，常有鳞状上皮化生，支气管壁增厚，黏膜下血管扩张充血和炎细胞浸润；管壁的平滑肌、弹力纤维和软骨常因炎症反复发作而遭受破坏和纤维化；支气管周围淋巴组织和相邻的肺组织常发生纤维化（图14-7）。

3. 病理临床联系及结局

（1）咳嗽、大量脓痰：患者常因反复的支气管慢性炎症伴化脓性感染，脓痰呈黄绿色。

（2）咯血：是由支气管管壁的血管遭受炎症破坏所致，严重的大咳血可因失血过多及血块阻塞窒息而危及生命。

（3）胸痛：与并发胸膜炎有关。

（4）发绀伴有杵状指（趾）：由肺功能严重障碍导致，晚期可并发肺动脉高压和肺源性心脏病。

（杨　海）

任务二　慢性肺源性心脏病

慢性肺源性心脏病（chronic cor pulmonale）是因慢性肺疾病、肺血管及胸廓的病变导致肺循环阻力增加、肺动脉压力升高而引起的以右心室肥厚、扩大，甚至发生右心衰竭的心脏病，简称肺心病。

一、病因及发病机制

肺心病的病因很多，但都有一个共同的病理过程，即肺动脉高压。

1. 原发性肺疾病

原发性肺疾病是引起肺心病的主要原因，以慢性阻塞性肺疾病（COPD）中慢性支气管炎并发阻塞性肺气肿最为多见，占80%～90%，其次为支气管哮喘、支气管扩张症、肺尘埃沉着症、慢性纤维空洞型肺结核、弥漫性肺间质纤维化等。这些疾病一方面引起肺阻塞性通气障碍，破坏肺的血气屏障结构，减少气体交换面积，导致换气功能障碍，使肺泡气氧分压降低，二氧化碳分压增高，低氧血症引起肺小动脉反射性痉挛；另一方面，部分肺血管床破坏，使肺动脉血流受阻，引起肺动脉高压。以上均致肺循环阻力增加和肺动脉高压，造成右心室负荷加重，导致右心肥大、扩张。

2. 胸廓运动障碍性疾病

严重的脊柱弯曲、胸膜纤维化粘连及胸廓成形术后造成的严重胸廓畸形等，不仅可引起限制性通气障碍，还可压迫较大的肺血管造成肺血管的扭曲，导致肺循环阻力增加，即肺动脉高压。

3. 肺血管疾病

原发性肺小动脉硬化症、广泛或反复发作的多发性肺小动脉栓塞及肺小动脉炎等，直接引起肺动脉高压，从而引起右心肥大、扩张。

二、病理变化

肺心病的病变涉及肺组织、肺血管及心脏。

1. 肺部病变

慢性肺心病是多种肺部疾病的晚期并发症，这些肺疾病的共同结局表现为弥漫性肺纤维化或肺气肿。

2. 肺血管病变

肺泡壁毛细血管数量显著减少，肺小动脉中膜平滑肌增生和内膜增生使血管壁增厚、管腔狭窄；还可发生肺小动脉炎，肺小动脉血栓形成和机化。这些变化都能使肺循环阻力增加，引起肺动脉压力升高。

3. 心脏病变

心脏病变主要表现为右心室壁肥厚，心腔扩张，心脏重量增加。肺动脉圆锥显著膨隆。肥厚的右心室内乳头肌和肉柱显著增粗，室上嵴增厚，通常以肺动脉瓣下2 cm处右心室肌壁（肺动脉圆锥前壁）厚度超过5 mm（正常3~4 mm）作为病理诊断肺心病的形态标准。镜下观，可见心肌细胞肥大、增宽，核增大着色深；也可见缺氧所致的肌纤维萎缩、肌浆溶解、横纹消失，以及间质水肿和胶原纤维增生等现象。

三、病理临床联系

肺心病发展缓慢，临床表现除原有肺疾病的症状和体征外，还有逐渐出现的呼吸功能不全和右心衰竭的症状和体征，常表现为呼吸困难、发绀、心悸、气急、肝大、全身淤血和下肢水肿。发生肺性脑病者还可伴有头痛及精神症状，如烦躁不安、抽搐、嗜睡，甚至昏迷。

本病若能早期发现和治疗，注意保暖并增强体质，戒烟，避开污染的空气，提高免疫力，预防诱发因素等，可延缓肺心病的发生、发展。

（杨　海）

任务三　肺炎

肺炎（pneumonia）通常是指肺的急性渗出性炎症，为呼吸系统的多发病、常见病。由于致病因子和机体反应性的不同，炎症发生的部位、累及范围和病变性质也往往不同。依其病因不同可分为细菌性、病毒性、支原体肺炎等。依其病变不同可分为肺泡性肺炎（炎症发生于肺泡内）、间质性肺炎（累及肺间质）、小叶性肺炎（病变范围以肺小叶为单位）、节段性肺炎（累及肺段）、大叶性肺炎（累及一个或多个肺大叶）。按其病变性质可分为浆液性、纤维素性、化脓性、出血性、干酪性及肉芽肿性肺炎等不同类型。在实际运用时，一般综合上述分类进行诊断。

一、大叶性肺炎

大叶性肺炎（lobar pneumonia）是主要由肺炎球菌引起的以肺泡内弥漫性纤维素渗出为主的急性炎症。典型者病变起始于肺泡，并迅速扩展至肺段或整个肺大叶。其多见于青壮年，临床表现为起病急、寒战、高热、胸痛、咳嗽、咳铁锈色痰和呼吸困难，并有肺实变体征及白细胞增高等，病程持续 5~10 d。

（一）病因及发病机制

95% 以上的大叶性肺炎是由肺炎球菌引起；此外，肺炎克雷伯菌（肺炎杆菌）、金黄色葡萄球菌、溶血性链球菌和流感嗜血杆菌也可引起。

肺炎球菌可寄生在正常人鼻咽部，带菌的正常人可成为本病的主要传染源。受寒、醉酒、感冒、麻醉和疲劳等均可为诱因。此时，呼吸道的防御功能被削弱，机体抵抗力降低，易发生肺部细菌感染。细菌侵入肺泡后在其中繁殖，特别是形成的浆液性渗出物又有利于细菌生长、繁殖，引起肺组织的变态反应，肺泡间隔毛细血管扩张，通透性增高，浆液和纤维蛋白原大量渗出，细菌和炎症也可沿肺泡间孔或呼吸细支气管迅速向邻近肺组织蔓延，从而累及一个肺段或整个肺大叶，在大叶之间的蔓延则由带菌渗出液经叶支气管播散所致。

（二）病理变化及其与临床的联系

大叶性肺炎一般发生在单侧肺，多见于左肺或右肺下叶，也可同时或先后发生于两个或两个以上肺段叶。典型的发展过程可分四期（表14-1）。

表14-1　肺炎典型的发展过程

项目	充血水肿期	红色肝样变期	灰色肝样变期	溶解消散期
发生	发病后第1~2日	发病后第3~4日	发病后第5~6日	发病后第7~10日
大体病变	病变肺叶肿大，重量增加，呈暗红色	病变肺叶肿大，呈暗红色，质地变实，切面呈灰红色，似肝	病变肺叶仍肿大，但充血消退，故由红色逐渐变为灰白色，质实如肝（图14-10）	病变肺部质地变软，切面实变病灶消失
镜下观	病变肺叶弥漫性的肺泡壁毛细血管扩张充血。肺泡腔内可见较多的浆液性渗出物，混有少数红细胞、中性粒细胞和巨噬细胞（图14-8）	镜下观，肺泡壁毛细血管仍扩张充血，肺泡腔充满含大量红细胞及一定量的纤维素、中性粒细胞和少量巨噬细胞的渗出物。其中的纤维素丝连接成网并常穿过肺泡间孔与相邻肺泡中的纤维素网相接（图14-9）	肺泡腔内纤维素性渗出物增多，纤维素网中有大量中性粒细胞，肺泡壁毛细血管受压，病变肺组织呈贫血状。肺泡腔内的纤维素网中有大量中性粒细胞，但红细胞已大多溶解消失。相邻肺泡中纤维素丝经肺泡间孔互相连接的情况更为多见（图14-11）	肺泡内重新含气，最终肺组织可完全恢复正常结构
病理临床联系	渗出液可检出细菌。此期患者因毒血症，X线胸部透视可见病灶呈片状分布稍模糊的阴影	渗出液可检出多量肺炎球菌。X线胸部透视可见大片致密阴影。发绀等缺氧症状。肺泡腔内的红细胞被巨噬细胞吞噬，崩解后形成含铁血黄素混入痰中，可使痰液呈铁锈色。由于病变波及胸膜，引起纤维素性胸膜炎，患者常感胸痛，并随呼吸或咳嗽而加重	渗出物不易检出细菌。缺氧状况有所改善。一般认为，此期患者体内针对病原体（如肺炎球菌）的抗体形成，临床症状开始减轻，患者咳出的痰液由铁锈色逐渐变成黏液脓痰	肺内炎症完全消散，功能恢复

大叶性肺炎上述各期病变的发展演变是一个连续过程，彼此间并无绝对界限，同一肺叶的不同部位可呈现不同阶段的病变，其典型经过只是在未经及时治疗的病例才能见到。现今，由于临床上常在肺炎早期应用抗生素，大叶性肺炎的病程缩短，上述四期病变表现可不典型，病变往往为阶段性肺炎。

(三)并发症

1. 肺肉质变

肺肉质变主要见于中性粒细胞渗出过少,其释出的蛋白酶不足以及时溶解和消除肺泡腔内的纤维素等渗出物,则由肉芽组织代替而机化(图14-12)。肉眼观,病变部位肺组织变成褐色肉样纤维组织,称肺肉质变。X线检查可见在病变肺叶遗留永久性不规则点片状阴影。

2. 胸膜肥厚和粘连

大叶性肺炎时病变常累及局部胸膜伴发纤维素性胸膜炎,若胸膜及胸膜腔内的纤维素不能被完全溶解、吸收而发生机化,则致胸膜增厚或粘连。

3. 肺脓肿及脓胸

肺脓肿及脓胸多见于由金黄色葡萄球菌引起的肺炎,受累肺组织坏死液化,形成肺脓肿;当胸膜病变严重时,可发展成脓胸。

4. 败血症或脓毒败血症

严重感染时,细菌侵入血流繁殖并产生毒素所致。

5. 感染性休克

肺炎球菌或金黄色葡萄球菌感染引起严重的中毒症状和微循环衰竭时可发生休克,称休克型或中毒性肺炎,是大叶性肺炎的严重并发症,常见于重症早期,肺部病变可不典型,临床上病死率较高。

二、小叶性肺炎

小叶性肺炎(lobular pneumonia)主要由化脓菌感染引起,病变起始于细支气管,并向周围或末梢肺组织扩展,形成以肺小叶为单位、呈灶状散布的急性化脓性炎症。因其病变常以细支气管为中心,故又称支气管肺炎,主要发生于小儿和年老体弱者。

(一)病因及发病机制

小叶性肺炎大多由细菌引起,凡能引起支气管炎的病原菌几乎都能引起本病。常见的致病菌有葡萄球菌、肺炎球菌、嗜血流感杆菌、肺炎克雷伯菌、链球菌、铜绿假单胞菌和大肠埃希菌等。幼儿、儿童、老人及体质衰弱者是小叶性肺炎的多发人群。

病原菌大多经呼吸道吸入支气管至肺泡组织而致病。这些细菌通常是口腔或上呼吸道内致病力较弱的常驻菌,往往在某些诱因影响下,如患传染病、营养不良、恶病质、昏迷、麻醉和手术后等,使机体抵抗力下降,呼吸系统防御功能受损。此时,这些常驻菌就可能侵入通常处于无菌状态的细支气管及末梢肺组织生长繁殖引起支气管炎，进而引起小叶性肺炎。小叶性肺炎常是某些疾病的并发症。

（二）病理变化

以细支气管为中心的化脓性炎症病灶，常散布于两肺各叶，尤以两肺下叶和背侧病灶较多。

1. 肉眼观

两肺表面和切面上，尤以下叶多见，呈散在灰黄色实变病灶，病灶大小不等，形状不规则，直径多在1 cm左右（相当于肺小叶范围），病灶中央常见1～2个细支气管断面（图14-13）。严重者，病灶互相融合甚或累及全叶，形成融合性支气管肺炎。

2. 镜下观

典型的病变特点是病变区细支气管黏膜上皮坏死、脱落、崩解，管腔内充满浆液、中性粒细胞、脓细胞和脱落崩解的黏膜上皮细胞。支气管壁充血，中性粒细胞弥漫性浸润。支气管周围受累的肺泡间隔毛细血管扩张充血，肺泡腔内充满中性粒细胞、脓细胞及脱落的肺泡上皮细胞，有时可见一些红细胞和少量纤维素。病灶周围肺组织充血，病灶周围常伴有不同程度的代偿性肺气肿和肺不张（图14-14）。

（三）病理临床联系

小叶性肺炎由于炎性渗出物刺激支气管黏膜，患者常有咳嗽、咳痰，痰液常因支气管黏液分泌亢进而为黏液脓性。因病灶一般较小且散在分布，故除融合性支气管肺炎外，肺实变的体征一般不明显。由于病变区细支气管和肺泡内含有渗出物，听诊可闻及湿啰音。X线胸透检查可见灶状阴影。

（四）结局及并发症

若患者及时治疗，大多数可以治愈。婴幼儿、老年人和久病体衰者并发症多见，预后较差，小叶性肺炎较大叶性肺炎并发症多见，危险性大。

1. 呼吸衰竭

炎症渗出可导致通气与换气功能障碍，明显缺氧及CO_2潴留而导致呼吸衰竭。

2. 心力衰竭

若肺部炎症广泛，使肺循环阻力增加；又因缺氧和中毒使心肌变性，使右心负担加重而引起心力衰竭。在幼儿常导致急性心力衰竭。

3. 脓毒血症、肺脓肿及脓胸等

其多见于金黄色葡萄球菌引起的小叶性肺炎（图14-15）。

4. 支气管扩张

支气管破坏较重且病程较长者，可导致支气管扩张症。

（杨 海）

任务四 肺硅沉着症

知识链接

肺尘埃沉着症（pneumoconiosis）是因长期吸入的有害粉尘在肺内沉着，引起以粉尘结节和肺纤维化为主要病变的常见职业病。按沉着粉尘的化学性质不同，可将其分为无机和有机肺尘埃沉着症两大类。国内最常见的无机肺尘埃沉着症，主要有硅沉着症、石棉沉着症和煤矿工人肺尘埃沉着症等。有机肺尘埃沉着症多由吸入植物粉尘、真菌的代谢产物或动物性蛋白质等引起，如农民肺、蘑菇养殖者肺和饲禽者肺等。

肺硅沉着症（silicosis）是因长期吸入大量含游离二氧化硅（SiO_2）的粉尘沉着于肺部引起的一种常见的职业病，简称硅肺（曾称为矽肺）。其病变以硅结节形成和广泛肺纤维化为特征。长期从事开矿、采石、坑道作业及在石英粉厂、玻璃厂、耐火材料厂、陶瓷厂等生产作业的工人易患本病。其病程进展缓慢，患者多在接触硅尘10～15年后发病。重症或晚期病例常因呼吸功能严重受损而出现低氧症状和并发肺源性心脏病或肺结核病。

一、病因及发病机制

1. 病因

空气中含有的硅尘粒子愈小，分散度愈高，其沉降速度也愈慢，被吸入的机会就愈多。小于5 μm的硅尘可被直接吸入到肺泡并进入肺泡间隔，引起病变。部分携尘巨噬细胞，可穿过肺泡上皮进到肺间质，再穿过淋巴管壁，随淋巴回流到肺门淋巴结，引起淋巴结的硅尘性病变。

当吸入的硅尘数量较多,超过肺的清除能力,或肺的清除能力减弱,如吸烟、慢性支气管炎和肺间质纤维化等都可损伤肺的清除能力,特别是气道清除能力的降低成为硅尘在肺内沉积的重要原因。

2. 硅肺的发病机制

认为结晶型SiO_2的致病力与晶体的可溶性和毒性有关。例如,被肺泡巨噬细胞吞噬的硅尘与溶酶体融合,其表层的SiO_2与水聚合成硅酸,其羟基与溶酶体膜内的脂蛋白中的氢原子形成氢键,可以损伤溶酶体膜的稳定性或完整性;而被激活的巨噬细胞形成的自由基也可直接损伤细胞质膜。当溶酶体膜受化学物质和自由基损伤后,在细胞内释放出多种溶酶体酶而导致巨噬细胞的自溶崩解。游离出来的硅尘又可被其他巨噬细胞再吞噬。反复吸入、沉积在肺内的硅尘和被吞噬后再释放出的硅尘使得肺部病变不断发展和加重。

硅结节玻璃样变的组织内,免疫球蛋白(IgG、IgM)含量明显高于胶原蛋白的含量,而且硅肺纤维化程度与浆细胞反应强度有关,提示硅肺的纤维化与抗原抗体反应有关。

二、病理变化

硅肺的基本病变是肺及肺门淋巴结内硅结节(siliconic nodule)的形成和间质弥漫性纤维化。

1. 肉眼观

硅结节境界清楚,直径为2~5 mm,呈圆形或椭圆形,灰黑色或灰白色,质地硬,触之有砂样感。随着病变的发展,硅结节与纤维化的肺组织融合成团块状。在团块的中央,常因缺血、缺氧发生坏死、液化,形成硅肺性空洞。此外,胸膜也因纤维组织弥漫增生而广泛增厚。肺门淋巴结也因硅结节形成而肿大、变硬。

2. 镜下观

(1)细胞性结节,硅结节形成的初始阶段是由吞噬硅尘的巨噬细胞聚集组成。

(2)继而成纤维细胞增生,使之发生纤维化。结节内增生的纤维组织常呈同心圆式排列。

(3)玻璃样变性结节,当胶原沉积较多时,则变成为同心圆状或旋涡状排列的玻璃样变的结节(图14-16),结节中央往往可见内膜增厚的血管。肺内还有不同程度的弥漫性间质纤维化,可能与肺间质内散在性分布的吞噬硅尘的巨噬细胞有关。

三、临床分期

根据肺内硅结节的数量、直径大小、分布范围和肺纤维化的程度,可将硅肺分为以下三期。

Ⅰ期硅肺:硅结节局限在肺的淋巴系统。肺门淋巴结大且有硅结节和纤维化改变,肺组织中硅结节数量较少,主要分布在两肺中、下叶近肺门处,直径为 1~3 mm。X 线检查,肺野内可见一定数量的类圆形或不规则形小阴影,其分布范围不少于两个肺区。此时,肺的重量、体积和硬度无明显改变。胸膜上可有硅结节形成,但胸膜无明显增厚。肺门阴影增大,致密。

Ⅱ期硅肺:硅结节数量增多、体积增大,伴有较明显的肺纤维化。结节性病变可散布于全肺,但在中、下肺叶近肺门区仍较为密集,总的病变范围不超过全肺的 1/3。X 线检查,表现为肺野内有较多量直径不超过 1 cm 的小阴影,分布范围不少于四个肺区。此时,肺的重量、体积和硬度均有增加,胸膜也增厚。肺门阴影增大、致密。

Ⅲ期硅肺(重症硅肺):硅结节密集与肺纤维化融合成块。结节之间的肺组织常有明显的灶周肺气肿或肺不张。X 线检查,肺内有团块阴影出现,其长径大于 2 cm,宽径不小于 1 cm。肺门淋巴结增大、密度高,可见蛋壳样钙化。此期,肺的重量和硬度明显增加。解剖取出的新鲜肺标本可竖立不倒,切开时阻力甚大,并有砂粒感。浮沉试验示全肺入水下沉。团块状结节的中央可有硅肺空洞。

四、并发症

1. 肺结核病

硅肺患者最易并发肺结核病,称为硅肺结核病。越是晚期、重症硅肺,肺结核的并发率愈高。硅肺结核病的病变比单纯硅肺和单纯肺结核病变发展更快,范围更广,易形成空洞。较大的血管被侵蚀,导致患者大咯血死亡。

2. 慢性肺源性心脏病

60%~75% 的硅肺患者并发慢性肺心病。这是因为肺间质弥漫性纤维化,肺毛细血管床减少;硅结节内闭塞性肺动脉炎及缺氧引起肺小动脉痉挛均可导致肺循环阻力增加,肺动脉压力升高和右心室肌壁肥大(慢性肺心病)。患者可因呼吸衰竭和右心衰竭而死亡。

3. 肺感染和阻塞性肺气肿

由于硅肺患者抵抗力低,又有慢性阻塞性肺疾病,小气道引流不畅,易继发细菌或病毒感染致死。晚期硅肺患者常发生不同程度的阻塞性肺气肿和肺大疱，若破裂可引起自发性气胸。

（杨　海）

任务五　肺癌

肺癌（lung cancer）是最常见的恶性肿瘤之一，以人口密度较高的工业发达国家更为突出。据WHO统计，在发达国家16种常见肿瘤中肺癌居首位。在我国肺癌发病率和死亡率近年也有明显上升趋势。患病年龄多在40岁以后，高峰发病年龄在40~70岁。以往报道男女发病之比为4∶1，但近年来女性肺癌患者增多，男女发病之比为2∶1，可能与女性吸烟者增多有关。

一、病因

肺癌的病因复杂，目前认为主要与下列因素有关。

1. 吸烟

吸烟是国际上公认的肺癌发生的最危险因素。吸烟者比不吸烟者的肺癌发生率高25倍，80%~90%的男性肺癌患者与吸烟有关。在烟雾中含有多种化学致癌物质，如尼古丁、苯并芘、煤焦油、镍、砷等与癌的发生有关。

2. 环境因素

在大城市和工业区肺癌的发病率和死亡率较高，与大气和空气污染有密切关系。污染的空气中含有苯并芘、二乙基亚硝胺和砷等致癌物。许多国家的调查表明，工业城市中肺癌的死亡率与空气中苯并芘的浓度呈正相关。在装饰材料和地板本底中，含有氡和氡子体。这些物质都可随尘埃被吸入肺内，也成为肺癌发生的危险因素。如放射性矿石的开采，长期吸入或接触一些有害粉尘，如石棉、铀、镍等化学致癌物和放射性物质者肺癌的发生率高。

二、病理变化

肺癌绝大多数起源于支气管黏膜上皮，少数起源于支气管的腺体上皮或肺泡上皮细胞。因而肺癌实为支气管源性癌，亦称支气管癌。

1. 肉眼类型

肺癌的肉眼形态多种多样，根据其部位和形态可分为以下三种类型。

（1）中央型（肺门型）：最为常见，占肺癌的60%~70%，癌块位于肺门部。其早期表现为局部管壁弥漫肥厚，或自管壁长出息肉状、乳头状物突出于腔内，使管腔狭窄甚或闭塞；进一步发展时，癌瘤沿支气管纵深方向浸润扩展，除浸润管壁外还累及周围肺组织，并经淋巴道蔓延至支气管肺淋巴结，增大的淋巴结与肺门肿块部融合成环绕癌变支气管的巨大癌块（图14-17），形状不规则或呈分叶状，与肺组织的界限不清。癌肿周围可有卫星灶。

（2）周围型：是指起源于肺段或其远端支气管的肺癌，占肺癌总数的30%~40%；肿块在靠近胸膜的肺边缘部，呈结节状或球形，无包膜，直径为2~8 cm，与支气管的关系不明显（图14-18）。本型发生肺门淋巴结转移较中央型为迟，但可侵犯胸膜。

（3）弥漫型：较少见，占肺癌的2%~5%。癌组织沿肺泡管、肺泡呈弥漫性浸润生长，很快侵犯部分大叶或全肺叶，或呈大小不等的多发性结节散布于多个肺叶内。此时须与肺转移癌和肺炎加以鉴别。

2. 组织学类型及病变

肺癌组织学分为鳞状细胞癌、腺癌、小细胞癌及大细胞癌四种基本类型。实际上，仅40%~50%肺癌呈单一性细胞构型，其余则为不同分化状态组织学类型肿瘤的混合体。

（1）鳞状细胞癌：最常见的类型，占肺癌的30%~50%，而中央型肺癌中肺鳞癌占80%~85%。肺鳞癌主要起源于黏膜上皮鳞状化生、不典型性增生和原位癌等。鳞状细胞癌分为高分化、中度分化和低分化三型。高分化鳞癌癌巢中角化珠明显，可见细胞间桥（图14-19，图14-20）。

（2）腺癌：占肺癌的30%~35%，周围型肺癌中近60%为腺癌，来自支气管的黏膜上皮和腺上皮，分为高分化、中分化、低分化和未分化型。高分化腺癌癌巢呈腺腔状结构，可伴有黏液分泌，未分化腺癌的癌细胞呈高度异型性，可呈肉瘤样形态。

肺腺癌还有一些特殊类型，如细支气管肺泡癌、瘢痕癌和黏液癌等。细支气管肺泡癌亦称细支气管肺泡细胞癌。肉眼观，呈弥漫型或结节型（图14-21）。镜下观，癌细胞沿肺泡壁、肺泡管壁，有时甚至沿细支气管壁，肺泡间隔大多保存完整（图14-22）。瘢痕癌的主要特征是肺腺癌中心区有纤维化或瘢痕灶（玻璃样变），并有大量炭末沉着，故称为有肺瘢痕癌。

（3）小细胞癌：又称小细胞肺癌或小细胞未分化癌。有的学者认为小细胞肺癌起源于支气管黏膜或腺上皮内的嗜银细胞（亦称Kultschitsky细胞），属APUD瘤；但更多倾向来源于支气管黏膜上皮中可向神经内分泌分化的干细胞。小细胞癌是肺癌中分化最低、恶性度最高的一型，占肺癌的20%~25%；发病年龄为35~60岁，男性多于女性；多发生于肺中央部，生长迅速，转移较早。镜下观，癌细胞小而呈短梭形或淋巴细胞样，有些细胞呈梭形或多角形，细胞质少而形似裸核。典型癌细胞常一端稍尖，形似燕麦穗粒，称为燕麦细胞癌。癌细胞常密集成群，由结缔组织加以分隔（图14-23）。有时癌细胞围绕小血管排列成假菊形团结构。小细胞癌具有神经内分泌功能，能产生多肽激素。电镜观，胞质内可见神经内分泌颗粒，属肺神经内分泌癌。

（4）大细胞癌：又称为大细胞未分化癌，半数大细胞癌发生于大支气管，主要特点是癌组织呈实性团块、片状或弥漫分布。癌细胞体积大，常为多边形，细胞质丰富，癌细胞高度异型，核深染，有时呈现奇异核和多核，也可出现多核癌巨细胞或细胞质空亮的透明细胞（图14-24）。此型恶性度颇高，生长快，容易侵入血管形成广泛转移。

三、扩散途径

1. 直接蔓延

中央型肺癌常直接侵及纵隔、心包及周围血管，或沿支气管向同侧，甚至向对侧肺组织蔓延。周围型肺癌可直接侵犯胸膜，长入胸壁。

2. 转移

肺癌发生转移较快、较多见。沿淋巴道转移时，首先转至支气管肺门淋巴结，再扩散至纵隔、锁骨上、腋窝、颈部淋巴结。血道转移常见于脑、肾上腺、骨，以及肝、肾、胰、甲状腺和皮肤等处。

四、病理临床联系

早期症状常不明显，易被忽视。患者可有咳嗽、痰中带血、气急或胸痛，有时咯血。癌组织阻塞或压迫支气管时，可引起局限性肺萎陷或肺气肿。癌组织侵及胸膜可引起癌性胸腔血性积液；侵犯纵隔内、气管旁淋巴结，压迫上腔静脉可引起上腔静脉综合征，表现为面部水肿及颈、胸部静脉曲张。位于肺尖部的肺癌易侵犯交感神经链，引起病侧眼睑下垂、瞳孔缩小和胸壁皮肤无汗等交感神经麻痹综合征（Horner综合征）；侵犯臂丛神经可出现上肢疼痛及手部肌肉萎缩。

肺癌（尤其是小细胞肺癌）可有异位内分泌作用，可引起肺外症状。小细胞肺癌可因5-羟色胺分泌过多而引起类癌综合征，表现为哮喘样支气管痉挛、阵发性心动过速、水样腹泻和皮肤潮红等。肺癌还可引起肺性骨关节病、神经肌肉病变（肌无力综合征）和类库欣综合征等，属于副肿瘤综合征的范畴。

肺癌患者预后大多不良，早期发现、早期诊断和早期治疗至关重要。对于40岁以上的成人，特别是有长期吸烟史并伴有咳嗽、痰中带血、气急、胸痛等症状者，或无痰干咳及与体位有关的刺激性呛咳的患者，必须提高警惕，及时进行胸透、痰涂片细胞学和纤维支气管镜等检查，以及取活检组织作病理学检查，对肺癌的早期诊断具有重要价值。

（杨　海）

任务六　呼吸功能不全

呼吸功能不全（respiratory insufficiency）是由各种原因引起的外呼吸功能障碍，以致不能进行有效的气体交换，导致缺氧或伴有二氧化碳潴留，引起一系列功能和代谢紊乱综合征。呼吸衰竭是指在海平面水平，静息状态下，动脉血氧分压（PaO_2）低于60 mmHg（8 kPa）或伴有二氧化碳分压（$PaCO_2$）高于50 mmHg（6.65 kPa）的病理过程，是呼吸功能不全的晚期失代偿阶段。

根据血气变化的特点分Ⅰ型（低氧血症型）和Ⅱ型（低氧血症伴高碳酸血症型），根据病变部位分中枢性和周围性，根据病程分急性和慢性呼吸功能不全。

一、原因及发生机制

各种原因引起通气和（或）换气过程障碍，均可导致呼吸功能不全。

（一）肺通气功能障碍

1. 限制性通气障碍

限制性通气障碍是指肺泡扩张受限制所引起的肺泡通气不足。其发生机制如下。

（1）呼吸肌活动障碍：脑部病变（脑外伤、脑出血、脑炎等）或药物（镇静药、麻醉药等）过量，使呼吸中枢受损害或抑制；神经肌肉疾病（重症肌无力、低血钾等）累及呼吸肌引起呼吸肌活动障碍时，均可导致肺泡限制性通气障碍。

（2）胸廓和肺的顺应性降低：胸廓畸形、胸膜增厚或胸腔积液、气胸等使胸廓顺应性降低；严重肺纤维化或肺泡表面活性物质减少，降低肺顺应性，限制性通气不足。

2. 阻塞性通气障碍

阻塞性通气障碍是指气道狭窄或阻塞引起肺泡通气不足,可分为以下两类。

(1) 中央气道阻塞:是指气管分叉处以上的气道阻塞。阻塞若位于胸外(声带麻痹、炎症等),吸气时,气流经病灶引起的压力下降,使气道内压明显小于大气压,故使气道狭窄加重,患者表现出吸气性呼吸困难;阻塞如位于胸内,呼气时则可因胸膜腔内压大于气道内压而加重阻塞,患者表现出呼气性呼吸困难。

(2) 外周气道阻塞:细支气管无软骨支撑,与管周的肺泡结构又紧密相连,呼气时,小气道缩短变窄,故患者常发生呼气性呼吸困难,常见于慢性阻塞性肺疾病等。

通气功能障碍的共同特点是肺泡通气量减少,氧的吸入和二氧化碳的排出均发生障碍。所以,血气变化为PaO_2降低,伴有$PaCO_2$增高,属Ⅱ型呼吸衰竭。

(二) 肺换气功能障碍

肺换气功能障碍包括弥散障碍、肺泡通气血流比例失调和解剖分流增加。

1. 弥散障碍

(1) 肺泡膜面积减少:当肺泡膜面积减少50%以上时,易引起换气功能障碍,如肺实变、肺不张、肺叶切除等。

(2) 肺泡膜厚度增加:当肺水肿、肺泡透明膜形成、肺纤维化等,因肺泡膜厚度增加而影响气体弥散。由于二氧化碳弥散速度比氧快得多,单纯弥散障碍引起的血气变化有PaO_2降低,不伴有$PaCO_2$增高,属Ⅰ型呼吸衰竭。

2. 肺泡通气血流比例失调

正常人在静息状态下,肺泡通气量约为4 L/min,肺血流量约为5 L/min,两者的比率约为0.8。肺泡通气血流比例失调有以下两种基本形式(图14-25)。

(1) 部分肺泡通气不足:常见于支气管哮喘、慢性支气管炎、阻塞性肺气肿等病变。导致肺泡通气分布的严重不均,肺泡通气血流比率降低,流经这部分肺泡的静脉血未经充分氧合便掺入动脉血内,似于肺动静脉短路,又称功能性分流增加,影响换气功能。

(2) 部分肺泡血流不足:常见于肺动脉栓塞、肺泡壁毛细血管减少等,血流尘而通气无相应减少,吸入的空气没有充分参与气体交换,与气道内的情况类似,又称死腔样通气。

3. 解剖分流增加

解剖分流增加常见于严重创伤、休克、肺实变和肺不张等时,肺内动静脉短路开放,流经的血液未进行气体交换而掺入动脉血,类似解剖分流。

临床上，呼吸功能不全往往是几种因素同时存在或先后发挥作用。如慢性阻塞性肺气肿时阻塞性通气障碍，肺气肿肺泡间隔断裂，肺泡膜面积减少导致气体弥散障碍，间隔破坏肺毛细血管网减少，又导致肺泡通气血流比例失调等。

二、机体代谢及功能变化

1. 酸碱平衡及电解质紊乱

（1）代谢性酸中毒：见于严重缺氧，无氧代谢增加，酸性代谢产物增多。

（2）呼吸性酸中毒：大量二氧化碳潴留。

（3）呼吸性碱中毒：缺氧引起肺通气过度，可发生呼吸性碱中毒。

2. 呼吸系统变化

其多由原发疾病引起，患者出现潮式呼吸、间歇呼吸、抽泣样呼吸等，低氧或高碳酸血症作用于颈动脉体与主动脉体化学感受器，反射性引起呼吸加深加快。但 PaO_2 低于 4.0 kPa（30 mmHg）时或 $PaCO_2$ 超过 12.0 kPa（90 mmHg）时，将损害或抑制呼吸中枢。

3. 循环系统变化

缺氧和二氧化碳潴留可反射性兴奋心血管运动中枢，使心率加快、心肌收缩力增强；严重缺氧和二氧化碳潴留时，可直接抑制心血管中枢和心脏的活动；扩张血管，导致血压下降、心肌收缩力降低和心律失常等。

4. 脑功能变化

当 PaO_2 迅速降至 5.33～6.66 kPa（40～50 mmHg）时，$PaCO_2$ 超过 10.7 kPa（80 mmHg）时，患者出现头痛、不安、定向与记忆障碍、精神错乱、嗜睡、惊厥和昏迷等中枢神经功能障碍，称为肺性脑病。

5. 肾功能变化

轻者尿中出现蛋白、红细胞、白细胞及管型等，重者可发生急性肾衰竭，出现少尿、氮质血症和代谢性酸中毒等。由于缺氧与高碳酸血症反射性引起肾血管收缩，使肾血流量严重减少。

6. 胃、肠道变化

严重缺氧可使胃壁血管收缩，降低胃黏膜的屏障作用；二氧化碳潴留可增强胃壁细胞碳酸酐酶活性，使胃酸分泌增多，故患者可出现胃肠道黏膜糜烂、坏死、出血与溃疡形成等变化。

项目小结

呼吸系统疾病是临床上的常见多发病，主要包括感染性疾病和肿瘤。慢性阻塞性肺疾病是一组以气道阻塞为特征的疾病，主要包括慢性支气管炎、肺气肿、支气管扩张症和支气管哮喘等。各种原因导致气道的功能和结构改变，最终引起呼吸功能障碍，甚至心功能障碍。肺心病最多见的病因是慢性支气管炎合并阻塞性肺气肿，其发病的关键环节是肺动脉高压。肺炎是病原微生物引起的肺组织急性炎症，因病原体的不同导致出现不同的多发人群、病理变化和临床表现等。大叶性肺炎和小叶性肺炎既有区别又有联系。肺癌是起源于支气管和肺泡上皮细胞的常见恶性肿瘤。吸烟和空气污染是肺癌发生的危险因素。肺癌最常见的类型是中央型和鳞状细胞癌，恶性度最高的是小细胞癌。呼吸衰竭是指各种病因作用于外呼吸气体交换环节，使机体出现系列功能代谢变化的临床综合征；其发生机制主要分为通气障碍和换气障碍两个方面。

（杨 海）

目标检测

1. 肺气肿的病变中，下列说法哪种是错误的（   ）
   A. 肺泡高度扩张 B. 肺泡间隔断裂
   C. 肺泡间隔胶原纤维增生 D. 肺大疱形成
   E. 肺小动脉内膜增厚

2. 我国引起肺源性心脏病最常见的疾病是（   ）
   A. 硅肺 B. 支气管哮喘
   C. 肺结核 D. 慢性支气管炎伴肺气肿
   E. 支气管扩张症

3. 符合小叶性肺炎特点的是（　　）

　　A. 能引起急性支气管炎的细菌、病毒等均能引起小叶性肺炎

　　B. 肺内各病灶病变表现不一样

　　C. 肺内散在多数病灶，病灶均在小叶范围内

　　D. 病变可导致肺肉质变

　　E. 不易出现并发症

4. 小叶性肺炎的病变范围（　　）

　　A. 以呼吸性细支气管为中心　　B. 以终末细支气管为中心

　　C. 以细支气管为中心　　D. 以叶支气管为中心

　　E. 以肺泡管为中心

5. 大叶性肺炎患者出现明显发绀等缺氧症状时，其病变基础是（　　）

　　A. 合并肺肉质变　　B. 充血水肿期

　　C. 红色肝样变期　　D. 灰色肝样变期

　　E. 溶解消散期

6. 一男性患者35岁，3 d前受凉后头痛，畏寒，继而高热，咳嗽，咯铁锈色痰，左侧胸痛，气急不能平卧，X线检查：左肺下叶可见大片阴影。该患者应诊断为（　　）

　　A. 肺转移瘤　　B. 肺出血肾炎综合征

　　C. 肺癌继发感染　　D. 大叶性肺炎

　　E. 支气管扩张症

7. 大叶性肺炎渗出物清除不完全时可并发（　　）

　　A. 肺肉质变　　B. 肺脓肿

　　C. 早期肺门淋巴结病变　　D. 肺空洞形成

　　E. 蜂窝肺

8. 大叶性肺炎不会发生的并发症是（　　）

　　A. 胸膜炎　　B. 脓气胸

　　C. 败血症　　D. 肺褐色硬化

　　E. 脓毒败血症

9. 肺癌最常见的组织学类型是（　　）

　　A. 腺样囊性癌　　B. 巨细胞癌

　　C. 鳞状细胞癌　　D. 腺癌

　　E. 未分化癌

10. 硅肺的特征性病变是（　　）

　　A. 硅结节形成　　B. 肺纤维化

　　C. 胸膜肥厚　　D. 小气管炎症

　　E. 支气管扩张

11. 成年男性患者,气短,呼吸困难,心浊音界缩小,肝浊音界下降,近日出现头痛,烦躁不安,昏迷,最大可能是( )

　　A. 脑出血　　　　　　　　　　B. 肺心病
　　C. 脑栓塞　　　　　　　　　　D. 精神异常
　　E. 肺气肿并发肺性脑病

12. 肺腺癌( )

　　A. 中央型多见　　　　　　　　B. 周围型多见
　　C. 弥漫型多见　　　　　　　　D. 发生于Ⅰ型肺泡上皮细胞
　　E. 发生于胸膜

13. 成年女性患者,咳嗽,喘息10年,心悸三四年;颈静脉怒张,双肺呼吸音粗糙,肝达肋缘下2 cm,下肢水肿。其原因最可能是( )

　　A. 急性肾炎　　　　　　　　　B. 硅肺
　　C. 急性呼吸窘迫综合征　　　　D. 肺心病致右心衰竭
　　E. 二尖瓣狭窄致右心衰竭

14. 铁锈色痰常见于大叶性肺炎的( )

　　A. 充血水肿期　　　　　　　　B. 红色肝样变期
　　C. 灰色肝样变期　　　　　　　D. 溶解消散期
　　E. 中毒性休克

15. 肺鳞状细胞癌主要起源于( )

　　A. Ⅱ型肺泡上皮细胞　　　　　B. 嗜银细胞
　　C. 支气管腺体　　　　　　　　D. 主支气管黏膜上皮
　　E. 小支气管黏膜上皮

16. 硅肺的并发症有( )

　　A. 肺脓肿　　　　　　　　　　B. 肺结核
　　C. 肺癌　　　　　　　　　　　D. 肺炎
　　E. 肺结核+肺心病

17. 肺心病发病的主要环节是( )

　　A. 慢性支气管炎　　　　　　　B. 慢性阻塞性肺气肿
　　C. 肺纤维化　　　　　　　　　D. 肺血管床减少
　　E. 肺循环阻力增加和肺动脉高压

18. 呼吸衰竭通常是( )

　　A. 外呼吸功能严重障碍的后果　B. 内呼吸功能严重障碍的后果
　　C. 内、外呼吸功能严重障碍的后果　D. 血液不能携氧的后果
　　E. 组织细胞不能利用氧的后果

19. 出现严重胸膜病变时,患者可发生（　　）

A. 弥散障碍　　　　　　　　B. 限制性通气不足

C. 阻塞性通气不足　　　　　D. 无效腔气量增加

E. 肺表面活性物质受破坏

20. 限制性通气不足产生的原因是（　　）

A. 白喉　　　　　　　　　　B. 支气管哮喘

C. 气管异物　　　　　　　　D. 多发性肋骨骨折

E. 肺泡水肿

项目十五 消化系统疾病

学习目标

知识目标

1. 掌握消化性溃疡的病理变化、主要临床表现和并发症，病毒性肝炎的临床病理类型、病理变化，门脉性肝硬化的病变特点及主要临床表现，食管癌、胃癌、大肠癌及肝癌的病理变化、转移途径及临床病理联系，肝性脑病的概念和诱因。

2. 熟悉胃炎的类型、主要病理变化及临床表现，肝性脑病的病因和发生机制。

3. 了解胃炎、消化性溃疡、病毒性肝炎、门脉性肝硬化的病因和发病机制。

消化系统由消化管（口腔、食管、胃、肠及肛门等）和消化腺（唾液腺、肝、胰及肠腺等）构成，主要功能是消化食物和吸收营养物质。消化系统的常见病有胃炎、肠炎、溃疡病、肝炎、肝硬化等。

任务一　胃炎

胃炎（gastritis）是胃黏膜常见的炎症性疾病，可分为急性和慢性两类。

一、急性胃炎

（一）病因及发病机制

1. 物理因素

食入过冷、过热的食物和饮料，浓茶、咖啡、烈酒或过于粗糙的食物、药物（特别是非甾体抗炎药，如阿司匹林、吲哚美辛等），均可刺激胃黏膜，破坏黏膜屏障。

2. 化学因素

如阿司匹林等药物可干扰胃黏膜上皮细胞合成硫糖蛋白，使胃内黏液减少，脂蛋白膜的保护作用降低，引起胃腔内氢离子逆扩散，导致黏膜固有层肥大细胞释放组胺，血管通透性增加，以致出现胃黏膜充血、水肿、糜烂和出血等病理过程。前列腺素合成受抑制，胃黏膜的修复亦受到影响。

3. 生物因素

常见致病菌为沙门菌、嗜盐菌、致病性大肠埃希菌等，常见毒素为金黄色葡萄球菌或毒素杆菌毒素，尤其是金黄色葡萄球菌较为常见。进食污染细菌或毒素的食物数小时后即可发生胃炎或同时合并肠炎。葡萄球菌及其毒素摄入后合并肠炎，此即急性胃肠炎。葡萄球菌及其毒素摄入后发病更快。近年因病毒感染而引起本病者较少。

4. 精神、神经因素

精神、神经功能失调，各种急重症的危急状态，以及机体的变态（过敏）反应均可引起胃黏膜的急性炎症损害。

（二）临床类型及病理变化

1. 急性刺激性胃炎

急性刺激性胃炎又称单纯性胃炎，多因暴饮暴食引起，表现为黏膜充血、水肿，可见糜烂，伴胃黏膜分泌亢进，故有急性卡他性胃炎之称。病变在胃窦、胃体，病因消除后可治愈。

2. 急性（糜烂）出血性胃炎

急性（糜烂）出血性胃炎多与饮酒、药物（阿司匹林、皮质激素）及创伤、大手术和败血症的应激反应有关。病变以胃黏膜出血、糜烂为特征，严重者可见大量出血和应激性溃疡。

3. 急性腐蚀性胃炎

急性腐蚀性胃炎多为强酸、强碱或其他腐蚀物所致。病变多为胃黏膜大片坏死、脱落，甚至穿孔。

4. 急性化脓性胃炎

急性化脓性胃炎（急性蜂窝织性胃炎）少见，由金黄色葡萄球菌、链球菌、大肠埃希菌等化脓性细菌经血道（败血症或脓毒败血症）侵入胃壁或直接感染（如创伤所致），为胃黏膜的弥漫性化脓性炎。

（三）病理临床联系

患者表现发病迅速，上腹疼痛、恶心、呕吐和腹泻等。急性（糜烂）出血性胃炎可有呕血和便血。急性腐蚀性胃炎可出现剧烈烧灼感和疼痛，严重者致胃穿孔。急性化脓性胃炎出现上腹部剧烈疼痛，高热、全身中毒症状。

二、慢性胃炎

慢性胃炎是胃黏膜慢性非特异性炎症，发病率高，可由急性胃炎转变而来。

（一）病因及发病机制

1. 幽门螺杆菌感染

在慢性胃炎患者的胃镜活检标本中，幽门螺杆菌（helicobacter pylori，HP）检出率为63.6%，是慢性胃炎的主要病因。HP通过分泌尿素酶、空泡毒素等物质而致病。尿素酶可分解胃腔内尿素，产生大量氨，对胃黏膜有毒性作用。

2. 长期慢性刺激

长期饮酒、吸烟、滥用药物（如水杨酸类药物）、饮食辛辣食物，破坏胃黏膜。

3. 十二指肠液或胆汁反流

碱性的十二指肠液和胆汁反流到胃内，对胃黏膜屏障具有破坏作用。

4. 自身免疫性损伤

自身免疫使机体产生抗壁细胞和内因子的抗体，导致胃黏膜损伤。

（二）临床类型和病理变化

1. 慢性浅表性胃炎

慢性浅表性胃炎的病变以胃窦部多见。胃镜可见，病变呈弥漫性或多灶性充血、水肿，表面可见灰白色或灰黄色分泌物，伴点状出血或糜烂。镜下观，病变限于黏膜浅层，可见充血、水肿，点状出血，淋巴细胞和浆细胞浸润，表浅上皮细胞坏死、脱落。其多数可完全治愈，少数反复发作，发展为慢性萎缩性胃炎。

2. 慢性萎缩性胃炎

A型病变在胃体和胃底，为自身免疫性疾病，我国少见；B型病变在胃窦部，无恶性贫血，我国多见。

（1）胃镜下见：①黏膜正常橘红色色泽消失，而呈灰黄色或灰白色；②病变处胃黏膜明显变薄，皱襞变浅或消失，黏膜下血管分支清晰可见；③萎缩胃黏膜与周围正常胃黏膜界限明显。

（2）镜下观：①病变累及黏膜全层，黏膜固有层腺体呈不同程度萎缩、消失、变小、囊性扩张，有淋巴细胞、浆细胞浸润，或淋巴滤泡形成；②假幽门腺化生，胃底和胃体病变区主细胞和壁细胞消失，被类似幽门腺分泌黏液细胞代替；③肠上皮化生，胃窦部可见胃腺上皮细胞被杯状细胞、潘氏细胞（或称帕内特细胞）、肠吸收细胞取代（图15-1）。

3. 慢性肥厚性胃炎

慢性肥厚性胃炎的病变常在胃底和胃体部，黏膜层肥厚，皱襞加深加宽呈脑回状；顶部可见横裂、糜烂和溃疡。镜下观，黏膜层增厚，腺体增生肥大，腺管延长，可穿过黏膜肌层，固有层炎细胞浸润不明显。

4. 疣状胃炎

疣状胃炎的病变多发生在胃窦部，病变部位胃黏膜可见大小不等的糜烂，周围黏膜可见结节状突起，中央稍有凹陷的病灶，形如痘疹。镜下观，病灶中央凹陷处胃黏膜上皮变性、坏死，可出现脱落、糜烂，表面有炎性渗出物覆盖，之后胃黏膜上皮再生修复，可伴有上皮非典型增生。

（三）病理临床联系

慢性胃炎病变轻，常无明显症状，可有上腹部不适、隐痛或消化不良。胃液分泌减少，可出现食欲减退、消化不良，上腹部不适或疼痛，A型萎缩性胃炎常伴有恶性贫血，少数B型萎缩性胃炎可伴有肠化生而发生癌变。慢性肥厚性胃炎，腺体增生肥大，胃酸分泌增多，上腹部烧灼感、泛酸及胃区疼痛。

（曹 丹）

任务二　消化性溃疡病

消化性溃疡病（peptic ulcer）主要是指发生于胃和十二指肠的慢性溃疡，是一种多发病、常见病；多发生于20~50岁，男性多于女性，十二指肠溃疡较胃溃疡多见，两者之比为3∶1，约5%为胃和十二指肠同时发生的复合性溃疡。本病呈慢性经过，易反复发作，临床症状有周期性上腹部疼痛、泛酸、嗳气等。

一、病因及发病机制

溃疡病的病因可能与下列因素有关。

1. 胃液的消化作用

溃疡的形成是胃及十二指肠黏膜组织被胃酸和胃蛋白酶自我消化的结果。正常情况下，胃黏膜具有保护功能，包括黏液分泌、胃黏膜屏障完整性、丰富的黏膜血流和上皮细胞的再生等。只有黏膜防御屏障受到破坏，胃酸大量进入胃肠黏膜（氢离子逆向弥散），激活胃蛋白酶原，使胃蛋白酶分泌增多，引起自我消化，形成溃疡。

2. 神经内分泌功能失调

溃疡病患者常有过度精神紧张等长期刺激，可抑制皮质下中枢兴奋，引起迷走神经功能紊乱。十二指肠溃疡病患者迷走神经过度兴奋，使胃液分泌增多，胃液分泌旺盛，胃液分泌刺激溃疡面而疼痛；而胃溃疡病患者迷走神经兴奋性降低，胃蠕动减慢，胃窦部食物潴留，刺激胃窦部促胃液素细胞分泌促胃液素亢进，酸性胃液分泌旺盛；同时，交感神经兴奋性增高，胃肠平滑肌血管痉挛而使黏膜缺血，黏膜防御屏障功能减退而形成溃疡。

3. 幽门螺杆菌感染

HP感染是引起消化性溃疡的重要病因，感染率较高，可损伤黏膜，导致防御屏障功能下降，促使胃液自我消化形成溃疡。

4. 遗传因素

消化性溃疡病在一些家族中发病率高。"O"型血人群发病率较其他血型人群高1.5~2倍，而且证明胃溃疡和十二指肠溃疡病为单独遗传，互不相干。胃溃疡患者的家族中，胃溃疡的发病率较正常人高3倍；而在十二指肠溃疡患者的家族中，较多发生的是十二指肠溃疡而非胃溃疡。

5. 其他因素

溃疡病的发生认为与长期使用肾上腺皮质激素、药物、饮酒、吸烟等因素有关。

二、病理变化

1. 肉眼观

胃溃疡多发生于胃小弯近幽门处，尤其是胃窦部最多见。溃疡常为一个，也可为两个以上，称为多发性溃疡。溃疡多为圆形或椭圆形，直径小于2.5 cm，边缘整齐，形如刀切，底部平坦，常深达肌层甚至浆膜层，邻近溃疡周围的胃黏膜皱襞由于受溃疡底部瘢痕组织的牵拉而呈放射状；切面呈斜漏斗状；溃疡底在贲门侧较深，边缘耸直；在幽门侧较浅，边缘呈阶梯形。

2. 镜下观

溃疡底部由内至外大致由以下四层构成：第一层为渗出层，渗出物为白细胞、纤维素等；第二层为纤维素样坏死层，由无结构的坏死组织构成；第三层为肉芽组织层，主要由新生的毛细血管和成纤维细胞构成，垂直排列于溃疡面；第四层是瘢痕组织层，主要由大量胶原纤维和少量纤维细胞构成，常发生玻璃样变。瘢痕组织内的细小动脉常呈增生性动脉内膜炎改变，管壁增厚，管腔变窄，常并发血栓形成及血栓机化。这种病变有防止溃疡出血的作用，但也因供血不良而妨碍溃疡的愈合。溃疡底部神经丛内的神经节细胞和神经纤维常发生变性和断裂，神经纤维的断端可呈小球状增生，是引起疼痛的原因（图15-2）。

十二指肠溃疡多发生在球部前壁或后壁，较小，直径在1 cm内，较浅，坏死较轻，容易愈合。

三、病理临床联系

1. 上腹疼痛

胃溃疡的疼痛出现在餐后30 min至1 h，十二指肠溃疡患者疼痛常发生在空腹或夜间。疼痛的发生与胃酸刺激溃疡面暴露的神经末梢及胃壁平滑肌痉挛有关，临床上常用制酸药和解痉药可缓解。

2. 泛酸、嗳气

由于近幽门的慢性溃疡引起幽门狭窄及括约肌痉挛引起胃逆蠕动引起泛酸；嗳气则是由胃内容物排空延缓而发酵，产气增多所致。

3. X线钡餐检查

溃疡处可见龛影。

四、结局及并发症

1. 愈合

经过合理治疗,渗出物及坏死组织逐渐被吸收、排除,已被破坏的肌层不能再生,由底部的肉芽组织增生形成瘢痕组织充填修复。周围黏膜上皮再生覆盖溃疡面而愈合。

2. 并发症

(1) 出血(占患者10%~35%):因溃疡底部毛细血管破裂,溃疡面有少量出血。此时患者粪潜血试验常阳性。若溃疡底部大血管破裂,患者出现呕血及柏油样大便,严重者出现出血性休克。

(2) 穿孔(约占患者5%):十二指肠溃疡因肠壁较薄更易发生穿孔。穿孔后由于胃肠内容物漏入腹腔而引起腹膜炎。若穿孔发生在胃后壁,胃肠内容物则漏入网膜囊。

(3) 幽门狭窄(约占患者3%):经久的溃疡由于瘢痕收缩可引起幽门狭窄,使胃内容物通过困难,继发胃扩张,患者出现反复呕吐。严重者可致碱中毒。

(4) 癌变(≤1%):癌变多发生于长期胃溃疡患者,十二指肠溃疡几乎不发生癌变,癌变来自溃疡边缘的黏膜上皮或腺体,因不断受到破坏而反复再生导致。

(曹 丹)

任务三 病毒性肝炎

病毒性肝炎(viral hepatitis)是指由一组肝炎病毒引起的以肝实质细胞变性、坏死为主要病变的一种常见传染病。已证实引起病毒性肝炎的肝炎病毒有甲型(HAV)、乙型(HBV)、丙型(HCV)、丁型(HDV)、戊型(HEV)及庚型(HGV)六种。病毒性肝炎发病率较高且有不断升高趋势,流行地区广泛,各种年龄及不同性别均可罹患,严重危害人类的健康。其临床上表现为食欲减退、乏力、上腹部不适、肝区疼痛及肝大等。

一、病因及发病机制

1. 传播途径

各型肝炎病毒的传染途径及特点如表15-1所示。

表15-1　各型肝炎病毒及其相应性肝炎的特点

肝炎病毒类型	病毒大小、性质	潜伏期（周）	传染途径	转成慢性肝炎	急性重型肝炎
HAV	27 nm，单链RNA	2~6	肠道	无	0.1%~0.4%
HBV	43 nm，DNA	4~26	分泌物、血液	5%~10%	<1%
HCV	30~60 nm，单链RNA	2~26	分泌物、血液	>50%	极少
HDV	缺陷性RNA	4~7	分泌物、血液	共同感染<5%，重叠感染80%	共同感染3%~4%，重叠感染7%~10%
HEV	32~34 nm，单链RNA	2~8	肠道	无	合并妊娠20%
HGV	单链RNA	不详	输血、注射	无	不详

2. 发病机制

病毒性肝炎的发病机制比较复杂，取决于多种因素，尤其是与机体的免疫状态有密切关系。一般认为甲型、丁型肝炎是由HAV、HDV在肝内繁殖直接引起肝细胞损伤。乙型肝炎肝细胞损伤的机制与人体对病毒的细胞毒性免疫反应有密切关系。HBV侵入机体后，进入肝细胞内复制，继而释放入血，并在肝细胞表面留下特异性病毒抗原，此抗原与肝细胞膜结合，使肝细胞表面的抗原性发生改变。当病毒由肝入血后，刺激机体免疫系统，致敏淋巴细胞，B细胞产生特异性抗体，致敏的T淋巴细胞能识别与攻击附有病毒抗原的肝细胞；特异性抗体一方面与血中的病毒反应，另一方面与附有病毒抗原的肝细胞膜起反应，从而在消灭病毒的同时也使受感染的肝细胞受到损害，发生变性和坏死。

由于人体的免疫反应和感染的病毒数量与毒力不同，引起肝细胞的病变类型及损伤程度也不同，表现为不同的临床病理类型。①免疫功能正常：感染病毒的数量较少、毒力较弱时，发生急性（普通型）肝炎。②免疫功能过强：感染病毒数量多而毒力又强时，则发生重型肝炎。③有病毒感染：但免疫功能不足，使部分未被杀灭的病毒在未受损伤的肝细胞内反复复制，导致肝细胞反复损害而成为慢性肝炎。④免疫功能耐受或缺陷：使病毒与宿主共生，在细胞内持续存在，而被病毒感染的肝细胞又不受损害，成为无症状的病毒携带者。

二、病理变化

各型病毒性肝炎病变基本相同，属于变质性炎症，都是以肝细胞的变性、坏死为主，同时伴有不同程度的炎细胞浸润、肝细胞再生和纤维组织增生。

1. 肝细胞变性

(1) 细胞水肿：为最常见的病变。肝细胞明显肿大，细胞质疏松呈网状、半透明，称为细胞质疏松化。进一步发展，肝细胞体积更加肿大，由多角形变为圆球形，细胞质几乎完全透明，称为气球样变。

(2) 嗜酸性变：此种变性一般仅累及单个或数个肝细胞，散在于肝小叶内。光镜下见病变肝细胞体积较小，细胞质嗜酸性增强，故红染。细胞核染色亦较深（图15-3）。

2. 肝细胞坏死

(1) 嗜酸性坏死：即由上述的嗜酸变性发展而来，细胞质进一步浓缩，核也浓缩消失，最终形成深红色浓染的圆形小体，称为嗜酸性小体。为单个肝细胞的死亡，属细胞凋亡。

(2) 溶解性坏死：由严重的细胞水肿发展而来。不同类型的病毒性肝炎此种坏死的范围和分布不同，可分为：①点状坏死（spotty necrosis），指单个或数个肝细胞的坏死，常见于急性普通型肝炎；②碎片状坏死（piecemeal necrosis），指肝小叶周边部界板肝细胞的灶性坏死和崩解，常见于慢性肝炎；③桥接坏死（bridging necrosis），指中央静脉与汇管区之间，或两个中央静脉之间出现的互相连接的坏死带，常见于中度与重度慢性肝炎；④大片坏死，指几乎累及整个肝小叶的大范围肝细胞坏死，常见于重型肝炎。

3. 炎症细胞浸润

炎症细胞浸润主要为淋巴细胞和单核细胞呈弥散性，或灶状浸润于肝小叶内或汇管区。

4. 肝细胞再生

坏死的肝细胞由周围的肝细胞分裂再生而修复。再生的肝细胞体积较大，细胞质略呈嗜碱性，细胞核大且深染，有时可见双核。这种再生的肝细胞可沿原有的网状支架排列，但若坏死严重，肝小叶内的网状支架塌陷，再生的肝细胞则呈团块状排列，称为结节状再生。

5. 间质反应性增生和小胆管增生

间质反应性增生包括：①Kupffer细胞增生，并可脱入窦腔内变为游走的吞噬细胞，参与炎细胞浸润；②间叶细胞和成纤维细胞增生，参与损伤的修复。慢性且坏死较严重的病例，在汇管区或大片坏死灶内可见小胆管增生。

三、病理临床类型

（一）急性（普通型）肝炎

急性（普通型）肝炎是最常见的一种肝炎类型，临床上分为黄疸型和无黄疸型两种。我国以无黄疸型居多，多为乙型病毒性肝炎，部分为丙型；黄疸型肝炎肝细胞损伤严重，病程较短，多为甲型、丁型、戊型病毒性肝炎。

1. 病理变化

（1）肉眼观：肝大，重量增加，质地较软，表面光滑。

（2）镜下观：①肝细胞广泛变性，主要为细胞质疏松化和气球样变；②肝细胞坏死轻微，小叶内可见点状坏死和嗜酸性小体；③小叶内和汇管区有少量淋巴细胞、单核细胞浸润；④肝细胞肿大，排列紊乱、拥挤，导致肝窦狭窄，肝细胞内有淤胆现象；⑤黄疸型肝炎坏死较重，毛细胆管内常有淤胆和胆栓形成。

2. 病理临床联系

（1）肝区疼痛、压痛：肝细胞弥漫性肿大，使肝脏体积增大，胞膜紧张，牵拉刺激神经末梢，从而引起肝区疼痛、压痛。

（2）黄疸：肝细胞坏死严重时，导致胆红素代谢障碍，患者的皮肤、黏膜尤其是巩膜会发生黄染现象，称为黄疸。

（3）消化道症状：由于肝细胞变性、坏死，胆汁代谢障碍，患者出现食欲减退、厌油腻等症状。

（4）肝功能异常：由于肝细胞变性、坏死，导致肝功能异常，可表现为血清丙氨酸氨基转移酶（ALT）、黄疸指数升高等。

3. 结局

本型肝炎多在6个月内治愈，点状坏死的肝细胞能完全再生修复。但乙型、丙型肝炎恢复较慢，并有可能转变为慢性肝炎，极少数发展为重型肝炎。

（二）慢性（普通型）肝炎

病毒性肝炎病程持续半年以上者即为慢性肝炎，其中乙型肝炎占绝大多数（80%）。

1. 病理变化

慢性肝炎可分为轻度、中度、重度三型。

（1）轻度慢性肝炎：肝细胞变性，点状坏死或嗜酸性小体，偶见轻度碎片状坏死，门管区周围纤维增生，肝小叶结构完整。

（2）中度慢性肝炎：肝细胞坏死明显，有中度碎片状坏死和特征性的桥接坏死。小叶内有纤维间隔形成，但小叶结构大部分保存。

（3）重度慢性肝炎：肝细胞坏死重且广泛，有重度碎片状坏死，桥接坏死范围广并形成相应的桥接纤维化，可见肝细胞不规则再生。纤维间隔分隔小叶结构，导致小叶结构紊乱，或形成早期肝硬化。

2. 临床病理联系

患者除有肝大、肝区疼痛及黄疸等临床表现外，还可伴有脾大。实验室检查，谷丙转氨酶、胆红素、丙种球蛋白可有不同程度升高，白蛋白降低，凝血酶原活动度下降等。

3. 结局

轻度可以治愈或控制病变发展，晚期逐步转变成肝硬化。若继发新鲜的大片坏死，即转变为重型肝炎。

（三）重型肝炎

1. 急性重型肝炎

其临床上又称暴发型、电击型或恶性肝炎，少见，起病急，病程短，大多为 10 d 左右，病变严重，死亡率高。

（1）病理变化：肉眼观，肝脏体积明显缩小，以左叶为甚，包膜皱缩，质地柔软，重量减轻，可轻至 600～800 g，切面呈黄色或红褐色，称为急性黄色肝萎缩或急性红色肝萎缩。镜下观，肝细胞坏死广泛而严重，肝细胞索解离，出现弥漫性大块坏死，仅在小叶周边残存少量肝细胞。肝细胞再生不明显，Kupffer 细胞增生、肥大，吞噬活跃。肝窦扩张充血、出血。坏死灶及汇管区大量淋巴细胞、巨噬细胞浸润。

（2）病理临床联系：①肝区疼痛、肝脏缩小。由于炎症刺激神经末梢而引起肝区疼痛；肝细胞大量破坏后导致肝脏体积明显缩小，触诊时难以扪及。②黄疸。肝细胞大量溶解破坏，导致胆红素代谢障碍，大量进入血液，引起严重的肝细胞性黄疸。③出血倾向。肝细胞大量溶解破坏，凝血因子合成减少，导致皮肤、黏膜出血。④肝功能衰竭。由于肝细胞大量溶解破坏，肝功能极度受损，不能对各种代谢产物进行解毒，从而导致肝性脑病。⑤肝肾综合征。由于胆红素代谢障碍和肾脏血液供应严重不足，可诱发肾衰竭，称为肝肾综合征。

（3）结局：急性重型肝炎患者大多在短期内死于肝性脑病、消化道大出血、肾衰竭和弥散性血管内凝血，少数迁延为亚急性重型肝炎。

2. 亚急性重型肝炎

其多由急性重型肝炎迁延而来，少数由急性普通型肝炎恶化进展而来。本型病变较急性重型肝炎稍轻，病程较长，可持续 1 个月至数月。

（1）病理变化：本型肝炎肝细胞大片坏死（坏死面积约占 50%），同时出现肝细胞结节状再生。由于坏死区网状纤维支架塌陷和胶原纤维化，致使再生的肝细胞失去原有依托呈不规则结节状。小叶内外有大量炎细胞浸润。结节间小胆管增生，常见胆汁淤积形成胆栓。肉眼观，肝脏不同程度缩小，被膜皱缩，呈黄绿色，故又称亚急性黄色肝萎缩。

（2）结局：治疗及时得当，可阻止病情恶化并有治愈可能，病程长者可发展为坏死后肝硬化。

（曹 丹）

任务四 肝硬化

肝硬化（liver cirrhosis）是一种常见的慢性肝病，由一种或多种原因引起肝细胞弥漫性变性坏死，纤维组织增生和肝细胞结节状再生，这三种改变反复交错进行，致肝小叶结构和血液循环途径逐渐被改建，使肝变形、变硬而形成。该病早期无明显症状，后期则出现一系列不同程度的肝门静脉高压和肝功能障碍，直至出现上消化道出血、肝性脑病等并发症死亡。

肝硬化的分类：按形态分类可分为小结节型、大结节型、混合型及不全分割型，按病因和临床表现可分为门静脉性肝硬化、坏死后肝硬化、胆汁性肝硬化、淤血性肝硬化、寄生虫性肝硬化、酒精性肝硬化及其他类型。其中以门静脉性肝硬化最多见，其次为坏死后肝硬化。本节内容重点讨论门静脉性肝硬化。

一、门静脉性肝硬化

门静脉性肝硬化（portal cirrhosis）是最多见的一型肝硬化，相当于按形态分类中的小结节型肝硬化。

（一）病因及发病机制

门静脉性肝硬化的病因较为复杂，可由多种原因引起。

1. 病毒性肝炎

在我国，病毒性肝炎是肝硬化最主要的原因，又称为肝炎后肝硬化，其中又以慢性乙型肝炎和丙型肝炎发展为门静脉性肝硬化者较多见。

2. 慢性乙醇中毒

长期大量酗酒是引起肝硬化的一个重要因素，由此引起的肝硬化又称为酒精性肝硬化。目前认为乙醇对肝细胞有直接损害作用。

3. 营养缺乏

实验研究发现，饲喂缺乏胆碱或蛋氨酸等营养物质食物的动物，可经过脂肪肝发展成肝硬化。

4. 毒性物质中毒

许多毒性物质（如四氯化碳、二甲基氨基偶氮苯、二乙基亚硝胺、磷、砷等）和一些药物对肝脏有破坏作用，长期作用可引起肝硬化。

（二）病理变化

1. 肉眼观

早期，肝体积和重量正常或稍增大；后期肝体积缩小，重量减轻可至1 000 g以下，肝硬度增加，表面呈细颗粒状或小结节状，结节直径不超过1 cm，大小较为一致。肝切面见圆形或类圆形的岛屿状，弥漫地分布于全肝。结节呈黄褐色或黄绿色，结节周围由薄而均匀的纤维组织条索包绕。

2. 镜下观

正常肝小叶结构被破坏，代之以许多假小叶，这是肝硬化重要的形态学标志。假小叶是由增生的纤维组织分割包绕肝小叶及肝细胞结节状再生而成的肝细胞团。假小叶内肝细胞索排列及走向紊乱，肝细胞可有不同程度的变性坏死，中央静脉缺如、偏位或有两个以上，有时汇管区也被包绕在假小叶内。小叶内常有淤胆现象。肉眼所见细颗粒或小结节相当于一个或数个假小叶。假小叶之间的纤维间隔中见小胆管增生和淋巴细胞、浆细胞浸润（图15-4）。

（三）病理临床联系

肝硬化早期由于肝功能代偿，患者可无或仅有较轻的临床表现。随着病变发展，由于肝结构的破坏，肝内血液循环途径的紊乱，肝功能代偿逐渐丧失，患者出现门静脉高压症和肝功能不全。

1. 门静脉高压症

肝硬化时，患者肝门静脉压可升高到25 cmH$_2$O（正常肝门静脉压8～20 cmH$_2$O）。其发生机制有：①纤维组织增生使肝血管网受破坏而减少；②大量增生的纤维组织收缩及假小叶压迫，使肝门静脉及肝静脉小分支扭曲阻塞，肝内血液流出和肝门静脉血流入受阻；③在肝小叶结构破坏和改建过程中，肝门静脉与肝动脉之间形成异常吻合支，压力高的动脉血流入肝门静脉，肝门静脉压力增高；④小叶中央静脉周围纤维化和管腔闭塞等加重肝门静脉高压。肝门静脉高压使肝门静脉所属器官的静脉血回流受阻，主要表现如下。

（1）脾大：脾静脉回流受阻，脾因慢性淤血及结缔组织增生而增大。脾脏重量一般增加到400~500 g，少数可达1 000 g。脾大可伴有功能亢进，对血细胞破坏增多，患者表现为贫血及出血倾向。

（2）胃肠道淤血、水肿：胃肠静脉回流受阻使胃肠壁发生淤血、水肿，可造成消化功能障碍，引起食欲减退、腹胀、消化不良等症状。

（3）腹水：多发生于肝硬化晚期，为淡黄色、澄清透明的漏出液。腹水形成的机制较为复杂，主要有：①肝门静脉压升高，使肠及肠系膜等处毛细血管淤血，内压升高，管壁通透性增加，水、电解质及血浆蛋白漏入腹腔；②肝细胞受损后，合成清蛋白功能降低，致使血浆胶体渗透压降低；③小叶下静脉受压或小叶中央静脉纤维化，导致肝窦内压力升高、淋巴液生成增多，部分从肝包膜及肝门淋巴管漏出；④肝硬化时肝脏灭活醛固酮和抗利尿激素能力减弱，致使这些激素在血中浓度升高造成水钠潴留，促使腹水形成。

（4）侧支循环形成：主要的侧支循环如下。①肝门静脉血经胃冠状静脉、食管静脉丛、奇静脉入下腔静脉，常造成食管下段静脉曲张，可破裂发生致命性大出血；②肝门静脉血经肠系膜下静脉、直肠静脉丛、髂静脉入下腔静脉，常引起直肠静脉丛曲张，形成痔核，破裂时发生便血；③肝门静脉血经副脐静脉、脐周围静脉，再向上经腹壁上静脉入上腔静脉，向下经腹壁下静脉入下腔静脉，常引起脐周围静脉曲张，出现所谓"海蛇头"现象（图15-5）。

2. 肝功能不全

肝功能不全的发生除肝细胞损伤外，肝内血液循环障碍也是一个重要的原因，主要有以下表现。

（1）出血倾向：患者常出现皮肤及黏膜出血，主要因肝合成凝血物质减少和脾功能亢进、破坏血小板使之数量减少所致。

（2）蛋白质合成障碍：患者血浆清蛋白减少，清蛋白和球蛋白比值下降。

（3）雌激素代谢异常：肝功能不全时，对雌激素的灭活作用减弱，雌激素水平增高，雌激素、雄激素比例失常，可造成局部毛细血管扩张，患者常在面、颈、胸、前臂及手背等处出现"蜘蛛痣"和手掌潮红，即所谓"肝掌"。在男性患者可出现乳腺发育、睾丸萎缩，在女性患者可出现月经紊乱等表现。

（4）黄疸：主要因肝细胞受损和毛细胆管淤胆所致。

（5）肝性脑病：是由于肝功能不全，导致的中枢神经系统功能障碍，后果严重。

（四）结局

肝硬化早期，如能及时消除病因，接受积极治疗，病变可相对静止甚至减轻，肝功能有所改善；肝组织结构难以恢复到正常，由于肝有巨大的代偿能力，适当的治疗可使病变处于相对稳定或停止发展的状态。晚期肝硬化则预后不良，造成死亡的主要原因有肝昏迷、食管静脉曲张破裂性大出血、严重感染或合并肝癌等。

二、坏死后肝硬化

坏死后肝硬化（postnecrotic cirrhosis）相当于形态学分类中的大结节型和大小结节混合型肝硬化，发生率仅次于门静脉性肝硬化。此型肝硬化是在肝实质广泛坏死的基础上发生。

（一）病因及发病机制

1. 病毒性肝炎

亚急性重型肝炎是此型肝硬化的主要原因。肝实质发生广泛坏死后，网状支架塌陷，纤维组织大量增生，肝细胞结节状再生，逐渐形成大结节型肝硬化；少数慢性肝炎反复发作坏死较重时，可导致大小结节混合型肝硬化。

2. 毒性物质中毒

一些毒性物质可引起肝实质广泛坏死。

（二）病理变化

肉眼观，肝变形、变硬更为显著，体积明显缩小，尤以左叶为重；肝表面和切面所见结节较大，且大小悬殊，形状不规则，结节直径多超过 1 cm，最大者可达 5 cm 以上；结节间的纤维间隔较宽，且宽窄不一。

镜下观，假小叶形状大小不一，甚至在大的假小叶内可含有完整的肝小叶；肝细胞变性坏死明显，纤维间隔多数较为宽阔，炎细胞浸润和小胆管再生均较门静脉性肝硬化显著。

（三）病理临床联系及结局

与门静脉性肝硬化相比，坏死后肝硬化一般病程较短，肝功能不全表现明显，癌变率较高。

三、胆汁性肝硬化

胆汁性肝硬化（biliary cirrhosis）由胆道阻塞或炎症造成胆汁长期淤积引起，较为少见。阻塞性黄疸是胆汁性肝硬化患者突出的临床表现，由于进入肠道的胆汁减少，出现脂溶性维生素缺乏、消化不良等，还可伴有脂肪代谢障碍（如血脂紊乱）和皮肤黄色瘤。其病程缓慢进展，门静脉高压症多不明显，晚期患者可死于肝功能衰竭。其可分为原发性和继发性两类。

1. 原发性胆汁性肝硬化

原发性胆汁性肝硬化又称细胆管炎性肝硬化，由慢性非化脓性破坏性胆管炎引起，病因不明，一般认为属于自身免疫性疾病，十分少见，患者多为中老年女性。病变早期汇管区小叶间胆管上皮变性坏死伴淋巴细胞浸润，其后小胆管增生、淤胆，纤维组织增生，逐渐发展为肝硬化。肉眼观，肝呈细颗粒状，由于淤胆而呈深绿色或绿褐色。

2. 继发性胆汁性肝硬化

继发性胆汁性肝硬化又称肝外阻塞性胆汁性肝硬化，由长期肝外胆管阻塞、胆汁淤积造成肝组织损害引起，在胆汁淤积基础上发生细菌逆行性感染，引起胆管炎和胆管周围炎也是常见的原因。肉眼观，肝与原发性胆汁性肝硬化改变相似。镜下观，肝细胞肿胀，胞质疏松，毛细胆管扩张、淤胆、胆栓形成，可见胆管坏死，胆汁溢出形成的"胆湖"，汇管区纤维组织增生向肝小叶内延伸，形成纤细的间隔，故假小叶不甚明显，伴细菌感染者见中性粒细胞浸润。

（曹　丹）

任务五　消化系统常见肿瘤

一、食管癌

食管癌（esophageal cancer）是食管黏膜上皮或腺体发生的恶性肿瘤。我国食管癌的发病率较高（约占50%），主要分布于太行山区、潮汕地区等。其发病年龄多在40岁以上，尤其是60~70岁为发病高峰，男性多于女性，患者主要表现不同程度的吞咽困难、梗阻、胸骨后疼痛。

（一）病因

根据有关研究资料分析，认为与下列因素有关。

1. 饮食习惯

长期吸烟和饮烈性酒，长期吃热烫食物，食物过硬而咀嚼不细等与食管癌的发生有一定关系。

2. 致癌物质

（1）亚硝胺：食管癌高发区河南林县居民喜食酸菜，此酸菜内即含亚硝酸铵。实践证明食用酸菜量与食管癌发病率成正比。

（2）真菌：国内有人用发霉食物长期喂养鼠而诱发食管癌。

3. 遗传因素

食管癌具有比较显著的家庭聚集现象，高发地区连续三代或三代以上出现食管癌患者的家庭屡见不鲜。

4. 癌前病变及其他疾病因素

如慢性食管炎症、食管上皮增生、食管黏膜损伤、食管憩室、食管溃疡、食管白斑、食管瘢痕狭窄、裂孔疝、贲门失弛缓症等均被认为是食管癌的癌前病变或癌前疾病。

5. 营养和微量元素膳食中缺乏

维生素、必需氨基酸及必需脂肪酸缺乏，可使食管黏膜增生、癌变，微量元素铁、钼、锌等的缺少也和食管癌发生有关。

（二）病理变化

食管癌主要发生在食管三个生理狭窄处，以中段最多，下段次之，上段最少。

1. 早期癌

肉眼观，癌变处黏膜无明显异常或仅见轻度糜烂或呈细颗粒状。镜下观，常为原位癌或黏膜内癌，未侵及肌层，无淋巴结转移。

2. 中晚期癌

中晚期癌肉眼形态分为以下四型（图15-6）。

（1）髓质型：最多见，肿瘤在食管壁内呈浸润性生长并累及食管大部分，使食管壁均匀增厚，管腔狭窄，表面常有表浅溃疡。切面上，癌组织为灰白色，质软似脑髓，癌组织常浸润肌层或外膜层。

（2）蕈伞型：肿瘤为卵圆形扁平肿块，呈蘑菇状向食管腔内凸起，表面常有表浅溃疡，边缘外翻。瘤体多仅占食管壁或腔的一部分。切面上，瘤体主要向食管腔内生长，向深层浸润较少。

（3）溃疡型：常见，肿瘤表面形成较深的溃疡，溃疡边缘隆起，底部凹凸不平，深达肌层，多浸润食管管周的一部分。

（4）缩窄型：少见，癌组织在食管壁内浸润，常累及食管壁全周，同时伴有明显的纤维结缔组织增生，形成明显的环形狭窄，缩窄以上的食管腔显著扩张。

镜下观，食管癌90%以上为鳞状细胞癌，腺癌次之，其余类型均少见。

（三）病理临床联系

食管癌早期常无明显症状，继之出现胸骨后疼痛，烧灼感或哽噎感，是食管痉挛和肿瘤浸润所致；中晚期食管癌，常表现为不同程度进行性加重的吞咽困难，以缩窄型最明显；晚期因营养状况恶化，可出现恶病质；最后因过度消耗衰竭或大出血死亡。中晚期术后，五年存活率仅为10%~30%。

（四）转移扩散

1. 直接蔓延

癌组织呈浸润性生长，穿透管壁直接侵入邻近器官。食管上段癌可侵入喉部、气管和颈部软组织，中段癌可侵入支气管、奇静脉、胸膜、肺等，下段癌常侵入贲门、膈肌、心包等。除导致癌肿范围扩大外，还可引起相应的并发症，如食管-支气管瘘、大出血、脓胸、肺脓肿、心包炎等。

2. 淋巴道转移

淋巴道转移多见，上段癌常转移至颈部及上纵隔淋巴结，中段癌多转移至锁骨上、气管旁、食管旁、肺门及胃左动脉淋巴结，下段癌多转移至食管旁、贲门部及腹腔上部淋巴结。

3. 血道转移

血道转移仅见于晚期患者，多转移至肝和肺。

二、胃癌

胃癌（gastric cancer）是胃黏膜上皮或腺体发生的恶性肿瘤，是消化道最常见恶性肿瘤之一，多发年龄为40~60岁，男性多于女性。

（一）病因

胃癌病因至今尚未明了，可能与以下因素有关。

1. 环境因素

不同国家与地区发病率的明显差别说明与环境因素有关，其中最主要的是饮食因素。摄入过多的食盐、熏制鱼类、亚硝胺类化合物的食物是诱发胃癌的相关因素，发霉食物含有较多的真菌毒素等。此外，也有研究表明胃癌与营养素失去平衡有关。

2. 遗传因素

某些家庭中胃癌发病率较高，胃癌患者亲属的胃癌发病率高出于正常人4倍。

3. HP感染

HP感染在胃癌的发生过程中也可能起到一定作用。

（二）病理变化

胃癌好发于胃窦部尤其是小弯侧，占75%以上；其次为贲门、胃底和胃体。根据胃癌病变进程分为早期胃癌与中晚期胃癌。

1. 早期胃癌

不论范围大小，早期病变仅限于黏膜及黏膜下层。

（1）隆起型（息肉型）：癌组织向胃黏膜表面隆起呈息肉状。

（2）浅表型（胃炎型）：本型分Ⅱa（隆起表浅型）、Ⅱb（平坦表浅型）及Ⅱc（凹陷表浅型）三个亚型。

（3）凹陷型（溃疡型）：病变有明显凹陷或溃疡形成，但仍仅限于黏膜下层。早期胃癌中直径在5~10 mm者称为小胃癌，直径<5 mm称为微小胃癌。组织学类型多为管状腺癌和乳头状腺癌，也可为原位癌、黏膜内癌、早期浸润癌。

2. 中晚期胃癌

癌组织浸润超过黏膜下层者称为中晚期胃癌或进展期胃癌。其肉眼形态可分为以下三型。

（1）息肉型或蕈伞型：癌组织向黏膜表面生长，呈息肉状或蕈伞状突入胃腔（图15-7）。

（2）溃疡型：癌组织部分坏死脱落形成溃疡。溃疡一般较大，边缘隆起呈皿状或火山口状。底部凹凸不平，有较多坏死组织。溃疡型胃癌应注意与胃溃疡区别（图15-8）。

（3）浸润型：癌组织向胃壁呈局限性或弥漫性浸润，与周围正常组织分界不清，其表面胃黏膜皱襞大部分消失，甚至形成浅表溃疡。肿瘤弥漫性浸润时，大部分甚至全部胃壁增厚、变硬，胃腔缩小，形似皮革制成的囊袋，称为革囊胃。镜下观，进展期胃癌组织学类型常为管状腺癌、乳头状腺癌、黏液腺癌和印戒细胞癌，少数为鳞状细胞癌或未分化癌。

（三）病理临床联系

早期胃癌无明显症状，进展期胃癌出现消化系统症状，如上腹部疼痛、食欲减退等；癌组织坏死、出血，表现为呕血或便血；幽门或贲门处可出现梗阻症状；晚期可触及肿块，出现血性腹水、恶病质等。

(四) 转移扩散

1. 直接蔓延

浸润型胃癌可沿黏膜或浆膜直接向胃壁内、食管或十二指肠发展。癌肿一旦侵及浆膜，即容易向周围邻近器官或组织浸润。

2. 淋巴道转移

淋巴道转移占胃癌转移的70%，胃下部癌肿常转移至幽门下、胃下及腹腔动脉旁等淋巴结，上部癌肿常转移至胰旁、贲门旁、胃上等淋巴结。晚期癌可能转移至主动脉周围及膈上淋巴结。由于腹腔淋巴结与胸导管直接交通，故还可转移至左锁骨上淋巴结。

3. 血道转移

血道转移多见于胃癌晚期，可通过肝门静脉转移至肝脏，并可达肺、骨、肾、脑、脑膜、脾、皮肤等处。

4. 种植转移

胃黏液癌细胞向深部侵袭胃壁到达浆膜层，可脱落种植于腹膜及腹腔脏器，癌组织可经腹腔或腹膜淋巴管转移至双卵巢；若卵巢形成转移性黏液癌，称克鲁根勃（Krukenberg）瘤。

三、大肠癌

大肠癌（colorectal cancer）是大肠黏膜上皮或腺体发生的恶性肿瘤，男性多于女性，临床上表现为贫血、消瘦、大便次数增多、排黏液血便，部分患者出现肠梗阻症状。

（一）病因

大肠癌的病因一般认为主要是饮食和遗传因素。

1. 饮食因素

膳食高脂肪、高糖和低纤维易发生大肠癌，因这类食物不利于有规律地排便，延长了肠黏膜与食物中可能含有的致癌物质的接触时间；高脂肪还会使胆汁流入肠道增加，并使肠道厌氧菌增多，胆汁中胆酸和胆固醇在厌氧菌作用下产生致癌物质。

2. 遗传因素

在遗传性家族性多发性息肉病患者的基因中，发现有一种对息肉癌变有易感性的单基因突变体，说明大肠癌的发生与遗传有关。

3. 癌前疾病

大肠癌可与腺瘤性息肉、多发性息肉病及慢性溃疡性结肠炎有关。

4. 血吸虫病

日本血吸虫感染可诱发大肠癌。

(二) 病理变化

大肠癌多发部位在直肠,其次是乙状结肠,再次为盲肠及升结肠、横结肠、降结肠。大肠癌的肉眼形态分为以下四型。

1. 隆起型

隆起型又称息肉型或蕈伞型,肿瘤呈息肉状或蕈伞状突向肠腔,可伴浅表溃疡,多为高分化腺癌。右侧结肠癌常为隆起型(图15-9)。

2. 溃疡型

溃疡型最多见,肿瘤表面组织坏死、脱落,形成较深的溃疡,溃疡外观形状类似火山口。

3. 浸润型

肿瘤向肠壁深层弥漫浸润,常累及肠管全周,同时伴纤维组织增生,使肠壁增厚,肠腔缩小,形成环状狭窄。左侧结肠癌多为浸润型,早期即可出现肠梗阻的症状。

4. 胶样型

肿瘤外观及切面均呈半透明、胶冻状。此型较少见,预后差。

镜下观,大肠癌的组织学类型有乳头状腺癌、管状腺癌、黏液腺癌、印戒细胞癌、未分化癌、鳞状细胞癌等。

(三) 转移扩散

1. 直接蔓延

大肠癌浸润到浆膜后,可直接蔓延到邻近器官,如膀胱、子宫、前列腺、肝、胰等。

2. 淋巴道转移

淋巴道转移是主要转移途径。癌组织未穿透肠壁肌层时,较少发生淋巴道转移。若癌组织穿透肠壁肌层,则转移率明显增加,首先转移到癌肿所在部位的局部淋巴结,进而转移到肠系膜及胰腺区的淋巴结,甚至转移至锁骨上淋巴结。

3. 血道转移

血道转移多发生于晚期,肝是血道转移的最多见部位,其次肺、肾上腺、脑等脏器。一般右侧大肠癌多转移至肝右叶,左侧大肠癌则左、右肝叶都较常见。

四、原发性肝癌

原发性肝癌(primary carcinoma of liver)是指肝细胞或肝内胆管上皮发生的恶性肿

瘤，是常见消化系统恶性肿瘤，多见于40～50岁，男性多于女性，临床上表现腹痛、腹水和肝大。在肝癌高发区，甲胎蛋白阳性率可高达75%以上。

（一）病因

原发性肝癌的病因与发病机制多认为与多种因素综合作用有关。

1. 病毒性肝炎

与肝癌发生关系最为密切的是乙肝病毒，其次是丙肝病毒，在肝癌高发地区，60%～90%的肝癌患者有HBV感染。

2. 肝硬化

在我国，由肝硬化发展为肝癌尤为多见，约84.6%原发性肝癌患者合并肝硬化，并大多为坏死后肝硬化，其演化为肝癌的时间为7年左右。

3. 化学因素

长期摄入含亚硝胺类化合物较多的食物可引起肝癌。

4. 真菌及其毒素

长期摄入被真菌及其毒素污染的食物可发生肝癌，黄曲霉菌、青霉菌的致癌性在实验中已得到证实，尤以黄曲霉毒素最为重要。

5. 寄生虫

华支睾吸虫感染可引起胆管细胞癌，慢性血吸虫病患者易发生肝细胞癌。

（二）病理变化

1. 肉眼类型

早期肝癌或小肝癌是指癌结节不超过2个，且癌结节总直径＜3 cm的原发性肝癌。癌结节多呈球形，也可呈分叶状，灰白色，质软，边界清楚，切面均匀一致，无出血、坏死。中晚期肝癌，肝体积可达2 kg以上，常伴有肝硬化，可分为以下三型。

（1）巨块型：肿瘤为一巨大实体肿块，圆形，多位于肝右叶，切面呈黄绿色或灰白色，中心常有出血、坏死，瘤体周边常有散在的卫星灶（图15-10）。

（2）结节型：最常见，癌结节多个散在，呈圆形或椭圆形，大小不等，如融合则形成较大结节，肝表面凹凸不平，通常伴有明显的肝硬化。

（3）弥漫型：少见，癌组织弥漫分布于肝内，一般形成极小或无明显的结节，常在肝硬化基础上发生。

2. 组织学类型

（1）肝细胞癌：来源于肝细胞，最为多见，癌细胞常排列成条索状、实性巢状或假腺样、腺泡状。分化较好者，癌细胞似正常肝细胞，异型性小，瘤细胞间有丰富血窦，肿瘤间质少；分化较差者，癌细胞异型性明显，大小不一，甚至可有巨核瘤细胞和多核瘤细胞，胞核较大，有病理性核分裂，核仁明显。

（2）胆管上皮癌：起源于肝内胆管上皮，较少见，癌细胞似胆管上皮细胞；较少合并肝硬化，可继发于华支睾吸虫感染。

（3）混合性肝癌：此型最少见，常有肝细胞癌和胆管上皮癌两种成分。

（三）病理临床联系

早期肝癌常无临床症状，晚期肝癌常出现肝大、肝区疼痛、黄疸、腹水、消瘦。肝细胞癌预后差、死亡率较高，主要死亡原因为肝功能衰竭和消化道出血。血清甲胎蛋白（AFP）的检测，对肝癌诊断具有重要意义。

（四）转移扩散

1. 肝内蔓延

肝癌首先在肝内蔓延扩散，癌细胞常可沿肝门静脉分支在肝内扩散，在肝内形成多个癌结节。

2. 肝外转移

（1）淋巴道转移：常转移至肝门、腹膜后、纵隔后、左锁骨上淋巴结。

（2）血道转移：因肝脏血液循环较丰富，血道转移机会多且发生早，早期经肝门静脉系统出现肺转移最多见，其次为肾、脑等器官。

（3）种植性转移：癌细胞侵犯肝包膜，常从肝表面脱落种植在腹腔脏器或腹膜上，常伴有血性腹水。

（曹　丹）

任务六　肝性脑病

肝性脑病（hepatic encephalopathy）是继发于严重肝脏疾病，以中枢神经系统功能障碍为主要特征的神经精神综合征。肝昏迷是肝性脑病的最后阶段，是肝功能衰竭的终末表现。

一、病因和分类

1. 内源性（暴发型）肝性脑病

此病常见于重型肝炎、肝癌、严重急性中毒性肝炎等，肝功能严重受损，机体代谢失衡或代谢毒物不能被有效清除，导致脑功能紊乱。此型脑病多呈急性发作，又称为急性肝性脑病。血氨水平大多正常。

2. 外源性（门-体型）肝性脑病

此病多见于门脉性肝硬化或门-腔静脉分流术后。由于门腔静脉间有手术分流或自然形成的侧支循环，使门静脉中的毒性物质未经肝脏处理而进入体循环，导致脑功能紊乱。此型脑病多呈慢性经过，发生常有明显诱因，又称为慢性肝性脑病。多数患者伴有血氨升高。

二、发生机制

未完全阐明。经过多年研究，逐步形成了氨中毒学说、假性神经递质学说、血浆氨基酸失衡学说和γ-氨基丁酸学说等多种解释方法，并用来指导临床治疗工作。

（一）氨中毒学说

大量事实证明，肝性脑病的发生与血氨升高有密切关系。

1. 血氨升高的原因和机制

正常人血氨浓度为59 mmol/L以下，其来源和清除保持着动态平衡。当肝脏对氨的清除不足或产氨增加，都会导致血氨升高引起肝性脑病。

(1) 氨的清除不足：体内氨的清除主要是在肝内通过鸟氨酸循环合成尿素，然后从肾脏排出。肝功能障碍时氨清除减少的原因：①ATP供给不足和肝内鸟氨酸循环的酶系统严重受损，使氨合成尿素减少；②来自肠道的氨绕过肝脏直接进入体循环；③伴有碱中毒时，肾小管上皮细胞分泌氢离子减少，导致肾排氨减少。

(2) 产氨增加：①肠道产氨增多。肝硬化时，食物的消化、吸收及排空发生障碍，在高蛋白饮食或上消化道出血后，肠内积存的蛋白质等含氮成分增多，慢性肝病晚期常伴有肾功能不全，血液中的尿素从肾排出减少，大量尿素弥散到肠腔，这些含氮成分在大量活跃细菌的分解下生成氨吸收入血增多。②肠道pH升高，氨的吸收增多。③肌肉产氨增加。患者躁动，肌肉活动增强，肌肉组织中的腺苷酸分解产氨增加。

2. 氨对脑组织的毒性作用

(1) 干扰脑细胞的能量代谢：氨主要干扰脑细胞的葡萄糖生物氧化过程，可能包括以下几个环节。①氨抑制丙酮酸脱羧酶的活性，使乙酰辅酶A生成减少，从而影响三羧酸循环的正常进行，ATP生成减少；②氨与α-酮戊二酸结合，生成谷氨酸，α-酮戊二酸被大量消耗，使三羧酸循环受阻；③还原型辅酶Ⅰ（NADH）也被大量消耗，影响了呼吸链递氢过程，以致ATP生成减少；④氨与谷氨酸结合，生成谷氨酰胺的过程中又消耗了大量ATP。进入脑内的氨经多个环节干扰脑细胞的能量代谢，使ATP生成减少而消耗增多，引起中枢神经系统功能障碍。

（2）使脑内神经递质发生改变：脑内兴奋性神经递质（谷氨酸、乙醇胆碱）和抑制性神经递质（γ-氨基丁酸、谷氨酰胺）之间相互调节保持平衡状态。当脑内氨生成增多时，使兴奋性神经递质减少，抑制性神经递质增多，导致中枢神经系统功能的紊乱。

（3）氨对神经细胞膜的抑制作用：氨可干扰神经细胞膜上 Na^+-K^+-ATP 酶的活性，影响复极后细胞膜对离子的转运，导致膜电位改变和兴奋性异常，氨与 K^+ 有竞争作用，以致影响 Na^+、K^+ 在神经细胞膜上的正常分布，从而干扰神经传导活动。

（二）假性神经递质学说

肝性脑病的发生是由于假性神经递质在网状结构的神经突触部位堆积，使神经突触部位冲动的传递发生障碍，从而引起神经系统的功能障碍。

正常食物中蛋白质在肠道中分解成氨基酸，再经肠道细菌的脱羧酶作用形成胺类。其中芳香族氨基酸，如苯丙氨酸和酪氨酸转变为苯乙胺和酪胺，这些胺类经肝门静脉输送到肝，经单胺氧化酶作用而被分解清除。肝功能严重障碍或有门-体分流时，胺类即可通过体循环而进入中枢神经系统，在脑细胞非特异性β-羟化酶作用下被羟化，形成苯乙醇胺和羟苯乙醇胺，其化学结构与真性神经递质去甲肾上腺素和多巴胺极为相似（图15-11），但传递信息的生理功能却远较去甲肾上腺素微弱，故称假性神经递质。

脑干网状结构中假性神经递质增多时，则竞争性地取代正常神经递质而被神经末梢所摄取和贮存，每当发生神经冲动时再释放出来。因假性神经递质传递信息的功能远不及正常神经递质强，致使网状结构上行激动系统功能失常，传至大脑皮质的兴奋冲动受阻，以致大脑功能发生抑制，出现意识障碍甚至昏迷。

（三）血浆氨基酸失衡学说

肝性脑病患者，由于支链氨基酸减少，芳香族氨基酸升高，导致支链氨基酸与芳香族氨基酸的比值明显下降，血浆氨基酸失去正常的平衡。由于芳香族氨基酸增多，使假性神经递质在脑内增加。支链氨基酸的代谢主要在骨骼肌中进行，胰岛素可促进肌肉摄取和利用支链氨基酸。肝功能严重障碍时，血中胰岛素水平增高，支链氨基酸进入肌肉组织增多，导致血浆支链氨基酸减少。芳香族氨基酸主要在肝脏降解。肝功能严重障碍时，肝脏对胰岛素和胰高血糖素的灭活减弱，使两者水平升高，其中胰高血糖素的增高更为明显，蛋白质分解代谢增强，使大量芳香族氨基酸释放入血，而肝脏对其分解降低，致使血浆芳香族氨基酸含量增高，则芳香族氨基酸竞争进入脑组织增多。苯丙氨酸、酪氨酸在脑内经脱羧酶和β-羟化酶的作用下，生成苯乙醇胺和羟苯乙醇胺，使脑内假性神经递质增多。脑内增多的色氨酸，在羟化酶和脱羧酶的作用下，形成5-羟色胺（5-HT），5-羟色胺是中枢神经系统中重要的抑制性神经递质，同时5-羟色胺又可取代儿茶酚胺神经元摄取、贮存的去甲肾上腺素，所以也可以认为它是一种假性神经递质。氨基酸失衡学说，实际上是对假性神经递质学说的补充和发展。

（四）γ-氨基丁酸学说

γ-氨基丁酸属于抑制性神经递质，血中γ-氨基丁酸主要来源于肠道，由谷氨酸经肠道细菌脱羧酶催化形成。当肝功能严重障碍时，由于γ-氨基丁酸分解减少或通过侧支循环绕过肝脏，使其在血中含量增加；特别是伴有上消化道出血时，由于血液是细菌形成γ-氨基丁酸的良好底物，来自肠道的γ-氨基丁酸更多，使血中γ-氨基丁酸浓度明显增多。正常情况下，γ-氨基丁酸不能通过血-脑脊液屏障，但在严重肝病时，血-脑脊液屏障的通透性增加，血中γ-氨基丁酸易进入脑，导致中枢神经系统功能抑制，产生肝性脑病。

总之，肝性脑病的发生机制极其复杂，是多方面因素综合作用的结果。对不同类型的肝性脑病患者要具体分析，掌握其发生、发展规律，结合有效的防治措施，是防治肝性脑病的关键问题。

三、诱发因素

肝性脑病常有明显的诱发因素，特别是外源性（门-体型）肝性脑病。

1. 上消化道出血

上消化道出血是肝硬化患者最常见的并发症，也是肝性脑病的重要诱因。血中的蛋白质在肠内细菌作用下，可产生大量氨，引起血氨升高。大量出血，使有效循环血量减少，加重肝、脑等器官功能障碍。

2. 高蛋白饮食

摄入过量的蛋白质是诱发肝性脑病的常见原因，尤其是有门-体分流的患者，对肠内蛋白质代谢产物的毒性作用更为敏感。

3. 感染

严重肝脏疾病并发感染时，使蛋白质分解加强，可导致血浆氨基酸失衡和产氨增多；血-脑脊液屏障的通透性增强，使氨和芳香族氨基酸容易进入脑内。

4. 肾功能障碍

肝性脑病患者，大多数有肾功能不全，血中尿素增加，出现氮质血症，诱发肝性脑病。

5. 其他

镇静剂使用不当、大量放腹水、酗酒等，均可诱发肝性脑病。

四、防治原则

去除其诱因是其基本原则。控制蛋白质摄入，减少肠腔中产生含氮毒性物质；应用肠道抗生素以抑制肠道细菌生长，减少氨的产生；口服乳果糖，降低肠道pH值，减少游离氨吸收；应用左旋多巴取代假性神经递质，使神经系统恢复正常。纠正氨基酸失衡，纠正水、电解质紊乱和酸碱平衡失调。

项目小结

慢性胃炎主要有浅表性、萎缩性、肥厚性和疣状胃炎四种类型。萎缩性胃炎的病变特点是胃黏膜变薄，腺体减少或消失，肠上皮化生。

消化性溃疡是指发生于胃、十二指肠的慢性溃疡，胃溃疡多发于胃窦部，十二指肠溃疡多发于十二指肠球部，两者边缘整齐，底部平坦，镜下，溃疡底部由浅至深分为渗出层、坏死层、肉芽组织层、瘢痕层四层。患者主要出现周期性上腹部疼痛，常见并发症有出血、穿孔、幽门梗阻和癌变。

病毒性肝炎的基本病变是肝细胞变性、坏死、炎细胞浸润、肝细胞再生及纤维组织增生，临床病理类型不同，其基本病变的表现和程度不同。急性普通型肝炎临床上最常见，其主要病变为肝细胞广泛变性。急性重型肝炎最凶险，患者死亡率很高，其主要病变是肝细胞广泛坏死。慢性肝炎和亚急性重型肝炎可发展成肝硬化。

肝硬化由多种原因（我国主要是病毒性肝炎）引起，以肝细胞弥漫性变性坏死、纤维组织增生和肝细胞结节状再生三种病变反复交替进行发展而成，结果是肝小叶结构和血液循环途径逐渐被改建，肝脏变形、变硬。患者早期可无明显症状，晚期则出现不同程度的门静脉高压和肝功能障碍的一系列临床表现。假小叶是肝硬化的重要形态学标志。

食管癌、胃癌、大肠癌都是黏膜上皮和腺体发生的恶性肿瘤，癌细胞限于黏膜或黏膜下层者为早期，癌细胞侵犯肌层或更深者为中晚期。组织学类型，食管癌主要为鳞癌，胃癌和大肠癌多见腺癌。原发性肝癌以肝细胞癌最常见。早期肝癌是指单个癌结节直径<3 cm，或结节数<2，直径总和<3 cm的原发性肝癌。

肝性脑病是继发于严重肝病的神经精神综合征，可分为外源性和内源性两大类，发病机制可用氨中毒学说和假性神经递质学说等学说来解释。外源性肝性脑病的发生多有诱因，一般来说，可引起血氨升高的因素就是其诱因，上消化道出血是最常见的诱因。

（曹 丹）

目标检测

1. 慢性萎缩性胃炎好发于（　　）
   A. 胃窦部　　　　　　　　　　B. 胃大弯
   C. 胃小弯　　　　　　　　　　D. 贲门
   E. 胃底部

2. 胃溃疡表面毛细血管壁坏死破裂导致（　　）
   A. 上腹部规律性疼痛　　　　　B. 幽门梗阻
   C. 大便隐血试验阳性　　　　　D. 慢性穿孔
   E. 癌变

3. 溃疡型肠癌（　　）
   A. 溃疡长轴与肠轴平行　　　　B. 溃疡呈环形与肠轴垂直
   C. 溃疡呈烧瓶状，口小底大　　D. 溃疡呈地图状
   E. 溃疡边缘呈堤状隆起

4. 肝细胞呈碎片状坏死及桥接坏死见于（　　）
   A. 急性重型肝炎　　　　　　　B. 亚急性重型肝炎
   C. 轻度慢性肝炎　　　　　　　D. 中度慢性肝炎
   E. 急性普通型肝炎

5. 胃溃疡最常见的并发症是（　　）
   A. 粘连　　　　　　　　　　　B. 出血
   C. 癌变　　　　　　　　　　　D. 穿孔
   E. 幽门狭窄

6. 慢性胃溃疡病变部位最常见于（　　）
   A. 胃前壁　　　　　　　　　　B. 胃后壁
   C. 胃小弯近幽门部　　　　　　D. 胃大弯近幽门部
   E. 胃体部

7. 上腹部周期性钝痛，胃酸多一年余，胃小弯近幽门处有深达肌层的溃疡，应诊断为（　　）

A. 早期胃癌，凹陷型
B. 进展期胃癌，溃疡型
C. 急性消化性溃疡
D. 慢性消化性溃疡
E. 应激性溃疡

8. 大肠癌的好发部位依次为（　　）

A. 直肠、乙状结肠、降结肠、横结肠、升结肠、盲肠
B. 直肠、乙状结肠、升结肠、横结肠、盲肠、降结肠
C. 直肠、乙状结肠、盲肠、升结肠、降结肠
D. 升结肠、横结肠、盲肠、乙状结肠、直肠
E. 盲肠、升结肠、横结肠、乙状结肠、直肠

9. 胃癌最主要的转移途径是（　　）

A. 直接蔓延
B. 淋巴道转移
C. 血行转移
D. 种植转移
E. 消化道内转移

10. 肿大的肝脏弥漫分布无数小结节，直径0.1～0.5 cm，散在分布较大结节，最大直径6 cm。镜检：假小叶形成，大型结节无包膜，由多角形、胞浆丰富，核大深染的细胞组成，呈小梁状或巢状排列，其间有血窦，正确的病理诊断是（　　）

A. 结节性肝硬化
B. 结节型肝癌
C. 肝细胞癌，结节性肝硬化
D. 坏死后肝硬化，肝癌
E. 胆汁性肝硬化，肝癌

11. 消化性溃疡最好发的部位是（　　）

A. 胃贲门部
B. 胃体部
C. 胃幽门小弯侧
D. 十二指肠球部
E. 十二指肠下段

12. 男性患者40岁，既往患过病毒性肝炎，因车祸脾破裂手术，术中见脾肿大为正常的2.5倍，肝稍大，表面不平，可见多个结节，镜检：此结节肝细胞核浆比例大于正常，可见双核，核仁明显，并见灶状凝固性坏死，部分肝小叶中央静脉偏位或缺如，假小叶间隔内见淋巴细胞浸润。此肝脏病变是（　　）

A. 肝硬化
B. 肝硬化合并肝癌
C. 肝硬化，肝细胞结节状再生
D. 肝血吸虫病
E. 肝包虫病

13. 早期胃癌的概念是（　　）

A. 肿块直径在2 cm以下
B. 只限于黏膜层
C. 未侵袭肌层
D. 无淋巴结转移
E. 无远隔淋巴结转移

14. 男性，55岁，6年前诊断为肝硬化，近日来进行性消瘦，面色污秽，皮肤黄染，肝区疼痛，肝剑突下5 cm，质硬，表面可触及大结节，有腹水，下肢水肿。其应诊断为（　　）

 A. 原发性肝癌 B. 门脉性肝硬化
 C. 坏死后肝硬化 D. 肝硬化合并肝癌
 E. 胆汁性肝硬化

15. 下列哪项不属于门静脉高压症的表现（　　）

 A. 脾大 B. 肝大
 C. 食管静脉曲张 D. 痔核形成
 E. 腹水

16. 我国门脉性肝硬化的常见原因是（　　）

 A. 慢性酒精中毒 B. 营养缺乏
 C. 毒物中毒 D. 病毒性肝炎
 E. 药物中毒

17. 目前认为下述哪种疾病与胃癌的发生关系密切（　　）

 A. 浅表性胃炎 B. 糜烂性胃炎
 C. 疣状胃炎 D. 萎缩性胃炎
 E. 肥厚性胃炎

18. 肝穿刺活检，镜下见肝细胞弥漫性疏松化，气球样变，点状坏死及嗜酸小体形成。病理诊断是（　　）

 A. 急性普通型肝炎 B. 急性重型肝炎
 C. 亚急性重型肝炎 D. 轻度慢性肝炎
 E. 中度慢性肝炎

19. 肝性脑病的正确概念是指（　　）

 A. 肝功能衰竭所致的精神紊乱性疾病 B. 肝功能衰竭所致的精神神经综合征
 C. 肝功能衰竭所致的昏迷 D. 肝功能衰竭并发脑水肿
 E. 肝疾病并发脑部疾病

20. 肝性脑病时血氨水平升高的最主要原因是（　　）

 A. 上消化道出血 B. 消化道吸收和排空障碍，氨的生成增多
 C. 肝硬化晚期合并肾功能衰竭而发生氮质血症 D. 鸟氨酸循环障碍
 E. 肌肉收缩加剧腺苷酸分解产氨增多

21. 肝性脑病患者产生的假性神经递质是指（　　）

 A. 苯乙胺和酪胺 B. 苯丙氨酸和酪氨酸
 C. 苯乙醇胺和羟苯乙醇胺 D. 左旋多巴和多巴胺
 E. 苯乙醇胺和多巴胺

22. 下述哪项不是氨对脑的毒性作用（　　）

A. 干扰脑的能量代谢 B. 使脑内兴奋性递质产生减少

C. 使脑内抑制性递质产生增多 D. 使脑的敏感性增高

E. 抑制脑细胞的功能

23. 下述诱发肝性脑病的因素中最为常见的是（　　）

A. 上消化道出血 B. 利尿剂使用不当

C. 便秘 D. 感染

E. 尿毒症

项目十六 泌尿系统疾病

学习目标

知识目标

1. 掌握毛细血管内增生性肾小球肾炎、新月体性肾小球肾炎、硬化性肾小球肾炎的病理变化及临床病理联系，肾盂肾炎的病因及发病机制、病理变化、临床病理联系，肾功能衰竭、尿毒症的概念。

2. 熟悉肾小球肾炎的病理学分类，肾细胞癌和膀胱尿路上皮肿瘤的病变特点和临床病理联系，急、慢性肾功能衰竭的病因、发生机制和临床特点。

3. 了解肾脏的结构和功能，肾小球肾炎的病因及发病机制。

泌尿系统由肾脏、输尿管、膀胱和尿道组成，主要功能是滤过形成尿并排出体内代谢废物和毒物；调节机体水、电解质和酸碱平衡，维持机体内环境的相对稳定；分泌肾素、前列腺素、促红细胞生成素等。肾单位由肾小球和肾小管组成。肾小球由毛细血管丛和肾球囊构成，是血液滤过生成原尿的结构。血液滤过生成原尿必须经过的三层组织结构是毛细血管内皮细胞、基底膜和脏层上皮细胞，它们共同构成滤过屏障（图16-1）。

任务一 肾小球肾炎

肾小球肾炎（glomerulonephritis，GN）简称肾炎，是一组以肾小球损伤为主的变态反应性炎性疾病。肾小球肾炎分原发性和继发性两大类，原发性肾小球肾炎是原发于肾脏的独立性疾病；继发性肾小球肾炎是其他疾病引起的或仅是全身性疾病的一部分，如红斑狼疮性肾炎、过敏性紫癜性肾炎、高血压肾病、糖尿病性肾病等。本节仅叙述原发性肾小球肾炎。

一、病因及发病机制

肾小球肾炎的病因和发病机制，临床和试验研究表明，大部分肾小球肾炎由抗原抗体结合形成免疫复合物沉积于肾小球导致损伤（Ⅲ型变态反应）。机体在内外源性抗原的刺激下产生相应的抗体，抗原与抗体在血液循环内结合形成免疫复合物，随血流沉积于肾小球内，或抗体与肾小球内抗原（固有或植入的抗原）在肾小球原位结合形成原位免疫复合物。免疫复合物可激活补体产生多种生物活性物质而引起炎症。

二、分类

根据病变肾小球的数量和比例，肾炎分为弥漫性肾炎和局灶性肾炎。弥漫性肾炎是指病变累及全部或大多数（50%以上）肾小球，局灶性肾炎是指病变累及部分（50%以下）肾小球。其常见临床病理类型有急性弥漫性增生性肾小球肾炎、新月体性肾小球肾炎、肾病综合征及相关的肾炎类型、IgA肾病、慢性肾小球肾炎等。

（一）急性弥漫性增生性肾小球肾炎

急性弥漫性增生性肾小球肾炎（acute diffuse proliferative glomerulonephritis）是临床上最常见的类型，患者大多为5~14岁儿童，成人少见。其发病多与A族乙型溶血性链球菌感染有关，少数与其他细菌或病毒感染有关，故又称链球菌感染后肾小球肾炎；发病机制为循环免疫复合物沉积所致。

1. 病理变化

病变弥漫性累及两肾的大多数肾小球，病变特点以肾小球毛细血管内皮细胞和系膜细胞增生为主，并伴渗出或间质性改变。

（1）肉眼观：两肾均匀对称性增大，表面光滑，颜色较红，故被称为"大红肾"。有时在肾的表面和切面可见散在的出血点，又称为"蚤咬肾"。切面皮质增厚，纹理模糊，皮髓质分界尚清楚。

(2) 镜下观：肾小球毛细血管内皮细胞和系膜细胞明显肿胀增生，有较多的中性粒细胞和少量单核细胞浸润，严重时肾小球毛细血管受压，管腔狭窄甚至阻塞。肾小球囊内有红细胞及浆液、纤维蛋白等渗出物。上述改变使肾小球体积增大，肾小球内细胞数目明显增多。严重病例，肾小球毛细血管壁发生纤维素样坏死及微血栓形成，可伴有明显出血。肾间质血管显著扩张、充血，伴有水肿和炎细胞浸润。肾小管上皮细胞肿胀，腔内可见滤出的各种成分，如蛋白质、红细胞、白细胞等及由这些成分凝集而成的管型（图16-2）。

(3) 电镜观：肾小球基底膜外侧上皮细胞下有驼峰状或小丘状的电子致密物沉积，邻近的上皮细胞足突融合。

免疫荧光显示在毛细血管壁表面有IgG和补体C3呈颗粒状荧光。

2. 病理临床联系

此型肾小球肾炎在临床上表现为急性肾炎综合征。

(1) 尿的变化：由于肾小球内皮细胞和系膜细胞肿胀增生，压迫毛细血管致使其管腔狭窄、闭塞，血流受阻，滤过率降低，而肾小管重吸收功能无明显障碍，故引起少尿，造成水钠潴留。严重者可无尿，代谢产物在体内潴留，导致氮质血症。由于肾小球毛细血管损伤、管壁通透性增高，可引起血尿、蛋白尿，各种异常成分在肾小管中凝集形成管型等，随尿液排出形成管型尿。

(2) 水肿：由水钠潴留、变态反应使患者全身毛细血管通透性增高，以及较多蛋白质排出使血浆胶体渗透压降低等引起。水肿一般为轻度至中度，常先发生于组织疏松的眼睑部，再蔓延到整个面部，重者波及全身。

(3) 高血压：主要是水钠潴留使血容量增加所致，血压多为轻度或中度升高，少数严重者可导致心力衰竭及高血压脑病。

3. 转归

多数预后好，尤其是儿童患者，80%～90%的患者可在数周或数月内痊愈。少数患者，转为慢性硬化性肾小球肾炎。极少数患者病变严重，发展为弥漫性新月体性肾小球肾炎。

（二）新月体性肾小球肾炎

新月体性肾小球肾炎（crescentic glomerulonephritis）比较少见，病变特点为肾小球内有大量新月体形成，病变严重，进展很快，常在数周至数月内发生肾功能急剧恶化，故又称快速进行性肾小球肾炎。

1. 病理变化

（1）肉眼观：两肾弥漫性增大，切面皮质增厚，肾皮质可见散在点状出血。

（2）镜下观：大部分肾小球内有具特征性的新月体或环状体形成。新月体是肾小囊壁层上皮细胞显著增生，在毛细血管丛周围堆积形成的新月形小体。当增生的上皮细胞在毛细血管丛周围包绕成环状时，则称为环状体。早期新月体或环状体主要是细胞成分，而后纤维组织逐渐增多，甚至细胞成分和渗出物完全由纤维组织替代（图16-3）。

2. 病理临床联系

临床上表现为急进性肾炎综合征，发病初期与急性肾炎综合征相似。由于肾小球毛细血管坏死，基底膜缺损和出血，血尿比较明显，蛋白尿相对较轻。以后病变进展迅速，短时间内大量新月体形成造成肾球囊腔闭塞，肾小球滤过率急剧下降，故迅速出现少尿、无尿。代谢废物在体内潴留引起氮质血症并快速发展为尿毒症。

3. 转归

此型肾炎由于病变发展迅速，预后极差，预后一般与病变的广泛程度和新月体的数量有关。如不及时救治，患者常在数周至数月内死于尿毒症。

（三）膜性肾小球肾炎

膜性肾小球肾炎（membranous glomerulonephritis）以肾小球毛细血管基底膜弥漫性增厚为主要病变特点，而肾小球内炎症改变不明显，多见于中老年男性，临床上主要表现为肾病综合征（大量蛋白尿、明显水肿、高脂血症、低蛋白血症）。其病变呈缓慢进展，病程较长，对肾上腺皮质激素不敏感，晚期由于毛细血管腔明显狭窄，甚至阻塞而导致肾小球硬化。

（四）轻微肾小球病变

轻微肾小球病变（minimal change disease），本型肾炎因在光镜下观察肾小球无明显改变或病变轻微而得此名。又因在肾小管上皮细胞内见有大量脂质沉积，被称为脂性肾病。电镜下可见弥漫性足突融合，甚至消失，故被称为足突病。毛细血管基底膜无病变，未发现有免疫复合物沉积。近年研究认为，本病的发病可能与T淋巴细胞功能异常有关。其多见于儿童，临床表现为肾病综合征，其中以高度选择性的大量蛋白尿，尿中主要为小分子的清蛋白，此种表现为足细胞损伤所致。此型肾炎激素治疗效果良好。少数患者可复发，一般不发展为慢性。

（五）硬化性肾小球肾炎

硬化性肾小球肾炎（sclerosing glomerulonephritis）又称慢性肾炎，是各种类型的肾小球肾炎发展到晚期的一种共同病理类型，病变特点是弥漫性肾小球纤维化、玻璃样变性。多数患者有肾炎病史，但也有部分患者起病隐匿，无自觉症状，发现时病变已进入晚期。

1. 病理变化

（1）肉眼观：两肾体积对称性缩小，质地变硬，表面呈弥漫性细颗粒状，称为继发性颗粒性固缩肾；切面见肾皮质明显变薄，皮质和髓质分界不清；小动脉壁增厚、变硬，切面管腔呈哆开状，肾盂周围脂肪组织增多（图16-4）。

（2）镜下观：大量肾小球纤维化、玻璃样变性，所属肾小管萎缩，甚至消失，纤维化、玻璃样变性的肾小球相互集中；间质纤维组织明显增生，并见多数淋巴细胞和浆细胞浸润；残存的相对正常的肾单位发生代偿性肥大，表现为肾小球体积增大，肾小管扩张，扩张的肾小管内可见多种管型，以蛋白管型为主。肾内细动脉、小动脉硬化，管腔狭窄（图16-5）。

2. 病理临床联系

临床表现为慢性肾炎综合征。

（1）尿的变化：由于大量肾单位被破坏，血液只能通过少数代偿肥大的肾单位，导致肾小球滤过速度加快，滤过量显著增加，原尿通过肾小管的速度也加快，但肾小管的重吸收功能有限，大量水分不能被重吸收，因而出现多尿、夜尿、低比重尿（常固定在1.010左右）。由于残存的肾单位结构和功能相对正常，故蛋白尿、血尿、管型尿常不明显。

（2）贫血：主要由大量肾单位破坏，促红细胞生成素形成减少所致。同时，长期肾功能不全造成代谢产物在体内堆积，可抑制骨髓造血，故患者常有贫血。

（3）高血压：大量肾小球纤维化使肾组织严重缺血，肾素分泌增加，引起肾性高血压。高血压又可引起全身细小动脉硬化，外周阻力持续增大，血压持续升高。长期高血压可引起左心室代偿性肥大，严重者出现心力衰竭或脑出血。

（4）氮质血症和肾功能不全：随着疾病的发展，丧失功能的肾单位逐渐增多，残存的相对正常的肾单位越来越少，肾脏泌尿功能不断降低，体内各种代谢产物大量堆积，出现氮质血症，进而发展至尿毒症。

3. 转归

硬化性肾小球肾炎的进展速度因其原发肾炎不同而存在很大差异，但预后均极差，患者常因尿毒症、高血压引起的心力衰竭和脑出血而死亡。长期的肾透析和异体肾移植是目前挽救晚期患者生命的有效方法。

（阿曼别克·阿曼塔依）

任务二 肾盂肾炎

肾盂肾炎（pyelonephritis）是由细菌感染引起的肾盂和肾间质的化脓性炎症。女性多见，其发病率约为男性的10倍。按其病程长短和病变特点不同，分为急性和慢性两种类型。

一、病因及发病机制

致病菌以大肠埃希菌最为常见，占60%～80%，其次为副大肠埃希菌、变形杆菌、肠球菌、葡萄球菌等，少数为铜绿假单胞菌。急性肾盂肾炎多为单一细菌感染，慢性肾盂肾炎多为两种以上细菌的混合感染，通过以下两种途径感染。

1. 上行性感染

上行性感染（逆行性感染）是本病最常见的感染途径，病原菌多为大肠埃希菌，常继发于尿道炎、膀胱炎之后。病原菌自尿道或膀胱经输尿管或沿输尿管周围的淋巴管上行至肾盂和肾间质，引起一侧或两侧肾组织病变。女性尿道短，故上行性感染较男性更多见，特别是局部或全身抵抗力降低时，易发生肾盂肾炎。

2. 血源性感染

病原菌多为葡萄球菌，细菌由体内某处感染灶侵入血液，随血流至肾引起病变。此种感染途径较为少见，可为全身脓毒败血症的一部分，两肾常同时发生病变，病原菌一般先侵犯肾皮质，后经髓质蔓延到肾盂引起。

其常见诱发因素如下。

（1）尿路梗阻：可使尿液排出受阻，膀胱不能完全排空，尿液又是细菌的良好培养基，细菌得以生长繁殖，常见于泌尿道结石、肿瘤、前列腺肥大、尿道炎症或损伤后的瘢痕狭窄等。

（2）医源性因素：如导尿术、膀胱镜检查、泌尿道手术等引起的尿路黏膜损伤，或带入病原菌导致感染，诱发肾盂肾炎。尤其是长期留置导尿管是诱发本病的重要因素。

（3）尿液反流：当膀胱三角区发育不良或输尿管畸形、下尿道梗阻等原因造成排尿时尿液从膀胱输尿管反流，有利于细菌侵入肾组织而引起感染。

知识链接

医源性尿路感染主要为器械检查和治疗时导致的感染，常发生于卧床、危重、老年患者需要导尿治疗时。减少医源性尿路感染须注意：①使用导尿管或器械检查时，严格掌握指征；②留置导尿管应采用无菌闭式引流，严格无菌操作；③可疑有尿路感染者，及时服用抗生素。

二、类型

（一）急性肾盂肾炎

1. 病理变化

急性肾盂肾炎的主要病变是肾盂和肾间质的急性化脓性炎症。

（1）肉眼观：肾体积增大、充血，表面散在大小不等、黄白色的脓肿，脓肿周围有充血或出血带。切面常见多数由髓质向皮质延伸的黄色条纹病灶及其融合成大小不等的脓肿，肾盂黏膜充血、水肿，可见散在的小出血点，黏膜表面覆盖脓性渗出物，肾盂肾盏内可有脓液积聚。病变严重者，肾形态显著破坏。

（2）镜下观：当上行性感染时，炎症始发于肾盂，黏膜充血、水肿，大量中性粒细胞浸润。炎症沿肾小管及其周围组织扩散，引起肾间质化脓性炎伴有脓肿形成，脓肿破入肾小管，使管腔内充满脓细胞和细菌菌落。病变严重时，肾小球破坏。血源性感染时，化脓性病变首先累及肾皮质中肾小球或肾小管周围的肾间质，继而炎症扩散到邻近组织，也可破入肾小管蔓延至肾盂，肾组织内形成多数散在的小脓肿（图16-6）。

2. 病理临床联系

急性肾盂肾炎起病急，可出现发热、寒战、白细胞增多等全身反应；肾脏肿大使包膜紧张及炎症刺激，常引起腰部酸痛和肾区叩击痛；肾盂和肾间质化脓性炎可引起尿的变化，出现脓尿、菌尿、蛋白尿、血尿及管型尿；尿道和膀胱受炎症刺激，可引起尿频、尿急和尿痛等膀胱刺激征。尿细菌培养有助于临床确诊。

3. 结局

如能及时正确治疗，大多数病例可获痊愈。如治疗不彻底或诱因持续存在，常可反复发作，迁延不愈而转为慢性。

（二）慢性肾盂肾炎

慢性肾盂肾炎多由急性肾盂肾炎演变而来，少数病变开始即呈慢性经过。肾盂肾炎发展为慢性过程与尿路长期阻塞、严重的膀胱输尿管反流、多种细菌感染及抗药菌株的存在等多种因素有关。

1. 病理变化

（1）肉眼观：肾脏体积缩小，质地变硬，特征性改变是肾脏表面有不规则凹陷性瘢痕并与肾被膜粘连，如病变为双侧性，因病变程度不同而使两侧肾脏不对称。切面，皮髓质界限不清，肾盂黏膜粗糙、增厚，肾盂和肾盏变形。

（2）镜下观：病变呈不规则的灶状分布，其中肾小管萎缩、间质明显纤维组织增生和慢性炎细胞浸润，肾小球囊壁周围纤维化，部分肾小球玻璃样变性。残存的肾小管代偿性扩张，腔内充满蛋白管型，肾小球发生代偿性肥大。

2. 病理临床联系

本病由于肾小管病变较严重，故临床主要表现为肾小管浓缩功能障碍，出现多尿和夜尿；钠、钾和碳酸氢盐丧失过多引起低钠血症、低钾血症和代谢性酸中毒；晚期肾小球纤维化和小动脉硬化，导致肾缺血，使肾素分泌增加可引起高血压；大量肾组织破坏可引起氮质血症和尿毒症。急性发作时可出现急性肾盂肾炎的表现。肾盂造影可见肾盂肾盏变形，对本病的临床诊断有一定意义。

3. 结局

慢性肾盂肾炎病程较长，常反复发作。早期，如能积极治疗，消除诱发因素，可控制疾病的发展。晚期，病变可广泛累及双侧肾脏，引起高血压和慢性肾功能衰竭而危及生命。

（阿曼别克·阿曼塔依）

任务三 泌尿系统常见肿瘤

一、肾细胞癌

肾细胞癌（renal cell carcinoma）是来源于肾小管上皮细胞的恶性肿瘤，又称肾腺癌。肾细胞癌在肾原发性肿瘤中最为多见，占肾恶性肿瘤的80%~90%，多发生在

60岁左右的老年人，患者男性多于女性。

1. 病因

流行病学调查显示，吸烟是肾细胞癌最重要的危险因子。其他危险因素包括肥胖、高血压，长期接触一些工业化学物质。由于发现一些患者有染色体的异常，因此认为遗传因素在肾细胞癌的发展中也起重要作用。

2. 病理变化

（1）肉眼观：多见于肾两极，尤以肾上极更为多见。癌呈结节状，可有假包膜，切面常因继发出血、坏死和钙化等改变呈红、黄、灰白相间的多彩状。晚期肿瘤可侵犯肾盂和肾静脉或突破肾被膜侵犯周围组织。

（2）镜下观：肾细胞癌主要由透明细胞、颗粒细胞和梭形细胞等形态的癌细胞构成，并有巢状、梁索状、乳头状、腺管状等多种排列方式。

根据不同形态癌细胞成分，可将肾细胞癌分为透明细胞型、颗粒细胞型、未分化型等多种类型。在大多数病例，几种类型常同时存在，而以其中一种类型为主。其中以透明细胞型最为常见，镜下多数癌细胞体积较大，呈圆形或多角形，轮廓清楚；胞质丰富，因富含糖原和脂质在HE染色时呈清亮透明状；胞核小而圆，位于细胞中央或边缘。肾细胞癌的纤维间质很少，但血管丰富，故常有坏死和出血等继发改变（图16-7）。

3. 扩散方式

（1）直接蔓延：癌组织可侵入肾盏肾盂，甚至侵入输尿管引起阻塞，导致肾盂积水。癌组织还可穿破肾被膜侵犯肾上腺和肾周围软组织。

（2）血道转移：最常转移到肺，其次骨、肝、肾上腺、脑等处。侵入左肾静脉内的癌细胞可沿精索静脉或卵巢静脉逆行转移到生殖器官。

（3）淋巴道转移：常首先转移到肾门及主动脉旁淋巴结。

4. 病理临床联系

肾细胞癌早期常无症状，当体积增大时才被发现，临床主要表现为血尿、肾区疼痛和肿块。血尿为常见的症状，有时凝血块通过输尿管排出时可引起绞痛。肿瘤体积大或侵犯肾被膜时引起肾区疼痛，并可触及肿块。肾细胞癌可产生多种激素和激素样物质而引起各种临床表现，如产生红细胞生成素引起红细胞增多症，产生肾素引起高血压，产生甲状旁腺样激素引起血钙增高等。还有一些患者以骨或其他部位转移癌为始发表现。

二、膀胱尿路上皮肿瘤

约95%的膀胱肿瘤起源于上皮组织。绝大多数上皮肿瘤成分主要为尿路上皮即移行上皮，故称为膀胱尿路上皮肿瘤（bladder urothelial tumor），是泌尿系统最常见的恶性肿瘤，多发生于40～60岁的男性。

1. 病因

膀胱尿路上皮肿瘤的发生与化学性致癌物质有关。苯胺类试剂可诱发动物的膀胱尿路上皮肿瘤，长期从事苯胺染料生产及接触此类物质较多的人员（纺织、印染、橡胶、电缆、制革等行业）膀胱尿路上皮肿瘤的发病率较高。长期大量吸烟、膀胱慢性炎症及结石的长期刺激也可诱发膀胱尿路上皮肿瘤。

2. 病理变化

膀胱尿路上皮肿瘤分为尿路上皮乳头状瘤、低恶性潜能的尿路上皮瘤、低级别尿路上皮乳头状癌、高级别尿路上皮乳头状癌。

膀胱尿路上皮癌多发生于膀胱侧壁和三角区近输尿管开口处，故易阻塞输尿管口引起肾盂积水和肾盂肾炎。肿瘤呈乳头状、菜花状或扁平斑块状，多伴发出血和感染。尿路上皮乳头状瘤占膀胱肿瘤的1%，多见于青少年，肿瘤呈乳头状，细胞分化好。低恶性潜能的尿路上皮瘤乳头粗大或细胞核普遍增大。高级别尿路上皮乳头状癌细胞核浓染，部分细胞异型性明显，核分裂象较多，可有病理性核分裂象；细胞排列紊乱，极性消失，浸润性强，易转移（图16-8）。低级别尿路上皮乳头状癌异型性较小，只有少数发生浸润。

3. 扩散方式

主要通过淋巴道转移，可转移到子宫旁、髂动脉旁和主动脉旁淋巴结。晚期可经血道转移到肝、肺、骨、肾及肾上腺等处。

4. 病理临床联系

（1）无痛性血尿：膀胱尿路上皮肿瘤最常见和最突出的临床表现是无痛性血尿。乳头状癌的乳头断裂、癌组织坏死、溃疡形成等病变皆为引起血尿的原因。

（2）膀胱刺激征：癌组织侵犯膀胱壁、刺激膀胱黏膜及并发感染可引起尿频、尿急和尿痛等临床表现。

（3）尿路阻塞：肿瘤阻塞输尿管开口可引起肾盂肾炎、肾盂积水甚至积脓。

5. 预后

膀胱尿路上皮肿瘤手术切除后易复发，其预后与肿瘤的分化程度有密切关系。低级别尿路上皮乳头状癌患者10年生存率可达90%，高级别尿路上皮乳头状癌10年生存率仅为40%。

（阿曼别克·阿曼塔依）

任务四　肾功能不全

肾功能不全（renal insufficiency）是指各种原因引起肾脏功能严重障碍时，出现代谢废物及毒物在体内蓄积，水、电解质紊乱和酸碱平衡失调，并伴有肾脏内分泌功能障碍的病理过程。根据发生急缓分为急性和慢性肾功能不全。两者发展到最严重阶段出现尿毒症，是肾功能不全终末期的表现。

一、急性肾功能不全

急性肾功能不全（acute renal insufficiency）是指各种原因在短时间内引起肾脏泌尿功能急剧障碍，以致机体内环境严重紊乱的病理过程，临床表现为氮质血症、高钾血症和代谢性酸中毒等。根据患者尿量变化分少尿型和非少尿型两种类型，以少尿型多见。两者肾小球滤过率（GFR）均显著降低。

（一）原因和分类

根据不同的发生原因，急性肾功能不全可分为肾前性、肾性、肾后性三类。

1. 肾前性急性肾功能不全

肾前性急性肾功能不全常见于各类休克、创伤、严重烧伤、大出血、严重脱水、急性心力衰竭等，上述原因使有效循环血量减少、心排血量下降，引起肾血管收缩，肾灌流不足，以致肾小球滤过率下降和水钠潴留，使肾泌尿功能急骤降低，而发生急性肾功能不全。但缺血时间短，肾实质尚无损害，一旦恢复肾血流，肾功能可转为正常，故又称为功能性急性肾功能不全。

2. 肾性急性肾功能不全

肾性急性肾功能不全是指肾实质器质性病变引起的肾功能不全，临床上以肾缺血和肾毒物引起的急性肾小管坏死最常见。

（1）急性肾小管坏死：临床上最常见，由肾缺血持续时间较长，损伤肾实质所致；肾中毒也可引起急性肾小管坏死，如重金属、抗生素、肿瘤化疗药物、免疫抑制剂、有机化合物、细菌毒素、蛇毒等随血流入肾后直接损害肾小管上皮细胞，引起肾小管的变性、坏死。

（2）急性肾实质性病变：如急性肾小球肾炎、狼疮性肾炎、肾盂肾炎、恶性高血压、两侧肾动脉血栓形成或栓塞、结节性多动脉炎等，均可引起弥漫性肾实质损害，导致急性肾功能不全。

3. 肾后性急性肾功能不全

肾后性急性肾功能不全是指从肾盏到尿道口任何部位阻塞引起的急性肾功能不全，常见于双侧尿路结石、盆腔肿瘤和前列腺肥大、前列腺癌等引起的尿路梗阻。早期并无肾实质损害，如及时解除梗阻，肾泌尿功能可很快恢复。

（二）发生机制

各种原因引起的急性肾功能不全的发生机制不尽相同，主要发生机制如下。

1. 肾缺血

初期，肾缺血主要与肾灌注压降低、肾血管收缩有关。

（1）肾灌注压下降：各种肾前性急性肾功能不全，由于血容量减少，全身平均动脉压的降低，肾血流失去自身调节功能，使肾血液灌注压降低，肾小球滤过率减少。

（2）肾血管收缩：肾血管收缩是休克、毒物等引起急性肾功能不全初期的主要发生机制。引起肾血管收缩的因素主要是交感－肾上腺髓质系统兴奋，血中儿茶酚胺增多，肾素－血管紧张素系统的激活，导致肾小动脉收缩，肾血流减少，引起少尿或无尿。

2. 肾小管阻塞

临床上可见于异型输血、挤压综合征、磺胺结晶等引起的急性肾小管坏死，脱落的上皮细胞碎片、肌红蛋白、血红蛋白等所形成的管型阻塞肾小管腔；在缺血性的急性肾小管坏死也可见到广泛的肾小管阻塞现象，从而使管腔内压力升高，造成肾小球有效滤过压降低而发生少尿。

3. 肾小管原尿反流

肾小管严重损伤时，上皮细胞广泛坏死，基膜断裂，尿液经断裂的基膜扩散到肾间质，使间质水肿，并压迫肾小管和肾小管周围的毛细血管，阻塞加重。肾小管内压进一步升高，肾小球有效滤过压下降，肾小球滤过率也随之下降，因而发生急性肾功能不全。

（三）功能和代谢的变化

临床上以少尿型急性肾功能不全多见，故以少尿型急性肾功能不全为例，介绍机体功能代谢的变化。其发展过程可分为少尿期、多尿期和恢复期三个阶段。

1. 少尿期

少尿期是病情的最危重阶段，尿量显著减少，并伴有严重内环境紊乱。一般少尿期可持续数日到数周，平均 7~12 d。少尿期持续愈久，预后愈差。

（1）尿的变化：①少尿或无尿。多数患者出现少尿（尿量＜400 mL/24 h）或无尿（尿量＜100 mL/24 h）。②低比重尿。尿比重低，固定在 1.008~1.020，由原尿浓缩稀释功能障碍所致。③尿钠高。肾小管对钠的重吸收障碍，致尿钠含量高（＞40 mmol/L）。④血尿、蛋白尿、管型尿。由于肾小球滤过障碍和肾小管受损，尿中可出现红细胞、白细胞、蛋白质等；尿沉渣检查可见透明、颗粒和细胞管型。

（2）水中毒：水中毒的原因与少尿、体内分解代谢加强、内生水增多有关。摄入或输入水分过多等原因，均可引起体内水潴留，并导致稀释性低钠血症，水分向细胞内转移引起细胞水肿。严重时，可出现心力衰竭、肺水肿和脑水肿。

（3）高钾血症：为患者最危险的变化，引起高钾血症原因如下。①尿量减少，钾随尿排出量减少；②组织损伤和分解代谢增强、使钾大量释放到细胞外液；③酸中毒时，细胞内钾离子外逸；④输入库存血或食入含钾量高的食物或药物等。高钾血症可引起心脏传导阻滞和心律失常，严重者出现心室颤动或心脏停搏。

（4）代谢性酸中毒：①肾小球滤过率降低，使酸性代谢产物滤过减少而在体内蓄积；②肾小管分泌 H^+ 和 NH_3 能力降低，使碳酸氢钠重吸收减少；③分解代谢增强，体内固定酸产生增多。酸中毒可抑制心血管系统和中枢神经系统功能，影响体内多种酶的活性，并促进高钾血症的发生。

（5）氮质血症：肾功能不全时，因肾不能充分排出代谢产物，以及体内蛋白质分解代谢增强，致使血中非蛋白氮（NPN）含量超过 28.6 mmol/L 时，称为氮质血症。轻度的氮质血症对机体影响不大，重度可引起呕吐、腹泻，甚至昏迷。

2. 多尿期

急性肾功能不全患者，如能安全度过少尿期，尿量开始增加到 400 mL/24 h 以上时，即进入多尿期。说明肾小管上皮细胞已有再生，病情趋向好转。此期尿量可达 3 000 mL/24 h 以上。多尿期机制：①肾血流量和肾小球滤过功能逐渐恢复正常；②新生肾小管上皮细胞功能尚不成熟，钠水重吸收功能还比较低；③肾间质水肿消退，肾小管内管型被冲走，阻塞解除；④少尿期中潴留在血中的尿素等代谢产物经肾小球大量滤出，增加原尿渗透压，产生渗透性利尿。

多尿早期，由于肾功能尚未彻底恢复，氮质血症、高钾血症和酸中毒并不能立即得到改善；后期，由于水、电解质大量排出，易发生脱水、低钾血症和低钠血症。多尿期持续 1~2 周，可进入恢复期。

3. 恢复期

尿量开始减少并逐渐恢复正常，血中非蛋白氮含量下降，水、电解质紊乱和酸碱平衡失调得到纠正。但肾小管功能需要数月甚至更长时间才能完全恢复。少数患者由于肾小管上皮细胞和基底膜破坏严重，出现肾组织纤维化而转变为慢性肾功能不全。

非少尿型急性肾功能不全可能由于肾内病变较轻，因而临床表现一般较轻，病程较短，并发症少，预后较好。其主要特点是：①尿量不减少，可在 400～1 000 mL/24 h；②尿比重低而固定，尿钠含量也低；③有氮质血症。其发生机制可能是肾小球滤过率下降程度不如少尿型严重和肾小管损害较轻，主要表现为尿浓缩功能障碍。少尿型和非少尿型可相互转化，近年报道非少尿型有增多趋势。

二、慢性肾功能不全

慢性肾功能不全（chronic renal insufficiency）是肾实质的进行性破坏，肾单位逐渐减少，不足以充分排除代谢产物和维持内环境的恒定，导致体内代谢产物蓄积，水、电解质紊乱和酸碱平衡失调及肾脏内分泌功能障碍的病理过程。

（一）原因

1. 肾脏疾病

慢性肾小球肾炎、慢性肾盂肾炎、肾结核、肾肿瘤、全身性红斑狼疮等，其中慢性肾小球肾炎占慢性肾功能不全患者总数的 50%～60%。

2. 肾血管病变

糖尿病性肾小动脉硬化症、高血压性肾小动脉硬化等。

3. 尿路慢性阻塞

尿路结石、肿瘤、前列腺肥大等。

（二）发生机制

慢性肾功能不全的发生机制，可能与健存肾单位日益减少、矫枉失衡、肾小球过度滤过、肾小管-肾间质损害有关。

1. 健存肾单位学说

在慢性肾脏疾病时，肾单位不断破坏而丧失功能，肾脏功能由残余肾单位（健存肾单位）来承担，这些健存肾单位要加倍地工作以进行代偿。随着病变的发展，健存肾单位逐渐减少，当健存肾单位不足以维持正常的泌尿功能时，机体就出现内环境紊乱，患者即表现出慢性肾功能不全的临床症状。

2. 矫枉失衡学说

在肾脏疾病晚期，体内某些溶质增多。机体通过代偿使某种调节因子分泌增多，以促进这些溶质的排泄,这就是所谓"矫枉"过程。这种矫枉作用可以引起新的不良影响,使内环境发生"失衡",使机体进一步受损。例如,肾脏疾病晚期由于肾小球滤过率降低,使肾脏排磷减少,发生高磷血症和低钙血症。低钙血症引起甲状旁腺激素(PTH)分泌增多,PTH促使肾排磷增加,使内环境恢复稳定。但是,长期PTH分泌增多会动员骨钙进入血中,导致骨质脱钙、肾性骨营养不良,还可见软组织坏死、皮肤瘙痒与神经传导障碍等。因此,这种矫枉失衡使肾功能不全进一步加剧。

3. 肾小球过度滤过学说

由于肾脏疾病晚期,部分肾单位破坏后,残留肾单位发生代偿。随着代偿肾单位负荷过重,出现过度滤过,使之长期负荷过重而引起肾小球硬化,促进慢性肾功能不全的发生。

4. 肾小管-肾间质损害

肾功能损害程度与慢性肾小管-肾间质病变严重程度的关系十分密切。动物实验证明,给予慢性肾功能不全大鼠以低蛋白、低磷饮食,纠正酸中毒,可减轻健全肾单位肾小管-肾间质的损伤,从而减轻肾功能损害的进展。因此,只有对肾小球和肾小管两个方面的因素都有足够的认识和重视,才能更好地防止慢性肾功能不全的进展。

(三) 发展过程

1. 肾储备功能降低期(代偿期)

肾实质的破坏尚不严重,未受损的肾单位可以代偿已受损的肾单位功能,泌尿功能基本维持正常,机体内环境相对稳定,无临床症状。血液生化检查无明显变化,内生肌酐消除率在正常值的30%以上。

2. 慢性肾功能不全早期

肾实质的损害已不能维持机体内环境稳定,可出现多尿、夜尿,轻度氮质血症和贫血等,但症状一般轻。内生肌酐清除率降至正常的25%~30%。

3. 慢性肾功能不全中期

机体内环境严重紊乱,临床表现多尿、夜尿,酸中毒,氮质血症较重,伴有中毒症状,严重贫血,低钙、高磷血症。内生肌酐清除率降至正常的20%~25%。

4. 慢性肾功能不全晚期

由于代谢产物在体内明显蓄积,中毒症状明显加重,有严重水、电解质紊乱和酸碱平衡失调,以及各系统功能障碍。内生肌酐清除率降低至正常的20%以下。

(四) 功能和代谢的变化

1. 尿的变化

早期,患者常出现多尿、夜尿、等渗尿等,晚期出现少尿。

（1）夜尿：正常成人白天尿量约占总量的2/3，夜间尿量占1/3。慢性肾功能不全患者，早期即有夜间排尿增多症状，往往超过500 mL，甚至夜间尿量与白天尿量相近或超过白天尿量，称为夜尿，发生机制尚不清楚。

（2）多尿：成人24 h尿量超过2 000 mL称为多尿。多尿是慢性肾功能不全较常见的症状。发生多尿的机制主要是健存肾单位由于代偿作用而功能增强，肾血流也集中在这些肾单位，使这些肾单位的肾小球滤过率增高，原尿生成增多，流经肾小管时流速加快，肾小管来不及充分重吸收，使终尿增多。另外，滤出的原尿中溶质（尿素）含量高，产生渗透性利尿。还有，慢性肾功能不全时肾髓质破坏，使其不能形成高渗环境，尿浓缩功能降低。

（3）低渗或等渗尿：早期，肾浓缩功能降低而稀释功能正常，因而出现低比重尿或低渗尿；随着病情发展，肾脏浓缩及稀释功能均发生障碍，终尿的渗透压接近血浆渗透压，尿比重常固定在1.008～1.012，称为等渗尿。

（4）少尿：晚期肾单位大量破坏，尽管单个健存肾单位尿液生成仍多，但由于肾单位极度减少，每日终尿总量可少于400 mL而出现少尿。

（5）蛋白尿、血尿和管型尿：肾小球滤过膜通透性增强使蛋白质滤过增多，同时因肾小管上皮细胞受损使滤过的蛋白质重吸收减少，其结果是慢性肾功能不全时出现轻度或中度蛋白尿。慢性肾脏病变时肾小球基底膜溶解破坏、通透性增高，血液中的红细胞、白细胞从肾小球滤过，在肾小管内可形成各种管型，随尿排出。

2. 氮质血症

早期由于健存肾单位的代偿作用，血中非蛋白氮（NPN）升高不明显，当摄入蛋白质增加或体内分解代谢增强时NPN才会明显升高。到晚期，由于肾单位的大量破坏和肾小球滤过率的降低，血中NPN可明显升高而出现氮质血症。

3. 水、电解质代谢紊乱

（1）水代谢紊乱：肾脏对水负荷变化的调节适应能力下降，当水摄入增加时不能相应地增加排泄而发生水潴留，引起肺水肿、脑水肿和心力衰竭。当严格限制水摄入时，水的排出不能相应地减少而发生脱水，使血容量减少，甚至血压降低。由肾脏对尿的浓缩与稀释能力降低所致。

（2）电解质代谢紊乱。

1）钠代谢紊乱：患者均有不同程度的钠丢失，失钠引起细胞外液和血管内液量减少，进一步降低肾小球滤过率。因此，应适当补充钠盐以免发生低钠血症。

2）钾代谢紊乱：患者血钾可长期维持正常。由于醛固酮分泌增多使肾远曲小管分泌钾增多，即使肾小球滤过率下降，也能维持血钾在正常水平而不至于升高。但晚期出现少尿时,或因严重酸中毒、急性感染、应用钾盐过多时,可发生严重高钾血症。如进食过少或严重腹泻,又可出现低钾血症。严重的高钾血症和低钾血症均可影响心脏和神经肌肉的活动功能而威胁生命。

3) 钙、磷代谢紊乱:血磷升高、血钙降低,同时继发甲状旁腺功能亢进症和肾性骨营养不良。早期,肾小球滤过率降低使磷排出减少,发生高磷血症。此时血钙降低,血浆中游离钙减少能刺激甲状旁腺分泌甲状旁腺激素,PTH可抑制肾对磷的重吸收,使磷排出增多。随着慢性肾功能不全的进行性加重,肾小球滤过率极度下降。此时,PTH分泌增多已不能使磷充分排出,故血磷显著升高。并且此时PTH增高不但不能调节钙、磷代谢,反而加强溶骨活性,使骨磷释放增多。一方面使血磷水平不断上升,形成恶性循环;另一方面使骨盐溶解、骨质脱钙,发生肾性骨营养不良。成人表现为骨质疏松、纤维性骨炎和骨软化症,儿童表现为肾性佝偻病。

4. 酸碱平衡失调

由于肾小球滤过率下降,酸性产物滤过减少,肾小管排氢和碳酸氢盐重吸收减少,肾小管上皮细胞产氨减少,可出现代谢性酸中毒。

5. 肾性高血压

因肾实质病变引起的高血压称为肾性高血压,是慢性肾功能不全十分常见的并发症。其发生机制可能与以下因素有关。

(1) 水钠潴留:肾排钠排水减少,体内水钠潴留,引起血容量增加、心排血量增多,导致血压升高。此种高血压称为钠依赖性高血压。

(2) 肾素-血管紧张素系统活性增强:肾血流量减少,刺激肾球旁细胞分泌肾素,并激活肾素-血管紧张素系统,使血管收缩、外周血管阻力增加,引起血压升高,称为肾素依赖性高血压。

(3) 肾分泌扩血管物质减少:肾髓质的间质细胞分泌降压物质前列腺素减少,血管扩张、排钠、降低交感神经活性的作用减弱,引起血压升高。

6. 肾性贫血

由各种因素造成肾脏促红细胞生成素产生不足,或血浆中一些毒性物质干扰红细胞的生成与代谢而导致的贫血,称为肾性贫血。

7. 出血倾向

由于血中毒性物质抑制血小板功能,使血小板黏附和聚集减少、血小板第Ⅲ因子释放被抑制,发生凝血障碍,表现为皮下瘀斑和黏膜出血、胃肠道出血、鼻出血等。

三、尿毒症

尿毒症（uremia）是指急慢性肾功能不全发展到最严重的阶段，由于肾单位大量破坏，使终末代谢产物和内源性毒性物质在体内蓄积，导致水、电解质紊乱及酸碱平衡失调，内分泌功能失调等一系列自体中毒症状。

（一）原因与发生机制

尿毒症的发生机制主要与体内代谢产物及内源性毒素蓄积有关，其中有些代谢产物经临床观察与动物实验证明可以引起尿毒症的某些症状，称为尿毒症毒素。

1. 甲状旁腺激素

尿毒症时出现的许多症状与体征均与PTH含量增加密切相关。临床观察几乎所有尿毒症患者都有继发性甲状旁腺功能亢进，伴有PTH增多，患者出现肾性骨营养不良、皮肤瘙痒、周围神经损害、血脂紊乱与贫血等表现。

2. 胍类化合物

胍类化合物是体内精氨酸的代谢产物。肾功能不全晚期，这些物质排泄发生障碍，能抑制脑组织的转酮醇酶的活性，可影响脑细胞功能，引起脑病变。

3. 尿素

临床观察仅有一部分患者血液中尿素浓度明显升高，血中尿素水平与慢性肾功能不全患者水平高仅引起口渴和少尿；尿毒症患者的症状并不一定与尿素水平相关。因而尿素一度被认为是低毒物质。

4. 胺类

胺类包括脂肪族胺、芳香族胺和多胺。临床观察发现胺类物质可引起肌痉挛、扑翼样震颤和溶血、畏食、恶心、呕吐和蛋白尿、促进红细胞溶解、抑制促红素的生成，还能增加微血管通透性，促进尿毒症时肺水肿、腹水和脑水肿的发生，故日益被人们所重视。

5. 中分子毒性物质

中分子毒性物质是指相对分子质量为500～5 000的一类物质。其化学本质还未确定，包括正常代谢产物、细胞代谢紊乱产生的多肽、细胞或细菌碎裂产物等。

综上所述，尿毒症所出现的临床症状和体征甚为复杂，很难将尿毒症综合征的某些方面归因于某种单一的毒素，很可能是各种毒性物质和代谢障碍等综合作用的结果。

（二）机体的功能和代谢变化

1. 神经系统的变化

尿毒症患者出现神经症状者可高达86%，主要表现为尿毒症性脑病和周围神经病变。尿毒症性脑病早期表现为大脑抑制，表现淡漠、疲乏。病情加重时出现记忆力、定向力障碍，并常出现欣快感或抑郁症，最后可有嗜睡和昏迷。与脑实质出血、水肿，神经细胞变性，胶质细胞增生有关。周围神经病变常见下肢疼痛、肢体无力，甚至麻痹。

2. 心血管系统

心血管系统主要表现为心律失常、充血性心力衰竭，晚期出现尿毒症性心包炎等，是尿毒症患者重要死亡原因之一。其机制为高钾血症引起心律失常，水钠潴留、高血压、酸中毒、贫血、毒性物质作用可引起心力衰竭，尿毒症毒素刺激心包引起纤维素性心包炎。

3. 呼吸系统

酸中毒使呼吸加深加快，严重时，呼吸中枢抑制而出现潮式呼吸。唾液酶分解尿素生成氨，呼出气中有氨味，因尿素刺激可出现纤维素性胸膜炎；因水钠潴留、心力衰竭、低蛋白血症可发生肺水肿导致呼吸困难。

4. 消化系统

消化系统的症状是出现最早、最突出的症状，表现为食欲减退、恶心、呕吐、腹泻、口腔黏膜溃疡、消化道出血等。其与尿素经胃肠道排出时，肠道细菌的尿素酶将其分解成氨，刺激胃肠道黏膜，引起溃疡性或假膜性炎有关。

5. 内分泌系统

女性患者出现月经不规则、闭经、流产，男性患者出现性欲减退、阳痿、精子减少或活力下降。

6. 皮肤变化

患者因贫血面色苍白。皮肤瘙痒似与继发性甲状旁腺功能亢进症有关。可见白色结晶堵塞汗腺，称为皮肤尿素霜。

7. 免疫系统

患者常有严重感染，为其主要死因之一。这可能与免疫功能低下有关，主要表现为细胞免疫反应受到抑制，血中中性粒细胞吞噬和杀菌能力减弱。

8. 代谢紊乱

（1）糖代谢：尿毒症患者糖耐量降低，表现为轻型糖尿病曲线，但空腹血糖正常，不出现尿糖。给予外源性胰岛素后血糖值仍延迟降低。

（2）蛋白质代谢：由于尿毒症毒素的影响，机体蛋白质合成障碍，分解增加。加之患者畏食，蛋白质和热量摄入不足，而造成负氮平衡和低白蛋白血症。

（3）脂肪代谢：患者常有血脂紊乱，主要是血清甘油三酯增高。这是由于胰岛素拮抗物质使肝合成甘油三酯增加，也可能与脂蛋白酶活性降低，致使甘油三酯清除率降低有关。

肾移植是治疗终末肾脏疾病最主要和最有效的治疗手段，可使患者的生活质量得到极大改善，最长存活达38年。截至2009年10月，我国已累计开展器官移植超过10万例，拥有一支稳定、有经验的肾移植队伍。

项目小结

原发性肾小球肾炎主要由循环免疫复合物沉积和原位免疫复合物形成于肾小球引起。急性增生性肾小球肾炎的病变特点是弥漫性毛细血管内皮细胞和系膜细胞增生，临床表现为急性肾炎综合征。快速进行性肾小球肾炎的病变特点是新月体形成，临床表现为急进性肾炎综合征。膜性肾病和轻微病变性肾小球肾炎是引起肾病综合征常见的原因。慢性肾炎为各型肾小球肾炎发展的终末阶段，病变特点是大量肾小球发生纤维化和玻璃样变，临床表现为慢性肾炎综合征。

肾盂肾炎主要由上行性感染引起，急性肾盂肾炎是累及肾盂、肾间质和肾小管的化脓性炎症，主要由细菌感染引起。慢性肾盂肾炎常因反流性肾病或慢性尿路阻塞引起，病变特点为慢性间质性炎症、纤维化和瘢痕形成，常累及肾盂和肾盏，引起慢性肾功能衰竭。

肾透明细胞癌是成人最常见的肾脏恶性肿瘤，尿路上皮癌是膀胱常见的恶性肿瘤，可分为低级别和高级别，肿瘤呈浸润性或非浸润性生长。

肾功能衰竭分为急性和慢性两类：急性肾衰竭是指各种原因引起双肾在短期内泌尿功能急剧下降，导致机体内环境严重紊乱的病理过程，可分为肾前性、肾性和肾后性三种；慢性肾衰竭是由肾单位进行性破坏所致，是各种慢性肾病的共同结局，除泌尿功能障碍外，还出现明显的内分泌功能紊乱，包括肾性高血压、贫血、肾性骨病等。急慢性肾衰竭发展到严重阶段都会出现尿毒症，此时，除存在水、电解质、酸碱平衡紊乱及内分泌功能失调外，还有代谢产物和内源性毒物在体内蓄积而引起的一系列自体中毒症状。

（阿曼别克·阿曼塔依）

目标检测

1. 急性肾小球肾炎肉眼变化主要呈现（　　）

   A. 大白肾　　　　　　　　　B. 蚤咬肾和大红肾

   C. 多发性小脓肿　　　　　　D. 多囊肾

   E. 固缩肾

2. 急性肾炎患者的尿沉渣中不应见到的成分是（　　）

   A. 上皮细胞　　　　　　　　B. 脓细胞

   C. 红细胞　　　　　　　　　D. 管型

   E. 蛋白质

3. 慢性硬化性肾炎时尿的主要改变是（　　）

   A. 血尿　　　　　　　　　　B. 蛋白尿

   C. 管型尿　　　　　　　　　D. 少尿、无尿

   E. 多尿、夜尿

4. 女性，56岁，患高血压病、冠心病，死于急性心肌梗死。尸检发现两肾大小不等，右侧肾稍大，表面光滑，切面皮髓分界清楚；左肾明显缩小，表面高低不平，有不规则的凹陷性瘢痕，切面皮髓界限不清，有的肾乳头萎缩，肾盂变形，黏膜粗糙。此肾的病变属于何种疾病（　　）

   A. 高血压固缩肾　　　　　　B. 动脉粥样硬化性固缩肾

   C. 动脉栓塞后肾硬化　　　　D. 慢性肾盂肾炎

   E. 左肾先天发育不全

5. 急性弥漫性增生性肾小球肾炎的主要病变是（　　）

   A. 毛细血管的纤维素样坏死　B. 毛细血管内皮细胞和系膜细胞增生

   C. 毛细血管血栓形成　　　　D. 毛细血管基底膜增生

   E. 抗原抗体复合物沉积

6. 急性肾盂肾炎（　　）

   A. 少尿，水肿，高血压　　　B. 多尿，夜尿，低比重尿

   C. 脓尿　　　　　　　　　　D. 无痛性血尿

   E. 肾病综合征

7. 男性患者28岁，面部及下肢水肿，尿蛋白+++，血压150/100 mmHg，肾穿刺活检：肾小球体积增大，电镜见脏层上皮与基底膜之间有驼峰样致密沉积物。本例肾炎属于（　　）

   A. 膜性肾炎　　　　　　　　B. 膜性增生性肾炎

   C. 毛细血管内增生性肾炎　　D. 轻微病变性肾炎

   E. IgA肾病

8. 肾盂肾炎常见的感染途径是（　　）

A. 血源性感染
B. 外伤性感染
C. 上行性感染
D. 下行性感染
E. 多途径感染

9. 慢性肾小球肾炎的特征性病理变化是（　　）

A. 肾小球毛细血管内皮细胞增生
B. 肾小囊壁层上皮细胞增生
C. 肾小球纤维化，玻璃样变性
D. 肾小囊脏层上皮细胞增生
E. 肾小球入球动脉玻璃样变性

10. 肾原发性肿瘤中最多见的是（　　）

A. 移行上皮癌
B. 肾母细胞瘤
C. 鳞状细胞癌
D. 血管肉瘤
E. 肾腺癌

11. 判定少尿的标准是尿量低于（　　）

A. 1 500 mL/24 h
B. 1 000 mL/24 h
C. 800 mL/24 h
D. 400 mL/24 h
E. 100 mL/24 h

12. 急性肾衰竭少尿期，患者最常见的电解质紊乱是（　　）

A. 高钠血症
B. 高钾血症
C. 低钾血症
D. 高钙血症
E. 低镁血症

13. 下述哪项不是急性肾衰竭多尿期出现多尿的机制（　　）

A. 肾小球滤过功能逐渐恢复
B. 肾小管阻塞解除
C. 抗利尿激素分泌减少
D. 新生的肾小管上皮细胞浓缩功能低下
E. 渗透性利尿

14. 慢性肾功能衰竭最常见的致病因素是（　　）

A. 慢性肾盂肾炎
B. 慢性肾小球肾炎
C. 肾结核
D. 高血压性肾小动脉硬化
E. 尿路结石

15. 下述哪项因素与肾性骨营养不良的发病机制无关（　　）

A. 高磷血症和低钙血症
B. 继发性甲状旁腺机能亢进
C. 1，25-二羟维生素D_3生成减少
D. 酸中毒使骨质脱钙
E. 内源性毒性物质使溶骨活性增加

项目十七 生殖系统疾病及乳腺疾病

学习目标

知识目标

1. 掌握慢性子宫颈炎的病理变化、子宫颈上皮内瘤变的概念及病理变化，子宫颈癌、葡萄胎、侵蚀性葡萄胎、绒毛膜上皮癌、乳腺癌的病理变化。
2. 熟悉子宫颈癌、绒毛膜上皮癌、乳腺癌的扩散途径和临床病理联系，卵巢肿瘤的常见类型及病理变化。
3. 了解子宫内膜异位症、乳腺纤维囊性变和前列腺增生症的病理变化。

任务一 女性生殖系统疾病

一、子宫颈疾病

（一）慢性子宫颈炎

慢性子宫颈炎（chronic cervicitis）是育龄妇女最常见的疾病，临床上表现为白带过多，阴道镜见子宫颈黏膜充血，镜下见子宫颈黏膜上皮下有淋巴细胞、浆细胞及单核细胞等浸润，子宫颈柱状上皮及腺上皮常伴有不同程度鳞状上皮化生。

1. 病因及发病机制

引起慢性子宫颈炎的常见病菌有链球菌、肠球菌、大肠埃希菌等，少数可因感染病毒、沙眼衣原体、寄生虫及放线菌等引起。特殊性分娩、机械损伤也是其诱发因素。

2. 病理变化

（1）子宫颈糜烂：慢性子宫颈炎时子宫颈阴道部鳞状上皮有时坏死脱落，形成表浅的缺损，称为宫颈真性糜烂，较少见。临床上常见的宫颈糜烂，是宫颈损伤的鳞状上皮被宫颈管内柱状上皮增生外移取代而形成的，看上去像糜烂，是由于柱状上皮较薄，上皮下血管易显露而呈红色，为假性糜烂，多发生在育龄期或卵巢功能旺盛、雌激素水平增高的妇女。

（2）纳博特囊肿：慢性宫颈炎时，子宫颈管腺体的开口易被增生的纤维组织所压迫，或由于腺腔被黏液或化生的鳞状上皮阻塞，使黏液潴留，腺体扩大成囊状，形成子宫颈囊肿，直径一般在数毫米至1 cm，又称潴留囊肿。

（3）子宫颈息肉：子宫颈黏膜、腺体和间质结缔组织呈局限性增生而形成子宫颈息肉。直径自数毫米到数厘米不等，呈粉白色或粉红色，常有蒂，恶变率很低，在1%以下。

（4）子宫颈肥大：慢性炎症长期刺激，子宫颈纤维结缔组织和腺体明显增生，导致子宫颈肥大。妇科检查：子宫颈增大，呈乳白色，表面光滑，质地较硬。

（二）子宫颈上皮内瘤变和原位癌

1. 子宫颈上皮内瘤变（cervical intraepithelial neoplasia，CIN）

CIN是指子宫颈鳞状上皮明显增生，尤其是基底层的细胞活跃增生，细胞层次增多，排列紊乱，细胞核大、浓染、染色质增粗、核大小不一、形状不规则等，细胞具有一定的异型性。根据细胞异型性程度分为三级：CIN Ⅰ级（轻度），异型细胞局限于上皮层的下1/3；CIN Ⅱ级（中度），增生的异型细胞占上皮层下部的1/3～2/3；CIN Ⅲ级（重度），增生的异型细胞超过全层的2/3，但还未累及上皮全层。子宫颈上皮内瘤变多无自觉症状，肉眼观，无特殊改变，可疑之处可用碘液染色进行鉴别，如要确诊，需进一步进行脱落细胞学或病理学检查。

2. 子宫颈原位癌（cervica carcinoma in situ，CCIS）

CIS是指异型增生的细胞累及子宫颈黏膜上皮全层，但尚未突破基底膜者。原位癌细胞沿基底膜侵及子宫颈腺体，取代部分腺体或全部腺体，但尚未突破腺体的基底膜，称为子宫颈原位癌累及腺体，仍属于原位癌范畴。

重度上皮内瘤变与原位癌无明显界限，病变局限子宫颈上皮层内，两者的生物学行为无显著的差异。新近的分类将原位癌称子宫颈上皮内瘤变。

（三）子宫颈癌

子宫颈癌（cervical cancer）是女性生殖系统中常见的恶性肿瘤之一，发病年龄以40~60岁最多，平均年龄50岁。由于子宫颈脱落细胞学检查的普及，很多子宫颈癌能在早期被发现，5年生存率明显提高。

1. 病因

一般认为，子宫颈癌与早婚、多产、性生活紊乱、宫颈裂伤、包皮垢及感染等因素有关。近年来对病毒感染研究较多，尤其是HPV（人乳头状瘤病毒）16型、18型与宫颈癌的发病有密切关系，为高危险亚型，其次为31型和33型。

2. 病理变化

（1）大体标本形态学分型。

1）糜烂型：肉眼观，形态与宫颈糜烂很相似，病变处黏膜潮红、呈颗粒状、质脆，触之易出血，组织学上多为原位癌或早期浸润癌。

2）外生菜花型：癌组织突出于宫颈表面，形成乳头状或菜花状外观，表面常有坏死和浅表溃疡形成。

3）内生浸润型：此型易漏诊，癌组织向宫颈深部浸润生长，使宫颈前后唇增厚变硬，表面常较光滑。病变晚期癌组织坏死脱落形成较深溃疡，预后差。

4）溃疡型：癌组织除向深部浸润外，表面同时有大块坏死脱落，形成溃疡。

（2）组织学分型。

1）子宫颈鳞癌：最为常见，占子宫颈恶性肿瘤的95%以上。根据癌发展的过程，可分原位癌、早期浸润癌和浸润癌。早期浸润癌是指癌细胞突破基底膜向间质浸润，但浸润深度不超过基底膜下3~5 mm，一般肉眼不能判断，只能在显微镜下证明有早期浸润，由原位癌发展形成。浸润癌是指癌组织突破基底膜，浸润到间质且深度超过基底膜下5 mm（图17-1）。

2）子宫颈腺癌：较鳞癌少见，近年来报道发病率有上升趋势；在20岁以下青年女性的宫颈癌中，以腺癌居多。

3. 子宫颈癌的扩散

子宫颈癌主要通过直接蔓延和淋巴道转移扩散，血行转移很少见。

（1）直接蔓延：癌组织直接蔓延向下可侵犯阴道穹隆及阴道壁；向上破坏子宫颈，很少侵犯子宫体；向两侧可延及宫旁及盆壁组织，可因肿瘤压迫输尿管而引起肾盂积水；晚期可向前、向后侵犯膀胱和直肠。

(2) 淋巴道转移：为最多见的转移途径，癌组织首先到宫旁淋巴结，再转移至闭孔、髂内、髂外等淋巴结，而后再转移至髂总、腹股沟及骶前淋巴结。晚期患者可转移至锁骨上淋巴结。

二、子宫体疾病

子宫内膜异位症（endometriosis）和子宫腺肌病（adenomyosis）都是妇产科常见病，两者除均存在异位子宫内膜这一共同特点外，在发病机制和组织发生学上是不同的，临床表现亦有差异，是两种不同的疾病，临床上常可并存。

（一）子宫内膜异位症

具有生长功能的子宫内膜组织（腺体和间质）出现在子宫腔被覆内膜及宫体肌层以外的其他部位，称为子宫内膜异位症。其多见于25～45岁妇女，发病率为10%～15%，是生育年龄妇女最常见的疾病之一。

1. 发病机制

其发病机制是种植学说，认为异位的内膜来源于子宫内膜组织转移到宫腔以外的部位，并种植和生长。故该疾病组织学上是良性的，但却有增生、浸润、转移及复发等恶性行为。其临床上常有痛经、慢性盆腔痛、月经异常和不孕等症状，25%患者无任何症状，恶变率低于1%。

2. 病理变化

其可以侵犯全身任何部位，绝大多数发生于盆腔，称为盆腔子宫内膜异位症，又可分为卵巢子宫内膜异位症和腹膜子宫内膜异位症。

(1) 卵巢子宫内膜异位症：患者病变累及一侧卵巢，也可使双侧卵巢受累，异位内膜在卵巢皮质内生长，呈周期性出血，以至形成单个或多个囊肿，称为卵巢子宫内膜异位囊肿，一般直径多在5～6 cm，表面呈灰蓝色。由于囊壁厚薄不均，易反复形成小的破裂，破裂后囊内容物刺激局部腹膜及卵巢呈炎性反应，导致卵巢破裂处与周围组织粘连；如较大的囊肿由于外力或自发形成较大破口，多量囊内容物流入盆腹腔，则可引起急腹症。陈旧性血液聚集在囊内形成咖啡色黏稠液体，似巧克力样，故俗称卵巢"巧克力囊肿"。如出血新鲜，囊内液也可为暗红色稀薄状。最终诊断需靠组织病理学证实。

(2) 腹膜子宫内膜异位症：好发于盆腔较低或最低处，以子宫骶骨韧带，子宫直肠陷窝和子宫后壁下段浆膜最为常见，因与经血中的内膜碎片接触机会最多所致。在病变早期，病灶局部有散在紫褐色出血点或颗粒状散在结节。随病变发展，子宫后壁与直肠前壁粘连，直肠子宫陷窝变浅，甚至消失。严重者直肠子宫陷窝内的异位内膜向直肠阴道隔发展，在膈内形成包块，并向阴道后穹隆或直肠腔突出，但极少穿透阴道或直肠黏膜层。输卵管内膜异位症亦多累及其管壁浆膜层，直接累及黏膜者较少。输卵管常与周围病变组织粘连，可因粘连和扭曲，严重者可致管腔不通，是子宫内膜异位导致不孕的原因之一。

（二）子宫腺肌病

子宫腺肌病是指子宫内膜腺体和间质存在于子宫肌层中，伴随周围肌层细胞的代偿性肥大和增生。其发生机制可能与基底层内膜细胞增生，侵入到肌层间质有关，多发生于40岁以上经产妇；临床主要表现为经量增多和经期延长，以及逐渐加剧的进行性痛经。大体观，子宫均匀增大，呈球形，一般不超过12周妊娠子宫大小。子宫肌层病灶有弥漫型及局限型两种。弥漫型较多见，且多累及后壁。切面可见肌层明显增厚、变硬，在肌壁中见到粗厚的肌纤维束和微囊腔，腔中偶见陈旧血液。少数子宫内膜在子宫肌层中呈局限性生长形成结节或团块，类似子宫肌壁间肌瘤，称为子宫腺肌瘤。

三、妊娠滋养层细胞疾病

（一）葡萄胎

葡萄胎亦称水泡状胎块（hydatidiform mole），我国比较常见，23个省、自治区、直辖市调查统计表明，150次妊娠中即可有一次发病。认为葡萄胎是一种良性滋养层细胞肿瘤，少数学者认为葡萄胎是一种病理性妊娠，可能是胚胎缺陷或胚胎早期死亡后绒毛产生继发性退变的结果。

1. 病理变化

肉眼观，病变局限于宫腔内，不侵入肌层。典型的葡萄胎形状极似葡萄（图17-2），大部或全部胎盘绒毛间质高度水肿，形成薄壁透明囊性葡萄样物，内含清液。大小不一，直径为0.5~3 cm，它们之间有细蒂相连，形如葡萄串。镜下观，病变具有三个特点：①绒毛因间质水肿而增大，并有水疱形成；②绒毛间质内血管消失或稀少；③滋养层细胞有不同程度的增生。增生的滋养层细胞可为合体滋养层细胞或细胞滋养层细胞，大多两者混合并存，并具有一定的异型性。完全性葡萄胎往往增生明显，部分性葡萄胎常为局限性、轻度增生。

2. 病理临床联系

由于胎盘绒毛肿胀，子宫明显增大，超过正常妊娠月的子宫体积大小。胚胎常早期死亡，故听不到胎心音。由于滋养层细胞显著增生，胎盘激素分泌显著增多，其中以绒毛膜促性腺激素（HCG）增多意义最大，在患者血中及尿中明显增加，能反映肿瘤的生长状态，是协助诊断的重要指标。葡萄胎一经确诊后应立即予以清除，大多数患者经彻底清宫后即可痊愈，约10%可恶变为侵蚀性葡萄胎，3%恶变为绒毛膜癌。部分性葡萄胎的恶变率很低。

（二）侵蚀性葡萄胎

侵蚀性葡萄胎（invasive mole）多数继发于葡萄胎之后。侵蚀性葡萄胎水泡状绒毛侵入子宫肌层，形成紫蓝色出血坏死结节，引起组织破坏，甚至穿破肌壁引起大出血，并可转移至邻近或肺、脑等远处器官。镜下观，滋养层细胞增生及异型程度亦往往较良性葡萄胎显著，可见水泡状绒毛或坏死的绒毛。

其临床表现主要为在葡萄胎排出后，血或尿妊娠试验持续异常，阴道持续或间断不规则流血。近年来，由于化学疗法的进展，治疗侵蚀性葡萄胎有很好的疗效，转移灶内的瘤组织也有可能自然消退。

（三）绒毛膜癌

绒毛膜癌（choriocarcinoma）是滋养层细胞的高度恶性肿瘤，简称绒癌，好发于30岁左右青年女性，主要临床表现为在葡萄胎、流产或足月产后阴道持续不规则流血，血及尿中HCG浓度显著升高。

1. 肉眼观

子宫不规则增大，质地柔软，可见一个或多个紫蓝色结节，位于子宫的不同部位。结节可浸润子宫深肌层，常达浆膜外，或呈弥漫息肉状布满子宫内膜面，或在内膜和肌层内有小出血灶。癌结节质脆而软，呈暗红色或紫蓝色。

2. 镜下观

瘤组织由分化不良的两种滋养层细胞组成，即细胞滋养细胞和合体滋养细胞，成片增生的滋养层细胞侵入肌层和血管，混合排列成巢状或条索状。由于肿瘤自身无间质血管，仅依靠侵袭宿主血管获取营养，故癌组织和周围正常组织有明显出血坏死。核分裂象常见，异型性明显，不形成绒毛和水泡状结构。如发现有绒毛，即使是退化的绒毛，也应诊断为侵蚀性葡萄胎。

绒癌易侵入血管，故主要为血行转移，最多见转移至肺，其次为阴道、脑、肝、脾、肾、肠等。自应用化学治疗后，绒癌的死亡率已显著下降到20%以下。

四、卵巢肿瘤

卵巢肿瘤按其组织发生可分为三类：①上皮性肿瘤，浆液性肿瘤、黏液性肿瘤、子宫内膜样瘤及纤维上皮瘤等，这类肿瘤的性质可分为良性、交界性及恶性；②性索间质肿瘤，颗粒细胞-卵泡膜细胞瘤、支持细胞-间质细胞瘤；③生殖细胞肿瘤，畸胎瘤、无性细胞瘤、内胚窦瘤及胚胎性癌等。卵巢上皮性肿瘤是最常见的卵巢肿瘤，占所有卵巢肿瘤的90%，来源于卵巢的表面上皮（体腔上皮），最常见的是囊腺瘤，包括浆液性和黏液性两种。

（一）浆液性肿瘤

1. 良性浆液性囊腺瘤（serous cystadenoma）

良性浆液性囊腺瘤是最常见的卵巢肿瘤，约占浆液性肿瘤的60%，多发生于20～40岁妇女，以单侧居多（图17-3）。肉眼观，多为圆形或卵圆形囊肿，囊内充满稀薄、清亮的浆液，体积大小不一，小者直径仅数厘米，大者可达儿头大或更大，表面光滑，多为单房性，少数为多房性。囊内壁光滑为单纯性浆液性囊腺瘤；部分伴有乳头状突起，称为乳头状浆液性囊腺瘤。镜下观，囊腔上皮呈单层立方状、矮柱状，具有纤毛，与输卵管上皮相似，核多位于中央，染色质纤细，核仁缺如或不明显，无病理性核分裂象。有时在囊壁和乳头间质内可见圆形钙化小体（砂粒体）。

2. 交界性浆液性囊腺瘤（borderline serous cystadenoma）

其约占浆液性肿瘤的10%，形态结构介于良、恶性浆液性囊腺瘤之间。与良性浆液性乳头状囊腺瘤相似，但乳头状突起往往比良性者丰富而广泛，常布满整个囊内表面，双侧发生率较高。镜下观，囊腔上皮或乳头上皮呈2～3层，乳头分支较稠密或有微乳头状突起，细胞异型和核分裂象易见，无间质浸润和破坏。

3. 浆液性囊腺癌（serous cystadenocarcinoma）

浆液性囊腺癌为卵巢恶性肿瘤中最常见的类型，约半数为双侧性，患者以40～60岁妇女为最多见；多数为多囊性，部分或大部囊内或囊外有乳头状突起，囊内多含混浊液体，乳头状物多为实性菜花状，常侵犯包膜并有出血坏死。乳头分支多或呈实心团块，上皮细胞增生多呈3层以上，细胞有明显异型性，核分裂象常见，包膜和间质均有浸润，砂粒体较多见。

根据乳头状结构可将其分为三型：①高分化型，多数乳头覆以不典型上皮，呈假复层；②中分化型，乳头结构仍可见，上皮细胞分化不良，呈多层，核分裂象增多；③低分化型，乳头很少，瘤细胞呈实心片块或条索，偶尔呈腺样结构，瘤细胞有明显异型性，包膜和间质浸润。

良性及交界性肿瘤都可以有盆腔或腹腔腹膜的种植，交界性瘤的种植转移更多见。多数浆液性囊腺癌在就诊时已有转移，转移部位为腹腔、盆腔浆膜层；一部分病例可发生淋巴结转移，包括盆腔、肠系膜淋巴结及锁骨上淋巴结等；极少数有远处转移，如肝、肺等。

(二) 黏液性肿瘤

1. 黏液性囊腺瘤 (mucinous cystadenoma)

黏液性囊腺瘤多发生于30～50岁妇女，多数为单侧，很少为双侧（图17-4）。囊性肿块大小不一，呈圆形或卵圆形，表面光滑，常为多房性，内含富于糖蛋白的黏稠液体。囊内壁光滑，很少有乳头。囊腔上皮为单层高柱状，细胞质含清亮黏液，核位于基底部，无纤毛，和宫颈及小肠的上皮相似，大小形状比较一致，间质为纤维结缔组织。

2. 交界性黏液性囊腺瘤 (borderline mucinous cystadenoma)

交界性黏液性囊腺瘤的形态结构介于良、恶性黏液性囊腺瘤之间，5年存活率为95%～98%。与良性黏液性囊腺瘤无明显区别，半数病例囊内壁可见乳头和包膜增厚，乳头可为简单分支，多数生长活跃，有复杂纤细分支的乳头。囊腔上皮为高柱状，增生成2～3层，并失去极向，有轻或中度异型性，核分裂可见。间质少，但无间质浸润。

良性及交界性黏液性囊腺瘤偶尔可自行穿破，使黏液性上皮种植在腹膜上继续生长并分泌黏液，形成腹膜假黏液瘤 (pseudomyxoma peritonei)。

3. 黏液性囊腺癌 (mucinous cystadenoma)

黏液性囊腺癌大部分患者年龄在40～60岁，肿瘤体积常较大，呈囊性或囊实性，表面光滑，常与周围器官粘连；20%为双侧性，多为多房性伴有实性区域，实性区为灰白色质松脆的乳头状物，常伴出血坏死。囊内含有黏液血性混浊液体。腺体密集，形状不规则，腺体上皮多超过3层，上皮细胞明显异型性，核仁明显，病理性核分裂象易见。间质较少，可见包膜及间质浸润。

根据上皮的分化程度分为三型：①高分化型，多数呈腺样结构，上皮为高柱状，排列成3～4层，含较多黏液，常有小乳头，可见核分裂象；②中分化型，腺体不规则，间质少，上皮异型性，排列乱，多层，核分裂象增多；③低分化型，腺样结构大部分消失，上皮细胞分化差，核异型性明显，核分裂象增多，常发生出血坏死，偶见黏液上皮。

卵巢黏液性囊腺癌可直接蔓延至阔韧带、输卵管和子宫，包膜浸润的癌细胞也可向腹腔内脱落或沿淋巴道转移，转移部位以盆腔、腹腔腹膜及各器官浆膜层为主，还包括大网膜、阑尾及对侧卵巢等。

（范海明）

任务二　乳腺疾病

一、乳腺纤维囊性变

乳腺纤维囊性变（fibrocystic change of breast）是妇女最常见的乳腺疾病，可发生于20～40岁的妇女，绝经期前为其发病高峰期。其病因一般认为是卵巢内分泌失调使性激素不平衡，主要是孕酮减少而雌激素分泌过多，刺激乳腺组织过多增生所致。临床上表现为境界不清的乳腺肿块或增厚区，也可表现为单发或多发的大小不等的结节，早期有隐痛或刺痛。其分为非增生性和增生性两种。

1. 非增生性乳腺纤维囊性变

单侧或双侧乳房多发肿块，不规则形，边界不清。切面囊腔大小不一，相互聚集的小囊肿和增生的间质纤维组织相间交错，外观大的囊中因含有半透明的浑浊液体，外表呈蓝色，故称蓝顶囊肿。镜下观，小导管扩张呈囊状，伴有大汗腺化生；间质纤维化，常有淋巴细胞浸润；小叶的腺泡数目增多，导管上皮为立方形或柱状，扩张的腺体上皮可为扁平或萎缩，偶见小乳头形成。小叶腺泡数目增多，腔内可见钙化。

2. 增生性乳腺纤维囊性变

除了囊肿形成和间质纤维增生外，主要伴有乳腺末梢导管和腺泡上皮的增生。其可分为轻度、中度及重度增生，上皮层次增多，但无细胞异型性，仍为良性增生；非典型性增生，上皮层次增多，伴有细胞异型性，容易癌变，属癌前病变；原位癌，细胞异型性明显，见病理性核分裂象。

二、乳腺癌

乳腺癌很常见，近年来有不断增加的趋势，在我国其发病率已超过子宫颈癌居女性恶性肿瘤的第一位，常发生于50岁左右的妇女，20岁以前很少见。男性乳腺癌罕见，约占全部乳腺癌的1%。肿瘤半数以上发生于乳腺外上象限，其次为乳腺中央区，其他部位少见。患者女性亲属中乳腺癌的发病率高于常人2～3倍。其发生原因一般认为可能与雌激素长期作用、家族遗传倾向、长期大剂量接触放射线等因素有关。

乳腺癌筛查流程：30岁以上妇女及高危人群应坚持自查乳房，每月1次，同时参加当地集体筛查。发现可疑者应作乳腺X线摄影和针吸细胞学检查，或活体组织病理诊断。确诊后应进行相应的治疗。

(一) 分类

1. 非浸润性癌（原位癌）

（1）导管内原位癌（intraductal carcinoma in situ）：发生于乳腺小叶的终末导管，癌细胞局限于导管内，管壁基底膜完整。据其组织类型可分为粉刺癌及非粉刺型导管内原位癌。

（2）小叶原位癌（lobular carcinoma in situ）：来自小叶的终末导管及腺泡，主要累及小叶，癌细胞局限于管泡内，呈实性排列，未穿破其基底膜，癌细胞较小，大小较一致，核为圆形或卵圆形，核分裂象罕见；坏死少见，亦无间质炎症反应和纤维组织增生。本型常呈多中心性，肿瘤体积小，临床不易查见。

（3）佩吉特病（paget disease）：导管内癌的癌细胞沿乳腺导管向上扩散，累及乳头和乳晕。肉眼观，可见渗出和浅表溃疡，呈湿疹样改变，又称湿疹样癌，可伴有或不伴有间质的浸润。镜下观，表皮内可见大而异型的肿瘤细胞，胞质透明，孤立或成簇分布。病变下方可见导管内癌，其癌细胞和表皮内肿瘤细胞相似。

2. 浸润性癌

浸润性癌是指癌细胞穿破乳腺导管或腺泡的基底膜而侵入间质者。

（1）浸润性导管癌（invasive ductal carcinoma）：是指导管内癌细胞突破管壁基底膜向间质浸润，是乳腺癌中最常见的一种类型。肉眼观，肿瘤界限不清，活动度差，灰白色、坚硬，切面有砂粒感，如癌肿侵及乳头且有大量纤维组织增生时，由于纤维组织收缩，可出现乳头下陷；癌肿侵及真皮内淋巴管，皮肤水肿而毛囊汗腺处皮肤相对下陷，致橘皮样外观。晚期癌肿穿破皮肤，可形成溃疡。镜下观，癌细胞形态多样，排列成不规则巢状或条索状，间质有致密的纤维组织生长，其间有癌细胞的浸润生长。腺管结构可有可无，核分裂多见（图17-5）。

（2）浸润性小叶癌（invasive lobular carcinoma）：小叶原位癌的癌细胞突破了基底膜向间质浸润性生长即为浸润性小叶癌，多见于老年妇女，病灶常呈多灶性、弥漫性分布，临床不易被发现。肉眼观，肿瘤边界不清，切面呈橡皮样，色灰白，质地柔韧。镜下观，典型的浸润性小叶癌特征是单行癌细胞呈线状浸润于纤维间质中，癌细胞较小，大小一致，核分裂少见。

（3）特殊类型癌：主要有髓样癌、黏液癌及乳腺炎样癌等。

(二) 扩散途径

1. 直接浸润

主要沿乳腺导管蔓延至相应乳腺小叶及腺泡，也可沿组织间隙累及周围脂肪组织，甚至达胸壁、胸肌等。

2. 淋巴结转移

位于外上象限和中心区的癌，首先转移至同侧腋窝淋巴结，晚期至锁骨下淋巴结；内上、内下象限的癌常沿内乳动脉的淋巴链转移，锁骨上淋巴结转移常较晚。

3. 血行转移

晚期可达远处任何器官，常见的为肺、肝、骨、肾上腺和脑等。

（范海明）

任务三 男性生殖系统疾病

一、前列腺增生症

前列腺增生症（hyperplasia of prostate）又称前列腺肥大，多发生于50岁以上的老年人。其发病率依年龄增长而增加，70岁以上男性均有不同程度增生。

1. 发病原因

一般认为和体内雄激素及雌激素平衡失调有关。前列腺内区对雌激素敏感，前列腺外区对雄激素敏感。前列腺增生的原因可能和雄激素减少、雌激素相对增高的平衡失调有关。由于前列腺内区、移行区和尿道周围区细胞增生，尿道受压而产生尿道梗阻或尿流不畅，临床上引起排尿障碍和继发感染。

2. 病理变化

肉眼观，增生的前列腺可达正常的2~4倍，甚至可达100g以上，呈结节状。增生多发生于尿道两侧与后侧，将尿道压迫成一裂隙，并在膀胱的尿道开口处向膀胱内凸出。切面的形态和增生的成分有关，如纤维、肌肉组织增生较显著时，则质地较实韧，呈灰白色，有纵横交错的条纹；如腺体增生较显著，则呈灰黄色，其间夹杂有蜂窝状小孔或小囊腔，用手指压迫时可有较多白色混浊的分泌物溢出于切面上。增生周围的前列腺组织被压迫而形成假性包膜，所以能将增生的结节剥离出来。镜下观，前列腺的腺体、平滑肌和纤维结缔组织呈不同程度增生。上皮细胞形成乳头状突入腺泡腔内。腺泡腔内有分泌物及脱落的上皮细胞，可见淀粉样小体。间质中多少不等的淋巴细胞浸润，极少发生恶变（图17-6）。

二、阴茎癌

阴茎癌（carcinoma of penis）为常见的男性生殖系统的恶性肿瘤之一，起源于阴茎鳞状上皮，多发生于40~70岁男性。患阴茎癌者大多有包皮过长，降低HPV感染率可有效防止阴茎癌的发生，故其发病与HPV有一定关系。

1. 病理变化

阴茎癌多发生于包皮内面、阴茎头和冠状沟等处，病变可呈湿疹样、乳头状，逐渐增大，局部隆起呈菜花状（图17-7）；癌肿也可表现为扁平状，局部黏膜为灰白色、增厚，表面可见裂隙，逐渐形成溃疡，并常合并感染而有恶臭；切面上可见灰白色癌组织向下浸润生长，有时累及海绵体。镜下观，绝大多数阴茎癌为高分化鳞状细胞癌，有明显细胞间桥和角化珠形成。

2. 病理临床联系

阴茎癌进展缓慢，一般无痛感，若有溃疡形成或继发感染，常伴有出血或恶臭。早期大多沿淋巴道转移到腹股沟淋巴结，远处转移很少见。晚期可直接蔓延到阴囊及会阴部，广泛播散极其少见。

项目小结

慢性子宫颈炎是育龄期妇女最常见的疾病，可由多种病原体感染所致，常见病理类型有子宫颈糜烂、子宫颈腺体囊肿、子宫颈息肉、子宫颈肥大。子宫颈癌多发生在宫颈鳞状上皮与柱状上皮交界处，多为鳞癌。滋养层细胞疾病包括葡萄胎、侵袭性葡萄胎和绒癌，侵袭性葡萄胎与葡萄胎的区别是水泡状绒毛侵入子宫肌壁内。绒癌无绒毛结构，无间质，无血管，无绒毛结构是其与侵袭性葡萄胎的主要区别。分泌过高的HCG、阴道出血是滋养层细胞疾病共同的临床特征。卵巢肿瘤中最常见的是来源于卵巢表面上皮的肿瘤，主要出现囊腺瘤，包括浆液性和黏液性两种，其中最常见的是良性浆液性囊腺瘤。乳腺癌是居第一位的女性恶性肿瘤，多发生于乳房外上象限，最常见的病理类型是浸润性导管癌，最早转移到同侧腋窝淋巴结。

（范海明）

目标检测

1. 妇科检查见子宫颈外口处病变黏膜呈边界清楚的鲜红色，似无上皮覆盖，应考虑是（   ）

    A. 非典型增生　　　　　　　　　B. 子宫颈糜烂

    C. 癌前病变　　　　　　　　　　D. 原位癌

    E. 子宫颈息肉

2. 关于宫颈癌的描述下列哪项是错误的（   ）

    A. 子宫颈癌是女性生殖系统中常见的恶性肿瘤之一

    B. 好发于宫颈管外口

    C. 早期浸润癌一般肉眼不能判断，常被误诊为宫颈糜烂

    D. 子宫颈原位癌累及腺体属早期浸润癌

    E. 部分子宫颈原位癌可长期不发生浸润，个别病例甚至可以自行消退

3. 青年女性，闭经3个月，阴道不规律出血，血块中夹有水泡。检查发现子宫体积大，阴道壁有暗紫色结节、出血、坏死。最大可能是（   ）

    A. 宫外孕　　　　　　　　　　　B. 葡萄状肉瘤

    C. 葡萄胎　　　　　　　　　　　D. 恶性葡萄胎

    E. 绒毛膜癌

4. 乳腺癌最常见的发生部位是（   ）

    A. 外上象限　　　　　　　　　　B. 外下象限

    C. 内上象限　　　　　　　　　　D. 内下象限

    E. 乳头部

5. 中年女性，一年前有流产史，现阴道流血不止，贫血外观，子宫体积增大。近来咳嗽、咯血。最可能的诊断是（   ）

    A. 肺癌　　　　　　　　　　　　B. 肺结核

    C. 子宫绒毛膜癌　　　　　　　　D. 葡萄胎

    E. 子宫内膜癌

6. 下列哪项不符合葡萄胎（   ）

    A. 绒毛间质水肿，血管消失　　　B. 绒毛滋养层上皮细胞明显增生

    C. 无胎动及胎心音　　　　　　　D. 子宫体积比正常妊娠月份大

    E. 绒毛膜促性腺激素分泌减少

7. 下列哪一项最能体现子宫颈原位癌的特征（   ）

    A. 发生于子宫颈黏膜上皮　　　　B. 是一种早期癌

    C. 未发生转移　　　　　　　　　D. 是一种基底细胞癌

    E. 上皮全层癌变，但未突破基底膜

8. 绒毛膜癌最常转移的器官是（ ）

A. 脑 　　　　　　　　　　　　B. 肝

C. 肺 　　　　　　　　　　　　D. 骨

E. 肾上腺

9. 关于子宫颈鳞癌发生、发展过程，下列哪一项是正确的（ ）

A. 上皮增生-原位癌-浸润癌

B. 早期浸润癌-原位癌-浸润癌

C. 上皮不典型增生-早期浸润癌-浸润癌

D. 原位癌-早期浸润癌-浸润癌

E. 上皮不典型增生-原位癌-早期浸润癌-浸润癌

10. 有一妇女其卵巢可见肿物，切面为多囊性，有黏稠胶冻状物充填。镜下见囊壁衬以单层柱状上皮并呈乳头状突向囊腔，核上部胞浆丰富淡染，瘤细胞分化较好。此肿物可能诊断为（ ）

A. 卵巢黏液瘤 　　　　　　　　B. 卵巢泡沫细胞瘤

C. 卵巢颗粒细胞瘤 　　　　　　D. 卵巢黏液性囊腺瘤

E. 卵巢浆液性囊腺瘤

11. 下列哪项不是乳腺癌的特征（ ）

A. 好发于乳腺外上象限 　　　　B. 其发生可能与雌激素有关

C. 居女性恶瘤第一位 　　　　　D. 浸润性小叶癌最常见

E. 多发于绝经前后

12. 诊断绒毛膜上皮癌最可靠的依据是（ ）

A. 可见绒毛，其上皮细胞异型性大 　　B. 浸润子宫肌层

C. 常出血、坏死，形成暗红色结节 　　D. 常形成广泛转移

E. 实质由异型增生的细胞滋养层细胞及合体滋养层细胞构成

13. 恶性葡萄胎与绒毛膜癌的主要区别是（ ）

A. 上皮高度增生有异型性 　　　B. 侵犯肌层和血管

C. 有葡萄状物 　　　　　　　　D. 有出血坏死

E. 有阴道转移结节

项目十八 内分泌系统与风湿免疫系统疾病

学习目标

知识目标

1. 熟悉弥漫性非毒性和毒性甲状腺肿的病因、病理变化及临床表现，甲状腺腺瘤和甲状腺癌的类型和病变。
2. 了解甲状腺炎、糖尿病的类型和病理变化。

任务一 甲状腺疾病

一、弥漫性非毒性甲状腺肿

弥漫性非毒性甲状腺肿（diffuse nontoxic goiter）是由于缺碘使甲状腺素分泌不足，促甲状腺素（TSH）分泌增多，甲状腺滤泡上皮增生，胶质堆积而使甲状腺肿大，一般不伴甲状腺功能亢进，又称单纯性甲状腺肿（simple goiter）。本型甲状腺肿常常是地方性分布，又称地方性甲状腺肿（endemic goiter），也可为散发性。我国病区人口超过3亿，大多位于内陆山区及半山区，全国各地也有散发。本病主要表现为颈部甲状腺肿大，一般无临床症状，少数患者后期可引起压迫、窒息、吞咽和呼吸困难。少数患者可伴甲状腺功能亢进症或甲状腺功能减退症等症状，极少数可发生癌变。

（一）病因及发病机制

1. 缺碘

地方性水、土、食物中缺碘及机体青春期、妊娠和哺乳期对碘需求量增加而相对缺碘，甲状腺素合成减少，通过反馈刺激垂体TSH分泌增多，甲状腺滤泡上皮增生，摄碘功能增强，达到缓解。若持续长期缺碘，一方面滤泡上皮增生，另一方面所合成的甲状腺球蛋白不能碘化而被上皮细胞吸收利用，则滤泡腔内充满胶质，使甲状腺肿大。用碘化食盐和其他食品可治疗和预防本病。

2. 致甲状腺肿因子的作用

（1）水中钙和氟：可引起甲状腺肿，因其影响肠道碘的吸收，且使滤泡上皮细胞膜的钙离子增多，而抑制甲状腺素的分泌。

（2）某些食物（卷心菜、木薯、菜花、大头菜等）：可致甲状腺肿，如木薯内含氰化物，抑制碘化物在甲状腺内运送。

（3）硫氰酸盐及过氯酸盐：妨碍碘向甲状腺聚集。

（4）药物：如硫脲类药、磺胺药、钴及高氯酸盐等，可抑制碘离子的浓集或碘离子有机化。

3. 高碘

常年饮用含高碘的水，因碘摄食过高，过氧化物酶的功能基过多地被占用，影响了酪氨酸氧化，因而碘的有机化过程受阻，甲状腺呈代偿性肿大。

4. 遗传与免疫

家族性甲状腺肿的原因是激素合成中酶的遗传性缺乏，如过氧化物酶、去卤化酶的缺陷及碘酪氨酸耦联缺陷等。

（二）病理变化

根据非毒性甲状腺肿的发生、发展过程和病变特点，可分为三个时期。

1. 增生期

肉眼观，甲状腺弥漫性对称性中度增大，一般不超过150 g（正常为20~40 g），表面光滑。镜下观，滤泡上皮增生呈立方形或低柱状，伴小滤泡和小假乳头形成，胶质较少，间质充血。甲状腺功能无明显改变。

2. 胶质贮积期

肉眼观，甲状腺弥漫性对称性显著增大，重200～300 g，有的可达500 g以上，表面光滑，切面呈淡或棕褐色，半透明胶冻状。镜下观，部分上皮增生，可有小滤泡或假乳头形成，大部分滤泡上皮复旧变扁平，滤泡腔高度扩大，大量胶质贮积（图18-1，图18-2）。

3. 结节期

肉眼观，甲状腺呈不对称结节状增大，结节大小不一，有的结节境界清楚（但无完整包膜），切面可有出血、坏死、囊性变、钙化和瘢痕形成，又称结节性甲状腺肿（nodular goiter）。镜下观，部分滤泡上皮呈柱状或乳头状增生，小滤泡形成；部分上皮复旧或萎缩，胶质贮积。间质纤维组织增生、间隔包绕形成大小不一的结节状病灶（图18-3）。

二、弥漫性毒性甲状腺肿

弥漫性毒性甲状腺肿（diffuse toxic goiter）是指血中甲状腺素过多，作用于全身各组织所引起的临床综合征，临床上统称为甲状腺功能亢进症，简称甲亢。约有1/3患者由于有眼球突出，故又称为突眼性甲状腺肿。临床上主要表现为甲状腺肿大，基础代谢率和神经兴奋性升高，如心悸、多汗、烦热、潮汗、脉搏快、手震颤、多食、消瘦、乏力和突眼等。本病多见于女性，男女之比为1：（4～6），以20～40岁最多见。

（一）病因及发病机制

本病是一种自身免疫性疾病，其病因及发病机制：①血中球蛋白增高，并有多种抗甲状腺的自身抗体，且常与一些自身免疫性疾病并存；②血中存在与TSH受体结合的抗体，具有类似TSH的作用，如甲状腺刺激免疫球蛋白（TSI）和甲状腺生长免疫球蛋白（TGI），TSI通过激活腺苷环化酶和磷脂酰肌醇通路而引起甲状腺素过多分泌，TGI则刺激甲状腺滤泡上皮增生，两者共同作用引起毒性甲状腺肿；③可能与遗传有关，发现某些患者亲属中也患有此病或其他自身免疫性疾病；④有的因精神创伤，可能干扰了免疫系统而促进自身免疫疾病的发生。

（二）病理变化

1. 肉眼观

甲状腺弥漫对称增大，为正常的2～4倍，表面光滑，质较软，切面灰红色呈分叶状，胶质少。

2. 镜下观

滤泡上皮增生呈高柱状，有的呈乳头状增生，并有小滤泡形成；滤泡腔内胶质稀薄，滤泡周边胶质出现许多大小不一的上皮细胞吸收空泡；间质血管丰富、充血，淋巴组织增生。

除甲状腺病变外，全身淋巴组织增生，胸腺和脾增大，心脏肥大、扩大，心肌和肝细胞可有变性、坏死及纤维化。眼球突出的原因是眼球外肌水肿、球后纤维脂肪组织增生、淋巴细胞浸润和黏液水肿。

三、甲状腺炎

（一）亚急性甲状腺炎

亚急性甲状腺炎（subacute thyroiditis）是一种与病毒感染有关的巨细胞性或肉芽肿性炎症，女性多于男性，中青年多见；临床上起病急，伴有发热，颈部有压痛，可有短暂性甲状腺功能异常，病程短，常在数月内恢复正常。甲状腺呈不均匀结节状轻度增大，质实，切面灰白色或淡黄色，可见坏死或瘢痕，常与周围组织有粘连。镜下见部分滤泡被破坏，胶质外溢，引起巨噬细胞性肉芽肿形成，类似结核，并有多量的中性粒细胞及不等量的嗜酸性粒细胞、淋巴细胞和浆细胞浸润，可形成微小脓肿，但无干酪样坏死。愈合恢复期巨噬细胞消失，滤泡上皮细胞再生，间质纤维化和瘢痕形成。

（二）慢性甲状腺炎

1. 慢性淋巴细胞性甲状腺炎（chronic lymphocytic thyroiditis）

慢性淋巴细胞性甲状腺炎是一种自身免疫性疾病，又称桥本甲状腺炎（Hashimoto thyroiditis）。其较常见于中年女性，临床上常为甲状腺弥漫性肿大，晚期一般有甲状腺功能减退的表现。甲状腺呈弥漫性肿大，质地柔韧，切面呈分叶状，灰白色或灰黄色。甲状腺实质组织广泛破坏、萎缩，大量淋巴细胞浸润，淋巴滤泡形成，纤维组织增生，可见多核巨细胞。

2. 纤维性甲状腺炎（fibrous thyroiditis）

纤维性甲状腺炎又称Riedel甲状腺肿或慢性木样甲状腺炎（chronic woody thyroiditis），原因不明，临床上罕见，中年妇女多见；临床上早期症状不明显，晚期甲状腺功能减退，增生的纤维瘢痕组织压迫可产生声音嘶哑、呼吸及吞咽困难等。病变呈结节状，质硬似木样，与周围组织明显粘连，切面灰白色。甲状腺滤泡萎缩，大量纤维组织增生、玻璃样变，少量淋巴细胞浸润。

本病与淋巴细胞性甲状腺炎的主要区别：①本病向周围组织侵犯、粘连，淋巴细胞性甲状腺炎仅限于甲状腺内；②本病虽有淋巴细胞浸润，但不形成淋巴滤泡；③本病有显著的纤维化及玻璃样变、质硬。

四、甲状腺肿瘤

（一）甲状腺腺瘤

甲状腺腺瘤（thyroid adenoma）是甲状腺滤泡上皮发生的一种常见的良性肿瘤，往往在无意中发现，中、青年女性多见。肿瘤生长缓慢，随吞咽活动而上下移动。肉眼观，多为单发，肿瘤呈圆形或类圆形，直径一般为3~5 cm，切面多为实性，呈灰白色或棕黄色，可并发出血、囊性变、钙化和纤维化等；有完整的包膜，压迫周围组织。根据其组织形态学特点分为以下六类。

1. 胚胎性腺瘤

瘤细胞小，大小较一致，分化好，呈片状或条索状排列，偶见不完整的小滤泡，无胶质，间质疏松呈水肿状。

2. 胎儿型腺瘤

胎儿型腺瘤仅含少量胶质的滤泡，上皮细胞为立方形，似胎儿甲状腺组织，间质呈水肿、黏液样，此型易发生出血、囊性变。

3. 单纯性腺瘤

肿瘤由大小较一致、排列拥挤、内含胶质、与成人甲状腺相似的滤泡构成。

4. 胶样腺瘤

滤泡较大，大小不一，充满胶质，并可互相融合成囊，间质少。

5. 嗜酸性细胞腺瘤

嗜酸性细胞腺瘤又称Hurthle细胞腺瘤，较少见；瘤细胞大而多边形，核小，细胞质丰富嗜酸性，内含嗜酸性颗粒。电镜下观，嗜酸性粒细胞内有丰富的线粒体，即Hurthle细胞。瘤细胞排列成索网状或巢状，很少形成滤泡。

6. 非典型腺瘤

瘤细胞丰富，生长较活跃，有轻度不典型增生，可见核分裂象。瘤细胞排列成索状或巢片状，很少形成完整滤泡，间质少，但无包膜和血管侵犯。

（二）甲状腺癌

1. 乳头状腺癌（papillary adenocarcinoma）

乳头状腺癌是甲状腺癌中最常见的类型，约占60%，青少年、女性多见，肿瘤生长慢，恶性程度较低，愈后较好，局部淋巴结转移较早。肿瘤一般呈圆形，直径为2~3 cm，无明显包膜，质地较硬，切面灰白色，部分患者有囊腔形成，囊内可见乳头，故称乳头状囊腺癌，肿瘤常伴有出血、坏死、纤维化和钙化。镜下见乳头分枝多，乳头中心有纤维血管间质，间质内常见呈同心圆状的钙化小体，即砂粒体，有助于诊断。乳头上皮可单层或多层，癌细胞可分化程度不一，核常呈透明或毛玻璃状，无核仁。

2. 滤泡性腺癌（follicular adenocarcinoma）

滤泡性腺癌比乳头状腺癌恶性程度高、预后差较少见，多发于40岁以上女性，早期易血道转移，癌组织侵犯周围组织或器官时可引起相应的症状。肉眼观，结节状，包膜不完整，境界较清楚，切面灰白色、质地柔软。镜下可见不同分化程度的滤泡，分化好的与腺瘤难区别，需多处取材、切片，注意是否有包膜和血管侵犯加以鉴别；分化差的呈实性巢片状，瘤细胞异型性明显，滤泡少而不完整。少数病例由嗜酸性癌细胞构成，称为嗜酸性细胞癌。

3. 髓样癌（medullary carcinoma）

髓样癌是由滤泡旁细胞（即C细胞）发生的恶性肿瘤，属于APUD瘤，占甲状腺癌的5%~10%，40~60岁为高发期，部分为家族性常染色体显性遗传。90%的肿瘤分泌降钙素，产生严重腹泻和低钙血症，有的还同时分泌其他多种激素和物质。单发或多发，可有假包膜，直径为1~11 cm，切面灰白色或黄褐色，质地实而软。镜下观，瘤细胞为圆形或多边形、梭形，核呈圆形或卵圆形，核仁不明显。瘤细胞呈实体片巢状或乳头状、滤泡状排列，间质内常有淀粉样物质沉着（可能与降钙素分泌有关）。

4. 未分化癌（undifferentiated carcinoma）

未分化癌较少见，生长快，早期即可浸润和转移，恶性程度高，预后差；病变不规则，无包膜，切面灰白色，常有出血、坏死。镜下观，癌细胞大小、形态、染色深浅不一，核分裂象多。组织学上可将其分为小细胞型、梭形细胞型、巨细胞型和混合型。

（赵　宇）

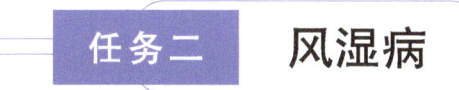

风湿病（rheumatism）是一种与A组乙型溶血性链球菌感染有关的变态反应性炎性疾病。病变主要累及全身结缔组织，以形成阿绍夫小体为其病理特征。其最常累及心脏（风湿性心脏病）、关节（多关节炎），其次为皮肤（环形红斑）、皮下组织（皮下结

节）、脑（舞蹈症）和血管等，其中以心脏病变最为严重；常反复发作，急性期称为风湿热，为风湿活动期，临床上除有上述脏器病变的症状体征外，常伴有发热、关节痛、白细胞增多、红细胞沉降率加快，血中抗链球菌溶血素"O"的滴度增高及心电图示P-R间期延长等表现。其多次反复发作后，常造成轻重不等的心瓣膜器质性损害。

一、病因及发病机制

（一）病因

本病的发生与A组乙型溶血性链球菌感染有关，但不是A组乙型溶血性链球菌（化脓菌）直接导致发病。例如，风湿病不是化脓性炎症；发病不在链球菌感染的极期，两者间隔2~3周；典型病变不见于链球菌感染的原发部位，而是在远离感染灶的心、关节、脑及皮肤等；在典型病变区从未培养出链球菌。

因此，本病可能是一种与链球菌感染有关的变态反应性炎。如风湿病的典型病变为变态反应性炎症，常有的纤维素样坏死；阿绍夫小体是一种细胞介导的迟发性肉芽肿病变。

（二）发病机制

风湿病的发病机制仍然不十分清楚，多数倾向于抗原抗体交叉反应学说，即链球菌细胞壁的C抗原（糖蛋白）引起的抗体可与结缔组织（如心脏瓣膜及关节等）发生交叉反应，链球菌壁的M抗原（蛋白质）的抗体可引起心肌及血管平滑肌交叉反应。也有学者认为，链球菌抗原（抗体）可能激发患者的自身免疫反应，而引起相应的病变，或与免疫复合物形成有关。

二、基本病理变化

风湿病主要是结缔组织发生的炎症，病变的发展过程大致分为以下三期。

1. 变质渗出期

此期表现为病变部位结缔组织发生黏液样变和纤维素样坏死，同时有充血、浆液、纤维素渗出及少量淋巴细胞、浆细胞、嗜酸性粒细胞和中性粒细胞浸润。此期约持续1个月。

2. 增生期或肉芽肿期

此期形成具有病理诊断意义的风湿肉芽肿（风湿结节），又称阿少夫小体（Aschoff body）。风湿肉芽肿一般在显微镜下才能看到，多发生于心肌间质的小血管旁、心内膜下和皮下结缔组织，在心包脏层、关节和血管等处少见。风湿肉芽肿呈梭形。中心部为纤维素样坏死，周围是风湿细胞，外周有少量的成纤维细胞、淋巴细胞和单核细胞

(图 18-4)。风湿细胞形态特点：体积大，呈圆形或多边形，胞质丰富，略呈嗜碱性，有一个或多个细胞核，核大，核膜清楚，染色质集中于中央，横切面呈枭眼状，纵切面呈毛虫状，稍后则核变得浓染结构不清。风湿细胞来源于巨噬细胞。典型的阿绍夫小体是风湿病的特征性病变，并提示有风湿活动。此期持续 2~3 个月。

3. 瘢痕期或愈合期

风湿肉芽肿中的纤维素样坏死物被溶解吸收，风湿细胞、成纤维细胞转变为纤维细胞，产生胶原纤维，使原来的阿绍夫小体逐渐纤维化，最终成为梭形小瘢痕。此期持续 2~3 个月。

上述整个病程为 4~6 个月。由于风湿病常有反复急性发作，因此受累器官中可有新旧病变并存。病变持续反复进展，可致较严重的纤维化和瘢痕形成。

三、风湿病的各个器官病理变化

1. 风湿性心脏病

风湿病变累及心脏各层（心内膜、心肌、心包脏层），呈风湿性全心炎，但每层的病变程度有所不同，可以某一层的病变为主。风湿性心脏病累及心脏各层的病理特点如表 18-1 所示。

表 18-1 风湿性心脏病累及心脏各层的病理特点

项目	风湿性心内膜炎	风湿性心肌炎	风湿性心包炎
累及部位	心瓣膜，以二尖瓣最多见	心肌间质内小血管附近	心包脏层
病变特点	疣状赘生物，本质是白色血栓。粟粒 1~3 mm 大小，灰白色，半透明，常呈串珠状单行排列于瓣膜闭锁缘（图 18-5）	阿绍夫小体	呈浆液性或浆液纤维素性炎症
后果	病变后期，赘生物发生机化，瓣膜本身发生纤维化及瘢痕形成。瓣膜增厚、变硬、卷曲、短缩，瓣膜间相互粘连，腱索增粗、短缩，最终导致瓣膜病	风湿性心肌炎病变消退后，在心肌间质遗留散在的小瘢痕灶，一般对心功能影响不大	心包炎性积液。绒毛心（干性心包炎）缩窄性心包炎（图 18-6）
临床病理联系	急性期临床上可因发热、贫血及相对性二尖瓣关闭不全，在心尖区出现轻度收缩期杂音，亦可心瓣膜肿胀出现心尖区较柔和的舒张期杂音。当风湿活动停止后，上述杂音可减轻或消失	风湿性心肌炎可影响心肌收缩力，临床上可出现与体温不相称的窦性心动过速，第一心音减弱，心电图显示 P-R 间期延长和心室内传导阻滞。儿童患者可发生急性充血性心力衰竭	心包炎急性期临床表现：在干性心包炎患者可以有心前区疼痛，听诊可闻及心包摩擦音。湿性心包炎患者可诉胸闷不适

2. 风湿性关节炎

风湿性关节炎病变多累及大关节，如膝关节、距小腿关节，以游走性多关节炎为其临床特征。风湿性关节炎（rheumatic arthritis）多见于成年患者，儿童少见，常侵犯膝、肩、腕、肘、髋等大关节，此伏彼起，相继发生。病变滑膜充血、肿胀，关节腔内有大量浆液渗出，邻近软组织内可以有不典型风湿性肉芽肿性病变，局部有红、肿、热、痛、活动受限等典型炎症症状。急性期后渗出物被完全吸收，一般不留后遗症。

3. 环形红斑

环形红斑具有诊断意义。环形红斑为渗出性病变，多见于躯干和四肢皮肤，为环形或半环形淡红色斑，边缘红，中心色泽正常，直径为3 cm左右，持续1~2 d消退。其多见于儿童，为风湿活动表现之一。

4. 皮下结节

皮下结节为增生性病变，多见于四肢大关节附近伸侧面皮下，直径为0.5~2 cm，呈圆形或椭圆形，活动，无痛。镜下观，结节中央为大片纤维素样坏死，外周可见增生的成纤维细胞和风湿细胞呈栅状排列，伴淋巴细胞浸润。风湿活动停止后，可自行消退，遗留小的纤维瘢痕。

5. 风湿性动脉炎

风湿性动脉炎（rheumatic arteritis）时大小动脉均可受累，如冠状动脉、肾动脉、肠系膜动脉、脑动脉及肺动脉等，并常以小动脉受累较为常见。其主要病变在急性期为血管壁的结缔组织发生黏液样变性和纤维素样坏死，伴有淋巴细胞、单核细胞浸润，可有阿绍夫小体形成。病变后期，血管壁上的病灶纤维化而形成瘢痕，导致管壁增厚，管腔狭窄，甚至闭塞。

6. 风湿性脑病

风湿性脑病多见于5~12岁儿童，女孩较多，主要病变为脑血管风湿性动脉炎和皮质下脑炎，后者表现为血管周围有少量淋巴细胞浸润、神经细胞变性及胶质细胞增生，胶质结节形成。当病变主要累及基底核（尤以纹状体）黑质等部位时，患儿可出现面肌及肢体不自主运动，称为小舞蹈病。

（李　莹）

任务三　糖尿病

糖尿病（diabetes mellitus）是一种体内胰岛素相对或绝对不足及靶细胞对胰岛素敏感性降低，或胰岛素本身存在结构上的缺陷而引起的碳水化合物、脂肪和蛋白质代谢紊乱的一种慢性疾病。其主要特点是高血糖、糖尿；临床上表现为多饮、多食、多尿和体重减少（即"三多一少"），可使一些组织或器官发生形态结构改变和功能障碍，并发酮症酸中毒、肢体坏疽、多发性神经炎、失明和肾衰竭等。本病发病率日益增高，已成为世界性的常见病、多发病。

一、分类、病因及发病机制

糖尿病一般分原发性糖尿病和继发性糖尿病，原发性糖尿病（俗称的糖尿病）又分为胰岛素依赖型糖尿病和非胰岛素依赖型糖尿病两种。

1. 原发性糖尿病

（1）胰岛素依赖型：胰岛素依赖型又称1型或幼年型，占糖尿病的10%左右；主要特点是青少年发病，起病急，病情重，发展快，胰岛B细胞明显减少，血中胰岛素降低，易出现酮症，治疗依赖胰岛素。本型是遗传因素、环境因素和免疫紊乱综合作用的结果。在遗传易感性（HLA基因-DR_3和-DR_4）的基础上由病毒感染（柯萨奇病毒）或受有毒性食物、化学制剂等诱发引起的胰岛B细胞免疫性损害，导致胰岛B细胞进行性损坏达90%，以致完全丧失，产生胰岛素绝对不足。

（2）非胰岛素依赖型：非胰岛素依赖型又称2型或成年型，约占糖尿病的90%；主要特点是成年发病，起病缓慢，病情较轻，发展较慢，胰岛数目正常或轻度减少，血中胰岛素正常、增多或降低，肥胖者多见，不易出现酮症酸中毒，一般可以不依赖胰岛素治疗。本型病因、发病机制被认为与遗传因素（糖尿病基因及糖尿病相关基因）和环境因素（肥胖、营养过剩、缺乏运动、感染、精神刺激）有关，产生胰岛素抵抗及胰岛素相对不足。需要强调的是，2型糖尿病患者在20岁时，胰岛素水平正常；30～40岁时，表现出胰岛素抵抗，即对胰岛素不敏感；而在50～60岁时，明显表现出胰岛素相对不足，临床上出现糖尿病症状。

2. 继发性糖尿病

继发性糖尿病是指已知原因造成胰岛内分泌功能不足所致的糖尿病，如炎症、肿瘤、手术或其他损伤，某些内分泌疾病（肢端肥大症、库欣综合征、甲状腺功能亢进症、嗜铬细胞瘤和类癌综合征）等。

二、病理变化

1. 胰岛病变

不同类型、不同时期病变不同，1型糖尿病早期为非特异性胰岛炎，继而胰岛B细胞颗粒脱失、空泡变性、坏死、消失，胰岛变小、数目减少，纤维组织增生、玻璃样变（图18-7，图18-8）；2型糖尿病早期病变不明显，后期B细胞减少，常见胰岛淀粉样变性（图18-9）。

2. 动脉病变

细动脉玻璃样变，高血压患者更明显，动脉粥样硬化较非糖尿病患者出现较早且严重。动脉硬化可引起相应组织结构的病变和功能障碍。

3. 肾脏病变

①肾脏体积增大：由于糖尿病早期肾血流量增加，肾小球滤过率增高，导致早期肾脏体积增大，通过治疗可恢复正常；②结节性肾小球硬化：表现为肾小球系膜轴内有结节状玻璃样物质沉积，结节增大可使外周毛细血管阻塞；③弥漫性肾小球硬化：见于75%的患者，同样在肾小球内有玻璃样物质沉积，分布弥漫，主要损害肾小球毛细血管壁和系膜，肾小球基底膜普遍增厚，毛细血管腔变窄或完全闭塞，最终导致肾小球缺血和玻璃样变性；④肾小管-间质损害：肾小管上皮细胞出现颗粒样和空泡样变性，晚期肾小管萎缩，肾间质损害包括纤维化、水肿和淋巴细胞、浆细胞和多形核白细胞浸润；⑤血管损害：糖尿病累及所有的肾血管，多数损害是动脉硬化，特别是入球和出球动脉硬化，至于肾动脉及其主要分支的动脉粥样硬化，在糖尿病患者要比同龄的非糖尿病患者出现得更早且常见；⑥肾乳头坏死：常见于糖尿病患者患急性肾盂肾炎时，肾乳头坏死是缺血加感染所致。

4. 视网膜病变

早期可表现为微小动脉瘤和视网膜小静脉扩张，继而发生渗出、水肿、微血栓形成、出血等非增生性视网膜病变；还可因血管病变引起缺氧，刺激纤维组织增生、新生血管形成等增生性视网膜病变。视网膜病变易引起失明。此外，糖尿病易合并白内障。

5. 神经系统病变

周围神经可因血管病变引起缺血性损伤或症状，如肢体疼痛、麻木、感觉丧失、肌肉麻痹等。脑细胞也可发生广泛变性。

6. 其他组织或器官病变

患者可出现皮肤黄色瘤、肝脂肪变性和糖原沉积、骨质疏松、糖尿病性外阴炎及化脓性和真菌性感染等。

三、病理临床联系

典型症状为多饮、多食、多尿和消瘦。胰岛素严重缺乏，蛋白质、脂肪分解代谢增强而生成氨基酸和脂肪酸，脂肪酸在肝内氧化生成酮体，出现酮血症和酮尿症，导致酸中毒，发生糖尿病性昏迷。晚期患者常因心肌梗死、肾衰竭、脑血管病变及合并感染而死亡。

内分泌系统疾病主要包括甲状腺疾病和糖尿病。甲状腺疾病常见有甲状腺肿、甲状腺炎及甲状腺肿瘤。甲状腺肿根据有无甲亢分为毒性和非毒性两种。乳头状腺癌是甲状腺癌中最常见的类型。糖尿病是由于胰岛素绝对或相对不足及靶细胞对胰岛素敏感性降低引起的代谢性疾病，以持续血糖升高和尿糖阳性为特征。

（赵　宇）

 目标检测

1. 下列有关毒性甲状腺肿病变的描述，哪项是错误的（　　）
A. 间质血管丰富，显著充血
B. 滤泡腔内胶质浓厚
C. 甲状腺滤泡增生，以小滤泡为主
D. 滤泡上皮呈立方或高柱状，并常增生，向滤泡腔内形成乳头状突起
E. 间质淋巴细胞浸润及淋巴滤泡形成
2. 关于结节性甲状腺肿，下列叙述哪一项是错误的（　　）
A. 结节具有完整包膜
B. 滤泡上皮有乳头状增生者癌变率高
C. 结节大小、数目不等
D. 结节内常有出血、坏死、纤维化
E. 部分滤泡增生

3. 下列哪项不是甲状腺乳头状腺癌的特点（　　）

A. 癌细胞排列成不规则的乳头状　　B. 癌细胞核呈透明或毛玻璃状

C. 恶性程度高　　D. 间质中有砂粒体

E. 局部淋巴结转移早

4. 下列哪项不是甲状腺髓样癌的特点（　　）

A. 起源于C细胞　　B. 分泌大量降钙素

C. 部分为家族性常染色体显性遗传　　D. 免疫组化常显示甲状腺球蛋白阳性

E. 间质内有淀粉样物质沉积

5. 不属于糖尿病病理变化的一项是（　　）

A. 胰岛B细胞减少　　B. 糖、脂肪、蛋白质代谢正常

C. 细动脉玻璃样变性　　D. 视网膜病变可引起失明

E. 弥漫性肾小球硬化

项目十九 传染病

学习目标

知识目标

1. 掌握结核病基本病变及其转化规律，原发性肺结核的病变特点，继发性肺结核的常见类型及其病变特点与临床表现，原发性与继发性肺结核的区别，伤寒、细菌性痢疾、化脓性脑膜炎、流行性乙型脑炎的病理变化、临床病理联系和并发症。

2. 熟悉肺外器官结核、流行性出血热和梅毒的病变特点与临床联系，结核病、伤寒、细菌性痢疾、化脓性脑膜炎、流行性乙型脑炎的病因、发病机制及传染途径。

3. 了解手足口病、淋病、尖锐湿疣的病因、传染途径及病理变化。

传染病（infectious disease）是由病原微生物通过一定的传播途径侵入人体，具有传染性，在一定条件下能在人群中引起流行的一组疾病。传染病的发生和流行必须同时具备传染源、传染途径和易感人群三个基本环节。近年来，一些传染病（天花、麻风和脊髓灰质炎等）已经消灭或接近消灭。然而，仍有一些传染病和新发现的传染病，如结核病、梅毒、严重急性呼吸综合征、甲型H1N1流感等，严重危害人类健康。

任务一　结核病

一、概述

结核病（tuberculosis）是由结核分枝杆菌引起的一种慢性传染病，全身各器官均可受累，其中以肺结核病最多见。

（一）病因和发病机制

结核分枝杆菌是本病的病原菌，对人体有致病作用的主要是人型结核分枝杆菌，其次是牛型结核分枝杆菌。本病主要经呼吸道传播，少数可因食入含结核分枝杆菌的食物（主要是含菌的牛奶）经消化道感染，偶见经皮肤伤口感染。

结核分枝杆菌不产生内毒素和外毒素，其致病因素与菌体所含的成分有关。菌体含有脂质、蛋白质、多糖类三种成分。脂质与糖及蛋白质结合成为糖脂（索状因子）和糖肽脂（蜡质D）。索状因子能破坏线粒体膜，影响细胞呼吸和抑制白细胞游走，可诱发结核结节形成；蜡质D能引起宿主对结核分枝杆菌产生剧烈的变态反应，还能抑制吞噬细胞的吞噬体与溶酶体融合，使结核分枝杆菌能在吞噬细胞中长期生存。此外，结核分枝杆菌的蛋白成分具有抗原性，可使机体发生变态反应；荚膜中的多糖物质可引起机体局部中性粒细胞反应，并可作为半抗原参与免疫反应。

结核病的发生和发展主要取决于感染的细菌数量、毒力大小和机体的反应性。人对结核菌的自然免疫力较弱，初次感染结核菌，若感染的菌量大、毒力强，细菌易在局部繁殖，并可全身扩散。人体对结核分枝杆菌的免疫力主要是感染后的获得性免疫，以细胞免疫为主。当再次感染结核分枝杆菌，在多种淋巴因子的作用下，巨噬细胞向感染部位聚集并演变形成结核性肉芽肿，它既可杀灭结核分枝杆菌，又可使病变局限。机体在形成抗结核分枝杆菌的细胞免疫的同时，也形成了对结核分枝杆菌的迟发性变态反应。在感染的菌量多、毒力强的情况下，由于大量变应原的存在，可引起剧烈的变态反应，造成广泛的组织损伤，发生干酪样坏死和全身中毒症状。

总之，免疫反应与变态反应贯穿于结核病始终。当菌量少、毒力弱、机体抵抗力强时，以免疫反应占优势，病变局限，疾病好转；反之，则以变态反应为主，引起机体广泛的组织损伤和全身中毒症状。

（二）病理变化

结核病是一种特殊类型的炎症，呈慢性经过，出现干酪样坏死和结核结节。由于侵入机体的菌量、毒力不同，以及机体在感染过程中免疫反应和变态反应的消长，结核病的病变比较复杂。

1. 以渗出为主的病变

其多发生于病变早期或病情恶化时。当细菌数量多、毒力强，机体的免疫力低或变态反应明显时，常以渗出性病变为主，渗出液的主要成分是浆液和纤维蛋白。渗出性病变不稳定，可完全吸收，也可转变为增生性病变，或恶化为以变质为主的病变。

2. 以增生为主的病变

当细菌数量少、毒力较低，或机体免疫力较强时，则形成具有诊断价值的结核性肉芽肿，又称为结核结节（tubercle）。单个结核结节很小，直径约为0.1 mm，肉眼不易看到，数个结核结节融合后，约粟粒大小，呈灰白色半透明状，有干酪样坏死时则略呈黄色，境界清楚，微隆起于脏器表面。镜下观，结核结节的中央常为干酪样坏死，周围有类上皮细胞和朗汉斯巨细胞（Langhans giant cell），外围有多少不等的淋巴细胞和纤维母细胞。类上皮细胞呈梭形或多角形，细胞质丰富，呈淡红色，境界模糊，细胞核呈圆形或卵圆形，染色质少，呈空泡状，核内有1~2个核仁。朗汉斯巨细胞体积大，直径可达300 μm，细胞质丰富，核数目多，从十几个到几十个甚至超过百个，排列在细胞质的周围呈花环状、马蹄形（图19-1）。

3. 以坏死为主的病变

当细菌量多、毒力强，机体免疫力低下或变态反应强烈时，上述的渗出性和增生性病变均可发生坏死，也有少数病变一开始就发生坏死。坏死组织因富含脂质而呈淡黄色，均匀细腻，状似奶酪，故称为干酪样坏死。坏死组织的原有结构完全崩解消失为红染无结构的颗粒状物。

(三) 转归

当机体抵抗力增强时，结核病变转向愈合，表现为吸收、消散或纤维化、钙化；反之，则转向恶化，出现浸润进展或溶解播散。

1. 转向愈合

（1）吸收、消散：以渗出为主的病变，渗出物可通过淋巴道、微静脉吸收，病灶逐渐缩小或完全消失。X线检查时，可见边缘模糊、密度不均匀的云絮状阴影，随着渗出物被吸收，阴影逐渐缩小，甚至完全消失。细小的干酪样坏死及小范围的增生性病变也有吸收的可能。

（2）纤维化、纤维包裹及钙化：未被完全吸收的渗出性病变、较小的干酪样坏死灶可经纤维化形成瘢痕组织；而较大的干酪样坏死灶难以被完全机化，则由周围的纤维组织增生将其包裹，坏死物逐渐干燥、浓缩，钙盐沉着而发生钙化。X线检查，可见纤维化病灶呈边缘清楚、密度增高的条索状阴影，钙化灶则呈密度高、边缘更清晰的阴影。

2. 转向恶化

（1）浸润进展：病变恶化时，病灶周围出现新的渗出性病变，并可继发干酪样坏死。X线检查，在原病灶周围出现云絮状阴影，边缘模糊；若有干酪样坏死出现，则阴影密度增高。

（2）溶解播散：干酪样坏死可以发生液化，液化的坏死物内含有大量结核分枝杆菌，可经体内的自然管道（支气管、输尿管等）排出，导致局部形成空洞。含有结核分枝杆菌的液化坏死物可经上述管道播散到其他部位，形成新的病灶。此外，结核分枝杆菌还可循淋巴道、血道播散至淋巴结及全身各处。X线检查，空洞部位出现透亮区，其他部位可见大小、密度深浅不一的新播散病灶。

二、肺结核病

肺结核病最为常见，结核分枝杆菌主要通过呼吸道侵入人体。由于机体对初次感染和再次感染结核分枝杆菌的反应性不同，肺部病变的发生、发展也不相同，将肺结核病分为原发性和继发性两种类型。

（一）原发性肺结核

原发性肺结核（primary pulmonary tuberculosis）是机体初次感染结核分枝杆菌所引起的肺结核病，多见于儿童，又称儿童型肺结核，偶尔见于从未感染过结核分枝杆菌的青少年或成人。

1. 病变特点

结核分枝杆菌经呼吸道吸入肺内，形成结核病灶，称为原发灶。以右肺多见，好发于肺上叶下部或肺下叶上部靠近胸膜处。肉眼观，病灶呈圆形，直径多在1cm左右，灰黄色。因初次感染结核菌，机体缺乏特异性免疫力，病菌很快侵入淋巴管，循淋巴管到肺门支气管周围淋巴结，引起结核性淋巴管炎及肺门淋巴结结核。肺的原发灶、结核性淋巴管炎及肺门淋巴结结核三者合成为原发综合征（primary complex）（图19-2）。镜下观，病变开始为渗出性，继而发生干酪样坏死。X线检查，肺内原发灶、肺门淋巴结结核阴影与结核性淋巴管炎的条索状阴影相连，形成哑铃状结构。

2. 发展和结局

绝大多数原发性肺结核病由于机体免疫力的逐渐增强而自然痊愈。小的病灶可完全吸收或纤维化，较大的干酪样坏死灶可发生纤维包裹和钙化。少数患儿，由于机体免疫力低下，感染的菌量多、毒力强时，病变恶化。结核分枝杆菌可通过以下途径播散。

(1) 淋巴道播散：结核分枝杆菌可沿淋巴管蔓延到气管支气管旁、纵隔、锁骨下和颈部淋巴结，也可逆行至腹膜后、腋下、腹股沟等淋巴结，引起广泛的淋巴结结核。初期淋巴结增大，结核结节形成，继而发生干酪样坏死。病变经适当治疗可由纤维包裹和钙化而愈合；重者呈干酪样坏死液化，可穿破局部皮肤，形成经久不愈的窦道。

(2) 血道播散：肺或淋巴结的干酪样坏死侵蚀附近的血管壁，结核分枝杆菌侵入血流；或经淋巴管由胸导管入血。若进入血流的菌量较少，而机体的免疫力强，则不发生明显病变；若有大量细菌侵入血流，机体免疫力较弱时，则可引起全身粟粒性结核病和肺粟粒性结核病。

(3) 支气管播散：肺原发病灶不断扩大，干酪样坏死物液化并侵及附近的支气管，结核分枝杆菌可经支气管播散于肺内。

（二）继发性肺结核病

继发性肺结核病（secondary pulmonary tuberculosis）是指人体再次感染结核分枝杆菌而发生的肺结核病，多见于成年人，故又称为成人型肺结核病。其感染途径：一是外源性再感染，细菌由外界侵入肺内而发病；二是内源性再感染，结核分枝杆菌来自体内原有病灶，在机体免疫力下降时，病灶重新活动，发展为继发性肺结核病。由于机体对结核分枝杆菌已具有一定的免疫力，因而其病变特点、类型、临床表现等与原发性肺结核病有所不同（表19-1）。

表19-1 原发性肺结核与继发性肺结核的区别

项目	原发性肺结核病	继发性肺结核病
结核分枝杆菌感染	初次	再次（主要为内源性感染）
好发年龄	儿童	成人
特异性免疫	开始无，病程中产生	有
病变特点	原发综合征	病变复杂多样，新旧病灶并存
起始病灶	肺上叶下部或肺下叶上部近胸膜处	肺尖部
播散途径	淋巴道、血道为主	支气管为主
临床特点	症状常不明显，病程短（急性经过），多可自愈	症状明显，病程长（慢性经过），时好时坏，需治疗

根据其病变特点和病程经过，继发性肺结核病可分为以下六种类型。

1. 局灶型肺结核

局灶型肺结核为继发性肺结核病的早期病变，病灶多位于右肺尖下 2~4 cm 处，直径为 0.5~1 cm，多数以增生性病变为主，中心可有干酪样坏死。由于机体对结核分枝杆菌有特异性免疫力，病灶常发生纤维化、纤维包裹或钙化而愈合，患者多无自觉症状。X 线显示肺尖部有单个或多个境界清楚的结节状阴影。少数患者在抵抗力降低时，可发展为浸润型肺结核。

2. 浸润型肺结核

浸润型肺结核是临床上最常见的类型，多由局灶型肺结核病发展而来，少数开始即为浸润型肺结核病。病变大多位于肺尖部或锁骨下肺组织，呈圆形，直径为 2~3 cm；病变以渗出为主，中央有干酪样坏死，与周围肺组织境界不清。临床上，患者常有低热、盗汗、食欲减退、咳嗽和咯血等症状。痰中可查出结核分枝杆菌。X 线检查，在肺部锁骨下区域可见边缘模糊的云絮状阴影。及早发现，合理治疗，病变可完全或部分吸收，或通过纤维化、包裹、钙化痊愈。如患者免疫力低或未经及时治疗，坏死物液化后经支气管排出，局部形成急性空洞；如急性空洞经久不愈，则可发展为慢性纤维空洞型肺结核。

3. 慢性纤维空洞型肺结核

此型多在浸润型肺结核急性空洞的基础上发展而来。肉眼观察，可见肺内有一个或多个形状不规则、大小不一的厚壁纤维空洞，多位于右肺上叶。空洞附近肺组织常有明显的纤维组织增生和胸膜增厚。同时，由于洞壁内层大量含菌坏死物不断经支气管播散，导致同侧或对侧肺组织形成许多新旧不等、大小不一、病变类型不同的病灶。镜下观，空洞壁有三层结构：内层为干酪样坏死物质，其中含有大量的结核分枝杆菌；中层为结核性肉芽组织；外层为增生的纤维组织及瘢痕组织。厚壁空洞较急性薄壁空洞难愈合，但较小的厚壁空洞经积极治疗后也可通过纤维组织增生、瘢痕形成而愈合。大的厚壁空洞，内壁坏死物质脱落，洞壁可由邻近的支气管上皮增生覆盖，形成开放性愈合。严重的慢性纤维空洞型肺结核由于肺组织大量破坏，纤维组织广泛增生，可使肺缩小、变形、变硬，胸膜广泛增厚，胸壁粘连，成为结核性肺硬化。如空洞壁的干酪样坏死侵蚀较大血管，可引起大咯血，严重者可因吸入大量血液而窒息死亡。

4. 干酪样肺炎

干酪样肺炎多发生在机体抵抗力极差、对结核分枝杆菌的变态反应过高的患者，可由浸润型和慢性纤维空洞型肺结核恶化进展而来。肺叶肿大实变，切面呈黄色干酪样，坏死物液化排出后可有急性空洞形成。肺内广泛的干酪样坏死，周围肺泡腔有大量浆液纤维素性渗出物，内含以巨噬细胞为主的炎细胞。其临床上患者中毒症状明显，病情危重,病死率高,有"百日痨"或"奔马痨"之称。目前此型已很少见。

5. 结核球

结核球是由纤维组织包裹的境界清楚的球形干酪样坏死灶,直径大于2 cm,又称为结核瘤;一般为单个,大多位于肺上叶接近胸膜处,右侧多见。由于病灶周围有纤维组织包裹,药物不易进入,故内科治疗效果不佳。结核球是相对静止的病灶,常无临床症状,但当机体抵抗力降低时,病灶还可恶化进展。如肺的其他部位病变不重,以手术切除治疗为宜。

6. 结核性胸膜炎

结核性胸膜炎在原发性和继发性肺结核病的各个时期均可发生,按病变性质可分为渗出性和增生性两种。

(1) 渗出性结核性胸膜炎:较常见,病变主要为浆液纤维素性炎。经积极治疗,一般可完全吸收而痊愈。如渗出物中纤维素较多,则可发生机化而使胸膜增厚粘连。

(2) 增生性结核性胸膜炎:较为少见,是胸膜下结核病灶直接蔓延的结果。以增生改变为主,渗出较少,一般通过纤维化而痊愈,因此使局部胸膜增厚、粘连。

三、肺外器官结核病

(一) 肠结核病

原发性肠结核很少见,大多数肠结核病继发于空洞性肺结核,患者因咽下大量含菌痰液所致。病变好发于回盲部,按其病变特点可分为以下两型。

1. 溃疡型

溃疡型较多见。结核分枝杆菌侵入肠壁淋巴组织并通过淋巴管蔓延,随之结核结节形成,以后发生干酪样坏死并融合、破溃形成溃疡。由于肠壁淋巴管分布呈环形,因而溃疡长径多与肠纵轴垂直。溃疡边缘不整齐,底部附有干酪样坏死,其下为结核性肉芽组织。局部浆膜常有纤维素渗出和连接成串的灰白色粟粒状结核结节。渗出物机化后可引起局部肠粘连。溃疡愈合后因瘢痕收缩而致肠腔狭窄,但出血、穿孔少见。临床上常有腹痛、腹泻、营养障碍和结核中毒症状。

2. 增生型

增生型较少见。病变特征是回盲部大量结核性肉芽组织增生并引起肠壁纤维化,致肠壁高度增厚、肠腔狭窄,黏膜面可有浅溃疡和息肉形成。右下腹可触及肿块,注意与肠道肿瘤相鉴别。

(二) 肾结核病

肾结核病好发于男性青壮年,病原菌主要来自原发性肺结核病灶的血道播散。病变常起始于肾皮、髓质交界处或肾锥体乳头，最初为局灶性病变，继而发生干酪样坏死，一方面向皮质扩展，另一方面坏死物破入肾盂而形成空洞。如病变不断扩展，肾内可形成多个空洞（图19-3）。由于含菌的干酪样坏死物随尿液下行，输尿管和膀胱相继受累，并可逆行累及对侧输尿管和肾脏。临床上可因肾实质破坏而出现血尿；因输尿管黏膜破坏，纤维组织增生，管腔狭窄，引起肾盂积水或积脓。

（三）生殖系统结核病

男性生殖系统结核病主要发生在附睾，细菌多由泌尿系统结核直接蔓延而来。附睾肿大变硬，常与阴囊壁粘连，可见结核性肉芽肿和干酪样坏死，坏死物液化后可穿破阴囊皮肤，形成窦道。附睾结核是男性不育的重要原因之一。女性生殖系统结核主要发生在输卵管，多由肺结核病灶内的细菌通过血道播散而来，少数来自腹膜结核。输卵管结核为女性不孕的常见原因之一。子宫内膜和卵巢的结核病则常为输卵管结核病蔓延所致。

（四）骨与关节结核

骨与关节结核多由血道播散所致，常见于青少年。骨结核多累及脊椎骨、指骨及长骨骨骺等处。早期病变发生于骨骺的松质骨，形成小的结核病灶，以后骨质破坏形成干酪样坏死及死骨，坏死物液化后可在骨旁出现结核性"冷脓肿"，此脓肿因无红、痛、热而得名。病变穿破皮肤可形成经久不愈的窦道。脊椎结核在骨结核中最常见，多发生于第10胸椎至第2腰椎，椎体常发生干酪样坏死，破坏椎间盘和邻近椎体（图19-4），引起椎体塌陷造成驼背，甚至压迫脊髓引起瘫痪。骨结核侵及附近关节软骨和滑膜时，则形成关节结核，常见于髋关节、膝关节、距小腿关节和肘关节。滑膜有结核性肉芽组织增生和浆液纤维素渗出，炎症波及周围软组织可使关节明显肿胀，由于关节腔内纤维组织增生，致使关节强直。

（五）淋巴结结核

淋巴结结核以颈部最为多见，其次是肺门、支气管旁和肠系膜的淋巴结。颈淋巴结结核的结核分枝杆菌多来自肺结核原发病灶中的肺门淋巴结，也可来自口腔、咽喉的结核病灶。淋巴结由于炎症常粘连成大块，病灶内有结核性肉芽肿和干酪样坏死形成。坏死物液化后可穿破颈部皮肤，造成经久不愈的窦道。肺门、支气管旁淋巴结结核可为原发性肺结核遗留病灶恶化，也可为继发性肺结核经淋巴道播散所致。肠系膜淋巴结结核细菌可来自肺结核原发病灶经淋巴道逆行播散，也可来自腹腔内的结核病变。

（范海明）

任务二　伤寒

伤寒（typhoid fever）是由伤寒杆菌引起的一种急性传染病。其病变的主要特点为全身单核巨噬细胞系统增生，尤以回肠末端淋巴组织的病变最为明显；临床上以高热、相对缓脉、脾大、白细胞减少和皮肤玫瑰疹为主要表现，夏、秋两季多发，儿童、青壮年多见，病后可获得持久免疫力。

一、病因及发病机制

伤寒杆菌为革兰阴性杆菌，属沙门菌属，具有鞭毛。菌体崩解后释放的内毒素是致病的主要因素。伤寒杆菌含有菌体"O"抗原、鞭毛"H"抗原和表面"Vi"抗原，其中"O"和"H"抗原的抗原性较强，能刺激机体产生相应的抗体，故可用于血清凝集试验（肥达反应）来测定血清中的抗体，以辅助临床诊断。有90%的带菌者Vi抗体阳性，可用于发现伤寒带菌者。

伤寒患者和带菌者为本病的传染源。病菌随粪便和尿排出体外，污染食物、水源，经消化道传染。当伤寒杆菌随食物和饮水进入消化道后，一般可被胃酸杀灭。当机体抵抗力低下或侵入的细菌量多时，未被杀灭的细菌进入肠腔，穿过小肠黏膜上皮细胞侵入回肠末端淋巴小结，然后沿淋巴管到达肠系膜淋巴结，并在其中生长繁殖。部分伤寒杆菌经胸导管进入血液，引起菌血症，并很快进入肝、脾、骨髓和淋巴结等处繁殖，此时临床上无明显症状称为潜伏期，一般为10 d左右。发病第1周，在单核吞噬细胞系统繁殖的病菌再次入血并释放内毒素引起败血症，出现明显的单核吞噬细胞增生及中毒症状。第2~3周，伤寒杆菌在胆囊内繁殖达到一定数量，随胆汁排入小肠，使已致敏的肠黏膜淋巴组织坏死、脱落而形成溃疡。第4~5周，随着免疫力的逐渐增强，细菌逐渐被吞噬消灭，全身中毒症状逐渐减轻、消失。

知识链接

中医学和西医学所指的伤寒并不相同，不可混淆。在中医学中，广义伤寒是一切外感热病的总称，狭义伤寒是外感风寒之邪。而西医学是指由伤寒杆菌引起的一种急性传染病。

二、病理变化

（一）基本病理变化

伤寒是全身单核吞噬细胞系统的急性增生性炎症。病变主要累及全身单核-巨噬细胞系统，增生的巨噬细胞有活跃的吞噬能力，胞质内常吞噬有伤寒杆菌、红细胞、淋巴细胞和坏死细胞碎片，这种细胞称为伤寒细胞。伤寒细胞常聚集成团，形成伤寒肉芽肿或称为伤寒小结（图19-5），在病理学上具有诊断意义。

（二）肠道病变

肠道病变以回肠下段集合淋巴小结和孤立淋巴小结的病变最为显著。按其病变的发展过程可分为以下四期（图19-6），每期约持续1周。

1. 髓样肿胀期

髓样肿胀期为发病的第1周。肠壁充血水肿，淋巴组织明显增生、肿胀，突出于黏膜表面，呈圆形或椭圆形，质地柔软，表面凹凸不平，状似脑回。肠壁淋巴组织内伤寒细胞增生，形成伤寒肉芽肿。周围肠壁组织充血、水肿，有淋巴细胞、浆细胞浸润。

2. 坏死期

坏死期为发病第2周。由于肠壁淋巴组织的明显增生，导致局部血管受压缺血，加上致敏淋巴组织对细菌及毒素的强烈反应，淋巴组织中心部位发生多数小灶性坏死。镜下可见一片红染无结构的坏死物质，而周边及底部仍可见典型的伤寒肉芽肿。

3. 溃疡期

溃疡期为发病的第3周。此期由于坏死灶互相融合、溶解、脱落而形成溃疡。其溃疡外形与淋巴小结的分布及形态一致，呈圆形或椭圆形，其长径与肠管纵轴平行。溃疡深浅不一，严重者可深达肌层和浆膜层，甚至引起肠穿孔。如累及小动脉，可引起肠出血。

4. 愈合期

愈合期为发病的第4周。坏死组织脱落，溃疡底部及边缘长出肉芽组织，周围的肠黏膜上皮再生覆盖而愈合。由于病灶的长径与肠管纵轴相平行，一般不导致肠狭窄。

（三）其他器官病变

肠系膜淋巴结、肝、脾及骨髓等由于单核吞噬细胞系统增生而导致组织器官肿大，病变组织灶状坏死和伤寒肉芽肿形成。

心肌纤维高度水肿，严重者可发生心肌坏死及中毒性心肌炎，致心肌收缩力减弱。胆囊病变不明显，但是胆汁是伤寒杆菌的良好培养基。伤寒杆菌由血液到达胆囊，并在其中大量繁殖，再通过胆汁不断向肠道排出，通过粪便造成污染，是伤寒病的主要传染源。

细菌毒素可引起脑的小血管内膜炎，脑神经细胞变性、坏死及胶质细胞增生。患者可出现表情淡漠、反应迟钝、谵妄，甚至昏迷。

三、病理临床联系

临床上，由于伤寒杆菌的内毒素不断吸收入血和组织坏死，患者中毒症状明显，体温可持续在 39～40 ℃，多呈稽留热。由中毒性心肌炎及毒素使迷走神经兴奋性增高，出现相对缓脉；玫瑰疹是由伤寒杆菌栓塞了皮肤毛细血管或伤寒杆菌及其毒素刺激皮肤毛细血管扩张、充血所致，呈淡红色，多出现于胸腹壁皮肤，直径为 2～4 mm，压之褪色；从第 2 周开始血中抗体滴度升高，故肥达反应阳性；第 3 周，病菌随脱落的坏死组织和粪便排出体外，故粪便细菌培养阳性率高；伤寒杆菌的毒素可抑制骨髓造血，故伤寒患者末梢血白细胞计数减少。

四、结局及并发症

伤寒如无并发症，一般经过 4～5 周即可痊愈，并获得持久免疫力。少数患者可发生以下并发症。

1. 肠穿孔

肠穿孔是伤寒最严重的并发症，多发生于溃疡期，常在肠胀气或腹泻时发生，穿孔后引起弥漫性腹膜炎。

2. 肠出血

肠出血是伤寒常见的并发症。

3. 支气管肺炎

小儿因抵抗力低下，易并发支气管肺炎。其一般由肺炎链球菌或其他细菌感染所致，少数病例也可由伤寒杆菌直接引起。

（范海明）

任务三 细菌性痢疾

细菌性痢疾（bacillary dysentery）是由痢疾杆菌引起的一种肠道传染病，简称菌痢；夏、秋季节多见，多为散发性，有时也可引起流行；临床表现为腹痛、腹泻、里急后重及黏液脓血便。儿童发病率较高。

一、病因及发病机制

痢疾杆菌为革兰阴性杆菌，根据抗原结构和生化反应可分为四群，即福氏、宋内、鲍氏和志贺痢疾杆菌。我国以福氏、宋内痢疾杆菌感染为主。痢疾患者和带菌者是本病的传染源，痢疾杆菌随粪便排出后，可直接或间接污染食物、饮水、日常用品等，经口传染给健康人群。痢疾杆菌经口进入消化道后，大部分细菌可被胃酸杀灭，少量未被杀灭的细菌进入肠道后也可通过正常肠道菌群的拮抗作用及肠黏膜的分泌性 IgA 将其排斥。而当机体抵抗力和肠黏膜的防御能力下降时，进入肠腔的细菌就可以侵入肠黏膜上皮细胞进行繁殖，而后穿过基底膜侵入黏膜固有层进一步繁殖，随之菌体裂解释放毒素，引起肠壁弥漫性急性炎症和全身毒血症状。

二、病理变化及其与临床的联系

病变主要发生在大肠，特别是直肠和乙状结肠尤为明显。根据病理变化、临床表现和经过不同，细菌性痢疾可分为以下三种。

（一）急性细菌性痢疾

初期为急性卡他性炎，表现为黏液分泌亢进，黏膜充血、水肿、中性粒细胞和吞噬细胞浸润。病变进一步发展，黏膜表层坏死，大量纤维蛋白渗出，形成特征性的病变——假膜性炎（图19-7）。假膜位于黏膜皱襞的顶部，似糠皮状，呈灰白色；如有出血或被胆汁浸染时，则可呈暗红色或灰绿色。发病后1周左右，在中性粒细胞崩解释放的蛋白溶解酶作用下，假膜溶解并成片状脱落，形成"地图状"溃疡。溃疡大多表浅，溃疡灶之间的肠黏膜因充血、水肿、炎细胞浸润而增厚。炎症消退后，溃疡由周围正常组织再生修复而愈合。因溃疡表浅、面积小，愈合后瘢痕不明显，一般不引起肠腔狭窄。

临床上患者可出现发热、头痛、乏力、食欲减退等全身中毒症状，炎症刺激使肠蠕动亢进及肠痉挛，引起腹痛及腹泻，早期为黏液稀便，后期由于溃疡出血，可出现特征性的黏液脓血便。炎症刺激直肠和肛门括约肌的神经末梢可不断引起排便反射，使患者出现频繁排便和里急后重。严重者，由于腹泻、大便次数频繁、呕吐引起明显脱水、电解质紊乱，甚至休克。

（二）慢性细菌性痢疾

细菌性痢疾病程超过 2 个月以上者称为慢性细菌性痢疾，多由急性细菌性痢疾转变而来。病变随机体抵抗力的不同而波动，新旧病灶并存，原有溃疡尚未愈合，新溃疡又形成。慢性溃疡边缘高低不平，边缘黏膜上皮长期过度增生和形成息肉，有肉芽组织和瘢痕形成。

由于肠壁反复受损，纤维组织大量增生，使肠壁不规则增厚、变硬，严重者可造成肠腔狭窄。临床上可出现不同的肠道症状，如腹痛、腹胀、腹泻，或腹泻与便秘交替出现，常带有黏液或少量脓血。在急性发作时，可出现急性细菌性痢疾的症状。大便细菌培养持续阳性，常为痢疾的重要传染源。

（三）中毒性细菌性痢疾

中毒性细菌性痢疾多见于 2~7 岁儿童，致病菌为毒力较低的福氏菌或宋内菌；特征是起病急骤，肠道病变和症状常不明显，而全身中毒症状严重。发病数小时内可出现中毒性休克或呼吸衰竭。中毒性细菌性痢疾的发病机制尚未完全阐明，可能与特异性体质对细菌毒素发生强烈的过敏反应有关。

（范海明）

任务四 流行性脑脊髓膜炎

流行性脑脊髓膜炎（epidemic cerebrospinal meningitis）是由脑膜炎双球菌引起的急性化脓性脑脊髓膜炎，简称流脑。其冬、春季节多见，患者多为 10 岁以下的儿童；临床表现有高热、头痛、呕吐、皮肤瘀点及颈强直等。

一、病因及发病机制

脑膜炎双球菌具有荚膜并能产生内毒素，存在于流脑患者或带菌者的鼻咽部。细菌通过咳嗽、喷嚏等经呼吸道传播。细菌进入上呼吸道后，大多数受感染者只引起局限性的上呼吸道炎症。少数人（2%~3%）由于机体抵抗力低下，细菌从上呼吸道黏膜侵入血流并生长繁殖，引起菌血症或败血症，再随血流到达脑脊髓膜引起化脓性炎症。

二、病理变化

1. 肉眼观

脑脊髓膜血管高度扩张、充血,蛛网膜下隙有大量灰黄色脓性渗出物,脑沟被脓液掩盖模糊不清,以大脑额叶、顶叶面最为明显。

2. 镜下观

蛛网膜下隙增宽,内有大量中性粒细胞、少量单核细胞、淋巴细胞及纤维蛋白渗出,血管高度扩张充血,脑实质一般不受累(图19-8)。

三、病理临床联系

1. 颅内压升高

颅内压升高表现为头痛、喷射性呕吐、小儿前囟门饱满等。脑膜血管扩张充血,蛛网膜下隙脓性渗出物堆积,蛛网膜颗粒被阻塞影响脑脊液回流等原因导致颅内压升高。如伴有脑水肿,颅内压升高更明显。

2. 脑膜刺激征

因炎症累及脊神经根周围的蛛网膜及软脑膜,使神经根在通过椎间孔处受压,当颈或背部肌肉运动时引起疼痛,因而颈部肌肉发生保护性痉挛而呈僵硬状态,称为颈强直。在婴幼儿,由于腰背肌肉发生保护性痉挛可呈"角弓反张"体征。当做屈髋伸膝试验时,因坐骨神经受到牵拉,引起腰神经根压痛的表现,即屈髋伸膝征(Kernig征)阳性。

3. 脑脊液变化

大量脓性渗出物,呈混浊脓样,含大量脓细胞,蛋白增多,糖减少,经涂片和培养检查可找到病原体。脑脊液检查是本病诊断的重要依据之一。

4. 败血症

患者表现为高热、寒战、皮肤瘀点等。皮肤瘀点是因细菌栓塞末梢血管或细菌毒素对血管壁的损伤所致。

四、结局与并发症

由于抗生素的广泛应用,如能及时治疗,大多数患者可痊愈。如治疗不当,病变可由急性转为慢性,并可发生脑积水、脑神经麻痹、脑梗死等后遗症。

(范海明)

任务五　流行性乙型脑炎

流行性乙型脑炎（epidemic encephalitis B）是由乙型脑炎病毒引起的一种急性传染病，简称乙脑。本病流行于夏、秋季节，儿童发病率明显高于成人，尤其是10岁以下的儿童。

一、病因及发病机制

乙型脑炎病毒是一种嗜神经性RNA病毒。乙脑是一种人畜共患的自然疫源性疾病，牛、马、猪等家畜的病毒感染率高，成为重要的传染源。蚊虫（主要为三节吻库蚊）是本病的传播媒介，故本病多在7、8、9月蚊虫较多的季节流行。蚊虫叮咬带病毒的家畜，然后又叮咬人，病毒进入人体。病毒先在内皮细胞和全身单核吞噬细胞系统繁殖，然后侵入血液引起短暂的病毒血症。若机体免疫力较强，血-脑脊液屏障功能正常，病毒则不能进入脑组织致病，成为隐性感染，很快被消灭；反之，由于病毒的嗜神经性，则侵入中枢神经系统而致病。

二、病理变化

本病的病变特点是脑脊髓实质的变质性炎，广泛累及整个中枢神经系统。

1. 肉眼观

软脑膜血管充血，脑水肿明显，脑回变宽，脑沟变浅；切面可见皮质深层、基底核、视丘等处有粟粒大小，呈灰白色半透明状，散在或聚集成群的软化灶。

2. 镜下观

通常可见以下几种变化。

（1）血管病变及炎症反应：脑血管高度扩张充血，血管周围间隙增宽，渗出的淋巴细胞、单核细胞和浆细胞紧密围绕血管，形成袖套状（图19-9）。

（2）神经细胞变性、坏死：病毒在神经细胞内生长复制，破坏其功能和结构，导致细胞损伤。轻者表现为尼氏体消失，细胞质内出现空泡、核偏位；严重者神经细胞坏死，出现核浓缩、碎裂、溶解消失。在变性、坏死的神经细胞周围，常有增生的少突胶质细胞围绕，称为神经细胞卫星现象（图19-10）。有时可见到小胶质细胞、中性粒细胞侵入神经细胞内，称为噬神经细胞现象（图19-11）。病变进一步发展，神经组织呈灶性坏死、液化，形成染色较浅、质地疏松的筛网状病灶，称为软化灶（图19-12）。它对乙脑的诊断有一定的特征性价值。

(3) 胶质细胞增生：在小血管旁或坏死的神经细胞附近，小胶质细胞明显增生，形成胶质细胞结节。

三、病理临床联系

脑内血管扩张、充血、血流停滞，血管内皮细胞受损，血管壁通透性升高，导致脑水肿，引起颅内压升高，患者常出现头痛、呕吐，严重者可形成脑疝，如枕骨大孔疝；由于神经细胞广泛变性、坏死，引起中枢神经系统功能障碍，可导致患者出现嗜睡、抽搐甚至昏迷；由于脑膜有不同程度的反应性炎症，临床上有脑膜刺激症状和脑脊液中细胞数增多的现象。

四、结局与并发症

多数患者经过适当治疗，在急性期后痊愈，脑部病变逐渐消失；部分患者脑组织病变较重而留下语言障碍、痴呆、肢体瘫痪等后遗症；少数严重患者可死于呼吸衰竭或循环衰竭。

（范海明）

任务六 流行性出血热

流行性出血热（epidemic hemorrhagic fever，EHF）是由汉坦病毒引起的一种自然疫源性急性传染病，临床上以发热、出血、休克和肾衰竭为主要表现。本病的流行有地区性、季节性和发病年龄较集中的特点，多发生在低洼潮湿、近水多草的荒草地带，发病高峰在冬季，任何年龄均可发生，但以从事野外工作的男性青壮年最为多见。

一、病因及发病机制

本病的病原体为汉坦病毒，鼠类尤其是黑线姬鼠是主要的宿主动物和传染源。本病可经多种途径传播，含有病毒的鼠类排泄物（尿、粪、唾液等）、污染尘埃、食物等病毒可经呼吸道或消化道黏膜进入人体，也可直接接触皮肤伤口侵入人体；此外，亦可经寄生于鼠类的螨虫叮咬等方式传播。

其发病机制可能与以下几方面有关：①病毒本身的作用可直接损害血管内皮细胞，造成广泛性的小血管损伤，进而导致各脏器的病理损害和功能障碍；②病毒在体内复制，病毒抗原刺激机体免疫系统，引起免疫性损伤；③此外，多器官的病理损害和功能障碍，又可相互影响，相互促进，使本病的病理过程更加复杂化。

二、病理变化

本病的基本病变是全身小血管（包括小动脉、小静脉和毛细血管）的广泛损伤。主要变化：①血管内皮细胞肿胀、变性和坏死；②血管明显扩张、充血和淤血，管壁纤维蛋白样坏死，微血栓形成；③血管壁通透性增高、脆性增加，引起广泛的水肿和出血。病变在肾、心、垂体及肾上腺等器官最为明显。肾髓质、垂体前叶及肾上腺的严重充血、出血和坏死及心房的心内膜下弥散性出血是本病的最典型特征，可作为病理诊断的主要依据。

三、病理临床联系

全身广泛性小血管损伤导致各器官系统的病变是本病的病理学基础。EHF的临床表现较为复杂，最突出的表现是发热、出血、休克和急性肾衰竭。

1. 发热

发热常急骤发生。由于病毒血症，多数患者起病时可有寒战、高热、全身酸痛（主要为头痛、腰痛、眼眶痛）等全身中毒症状。

2. 出血

广泛性出血为本病的突出表现之一，于病程第2~3日可出现并进行性加重，与血管壁损伤、血小板异常、凝血因子减少、纤溶系统激活甚至DIC的发生等有关。皮肤、黏膜见瘀点、瘀斑，浆膜腔可有血性积液，内脏器官的出血可表现为呕血、咯血、血尿及便血等。

3. 休克

休克一般发生在起病后第3~7日，血管扩张淤血、血浆外渗和出血使血容量急剧减少，病毒的毒性作用，DIC的发生，垂体和肾上腺的病变使升压物质产生减少，心脏的病变使心收缩力降低等因素均可引起或加重休克的发生。

4. 急性肾衰竭

所有病例都有肾损伤，出现急性肾衰竭的表现。一方面是由肾本身的病变所致，另一方面则是休克的重要反应之一。

随着诊治水平的提高，EHF的病死率已大为降低，多数患者可痊愈，3%~5%的患者可因大出血、休克、急性肾衰竭、心力衰竭、肺水肿合并感染而死亡。EHF治愈后可获得稳固而持久的免疫力,一般不会二次感染发病。

知识链接

严重急性呼吸综合征(severe acute respiratory syndrome,SARS)。

2002—2003年,严重急性呼吸综合征在很多亚洲国家暴发,它是由一种新型冠状病毒引起的急性呼吸系统传染病,主要通过短距离飞沫及密切接触传播,传染性极强,与患者密切接触者为高发人群,有家庭和医院聚集感染现象。临床特征为发热、干咳、胸闷,严重者出现快速进展的呼吸窘迫。SARS病毒主要损伤肺组织,引起肺膨胀肿大、颜色暗红、弥漫性肺泡损伤、肺水肿、大量炎细胞和纤维素渗出、肺透明膜形成等病理改变,肺泡内的渗出物、透明膜的机化和肺泡间隔的成纤维细胞增生融合,最终导致肺泡闭塞和萎缩,引起全肺实变。另外,脾和淋巴结萎缩,常见淋巴组织大片出血坏死,心、肝、肾、肾上腺等出现不同程度的变性、坏死、出血和小血管炎性改变。本病经及时合理治疗多数可治愈,约5%的严重病例主要因呼吸衰竭而死亡。

(范海明)

任务七 手足口病

手足口病是由肠道病毒引起的传染病,多发生于5岁以下儿童,可引起手、足、口腔等部位的疱疹。少数患儿可引起心肌炎、肺水肿、无菌性脑膜脑炎等并发症。个别重症患儿如果病情发展迅速,可导致死亡。每年5~7月是手足口病发病的高峰期。

一、病因及传播途径

手足口病的肠道病毒有20多种,柯萨奇病毒A组的16、4、5、9、10型,B组的2、

5型，以及肠道病毒71型均为手足口病较常见的病原体，其中以柯萨奇病毒A16型（Cox A16）和肠道病毒71型（EV 71）最为常见。手足口病的患者、隐性感染者和无症状带毒者为本病的传染源。传播途径主要是通过人群间的密切接触。患者呼吸道分泌物及唾液中的病毒，可通过空气飞沫传播；唾液、疱疹液污染的毛巾、手绢、玩具等，可通过日常接触传播；被病毒污染的水和食物，可通过消化道传播。标志传染性强，传播途径复杂，在短时间内即可造成大流行。

二、病理变化

口腔溃疡性损伤和皮肤斑丘疹为手足口病的特征性病变（图19-13）。镜下观，斑丘疹可见表皮内水疱，水疱内有中性粒细胞、嗜酸性粒细胞碎片，水疱周围上皮有细胞间和细胞内水肿，水疱下真皮有多种炎细胞的混合型浸润。电镜下可见上皮细胞内有嗜酸性包涵体。

三、病理临床联系

普通患者潜伏期多为2～10 d，平均为3～5 d；急性起病，发热，口腔黏膜出现散在疱疹，手、足和臀部出现斑丘疹、疱疹，疱疹周围可有炎性红晕，疱内液体较少，可伴有咳嗽、流涕、食欲减退等症状。部分病例仅表现为皮疹或疱疹性咽峡炎，多在1周内痊愈，预后良好。重症患者（尤其是小于3岁者）病情进展迅速，在发病1～5 d出现脑膜炎、脑炎（以脑干脑炎最为凶险）、脑脊髓炎、肺水肿、循环障碍等；极少数病例病情危重，可导致死亡，存活病例可留有后遗症。神经系统表现精神差、嗜睡、易惊、头痛、呕吐、谵妄，甚至昏迷；肢体抖动，肌阵挛、眼球震颤、共济失调、眼球运动障碍；无力或急性弛缓性麻痹。查体可见脑膜刺激征、腱反射减弱或消失、巴彬斯基征等病理征阳性。呼吸系统表现：呼吸浅促、呼吸困难或节律改变，口唇发绀，咳嗽，咳白色、粉红色或血性泡沫样痰液；肺部可闻及湿啰音或痰鸣音。循环系统表现：面色苍白、皮肤花纹、四肢湿冷，指（趾）发绀，毛细血管再充盈时间延长。心率增快或减慢，脉搏浅速或减弱，甚至消失。

四、结局

手足口病一般症状较轻，如无并发症，预后一般良好，多在1周内痊愈。少数患者病情较重，可并发脑炎、脑膜炎、心肌炎、肺炎等，如不及时治疗可危及生命。

（范海明）

任务八　性传播疾病

性传播疾病（sexually transmitted diseases，STD）又称性病，是指通过性行为或类似性行为传播的疾病统称。目前，已知的性传播疾病达20余种。性传播是一种传播方式，可以是直接传染方式，也可以是间接传染方式，还可以由父母亲传给胎儿或新生儿。近20年来，性病的发病率在我国有逐年增多的趋势，这些疾病不仅引起泌尿生殖器官和附属淋巴结病变，也可引起全身皮肤和重要器官的病变，甚至危及生命。

一、淋病

淋病（gonorrhea）是由淋球菌感染引起的一种性传播疾病，具有极强的传染性，在所有性病中最为常见。其主要病变为泌尿生殖系统的化脓性炎症，临床上主要表现为尿痛、尿道口溢脓。男女均可患病，好发于青壮年。

1. 病因和发病机制

淋球菌属奈瑟菌属，为革兰阴性双球菌，有菌毛、荚膜和耐药质粒。淋病主要是通过性行为传染，经污染的衣裤、被褥、毛巾、便桶等间接传染者较少。若分娩时胎儿受母亲产道带菌的分泌物污染，可引起新生儿的眼结膜炎。淋球菌主要侵犯泌尿生殖系统，对柱状上皮和移行上皮有特别的亲和力。感染一般开始于男性的前尿道、女性尿道与子宫颈，以后上行扩散，导致泌尿生殖系统各器官的病变。淋球菌表面的多糖成分有抗吞噬作用，不过一旦被白细胞吞噬，淋球菌则迅速死亡。

2. 病理变化及其与临床的联系

淋球菌主要引起泌尿生殖系统黏膜的化脓性炎症。肉眼观，男性尿道口、女性外阴及阴道口充血、水肿，并有脓性渗出物流出。镜下观，可见黏膜充血、水肿，黏膜下有大量中性粒细胞浸润。患者有尿频、尿急、尿痛等急性尿道炎的症状，局部有疼痛及烧灼感。如未经有效治疗，则病变上行延及后尿道及其附属腺体、前列腺、附睾和精囊腺，或女性的前庭大腺、子宫颈，而引起化脓性炎症。少数可经血行播散，引起皮疹、关节炎、脑膜炎、胸膜炎、肺炎、心内膜炎等，严重者可发生淋球菌性败血症。感染后未经治疗或治疗不彻底，可逐渐转为慢性淋病，淋球菌可长期潜伏在病灶中，并反复引起急性发作。

二、梅毒

梅毒（syphilis）是由梅毒螺旋体感染而引起的慢性传染病。病原体可侵犯多个器官系统，特别是心血管系统和中枢神经系统。其临床症状复杂，病程具有长期性、隐匿性和反复发作的特点，严重时危及生命。

（一）病因和发病机制

梅毒螺旋体，又称苍白螺旋体，菌体细长，带均匀排列的6~12个螺旋。梅毒患者是唯一传染源，根据传播方式不同，梅毒可分为两种：①先天性梅毒，是由患病母体通过胎盘传染给胎儿所致；②后天性梅毒，主要是性接触传染，偶可因输血、接吻、接触病变而不慎感染。梅毒螺旋体常在皮肤或黏膜破损时才进入人体。

梅毒病变的发生、发展及轻重程度都与机体免疫力的强弱有关。机体在感染梅毒后第6周，血清出现梅毒螺旋体的特异性抗体及反应素，有血清学诊断价值。机体特异性免疫力增强，病变部位的梅毒螺旋体数量减少，以致早期梅毒病变有不治自愈的倾向。然而不治疗或治疗不彻底者，体内未完全消灭的螺旋体，将成为复发梅毒、晚期梅毒的发生原因。少数人感染后，梅毒螺旋体可在体内终身隐伏（血清反应阳性，而无症状和病变），称为隐性梅毒。

（二）病理变化及其与临床的联系

梅毒的基本病理变化为闭塞性动脉内膜炎、小血管周围炎和树胶样肿。闭塞性动脉内膜炎表现为小动脉内皮细胞及内膜纤维组织增生，管壁增厚，管腔狭窄闭塞。小血管周围炎表现为小血管周围有大量的单核细胞、淋巴细胞和浆细胞浸润。浆细胞的持续出现是本病的特征之一。树胶样肿，是第三期梅毒的特征性改变。肉眼观，呈灰白色、结节状、大小不等、质韧有弹性似树胶，故称为树胶样肿。镜下观，似结核结节，中央为凝固性坏死，但坏死不彻底，可有血管壁轮廓，坏死灶周围组织中富含淋巴细胞和浆细胞，而类上皮细胞和朗汉斯巨细胞则较少。树胶样肿后期可被吸收、纤维化，最后形成瘢痕使器官变形，但很少钙化。

1. 后天性梅毒

后天性梅毒按病程经过分为以下三期。第一期、第二期称早期梅毒，有传染性；第三期称晚期梅毒，因常累及内脏，又称内脏梅毒。

（1）第一期梅毒：在病原体侵入的局部形成硬性下疳为主要病变，从感染到出现硬性下疳的潜伏期为10~90 d，平均3周；常发生于阴茎龟头、阴唇或子宫颈等处，少数病例可发生于唇、舌、肛周等处。在入侵的局部出现充血、水疱、上皮坏死脱落，随后形成质硬、边缘隆起、底部清洁平坦的溃疡，称硬性下疳。镜下观，溃疡底部可见闭塞性动脉内膜炎和血管周围炎，特殊染色可发现螺旋体。下疳发生1周后局部淋巴结增大，硬而无痛，为非特异性炎症。

下疳经及时治疗可阻止向第二期梅毒发展。但由于患者产生的免疫反应，下疳即使不加治疗，也可于2～6周后自行愈合，但有相当一部分患者可发展为第二期梅毒。

（2）第二期梅毒：下疳发生7～8周后，潜伏于体内的螺旋体仍能继续繁殖，大量进入血液循环，引起全身广泛性皮肤、黏膜斑疹及丘疹，称梅毒疹。此期常发生于会阴、肛门、腹股沟内侧、躯干、四肢等处，全身淋巴结增大。镜下观，梅毒疹为闭塞性血管内膜炎和血管周围炎，以及由淋巴细胞和浆细胞浸润构成的非特异性炎症。病灶中含有梅毒螺旋体，极富传染性。皮肤、黏膜病变均可不经治疗自然消退，而进入潜伏状态。若未经治疗，多年后约30%的患者将发生第三期梅毒。

（3）第三期梅毒：又称晚期梅毒，主要表现为破坏性病变，即树胶样肿和瘢痕形成；病变可侵犯全身任何器官，尤其是心血管系统和中枢神经系统。①心血管梅毒：以梅毒性主动脉炎为主，开始为主动脉外膜滋养血管的闭塞性内膜炎，中层弹力纤维和平滑肌的缺血和退行性变，逐渐由瘢痕取代，因弹力纤维的广泛破坏，可形成主动脉瘤，患者可因主动脉瘤破裂而猝死；主动脉瓣的瓣膜环部病变可导致主动脉瓣关闭不全，造成左心室异常肥大和扩张，患者最终死于心力衰竭。②中枢神经梅毒：神经系统梅毒的特点是病变广泛，脑脊髓膜、中枢神经血管、脑与脊髓实质均可受累，引起梅毒性脑脊髓膜炎、麻痹性痴呆、脑梗死、脊髓痨等。

2. 先天性梅毒

因孕妇患有梅毒，梅毒螺旋体通过胎盘进入胎儿体内。先天性受染的胎儿常引起晚期流产、死产或产后不久死亡，轻度感染可待发育到儿童期或青年期发病。

三、尖锐湿疣

尖锐湿疣（condyloma acuminatum）是由人乳头状瘤病毒（human papillomavirus，HPV）感染引起的主要累及生殖道黏膜上皮的良性增生性疣状病变，好发于青壮年，常累及外阴、阴道、子宫颈、尿道和肛门周围皮肤及黏膜，临床可有局部瘙痒、烧灼痛。尖锐湿疣主要通过性接触传播，但也可以通过非性接触的间接感染而致病。

1. 病因

本病是由人乳头状瘤病毒（HPV，主要为6型及Ⅱ型）感染引起。HPV具有高度的宿主和组织特异性，只侵袭人体皮肤和黏膜，不侵犯动物。

2. 病理变化

肉眼观，为疣状或乳头状新生物，有蒂或广基无蒂，典型病例呈现多个小而尖的小乳头，表面湿润。切面乳头状物呈淡红色，向皮肤表面突起，与正常组织分界清楚。镜下观，表皮角质层轻度增厚，几乎全为角化不全细胞，棘层肥厚、有乳头状瘤样增生。表皮浅层挖空细胞出现有助诊断。挖空细胞较正常细胞大，胞质空泡状，细边缘常残存带状胞质。核增大居中,呈圆形、椭圆形或不规则形,染色深,可见双核或多核。真皮层可见毛细血管及淋巴管扩张,大量慢性炎症细胞浸润。

项目小结

传染病的病变本质为炎症,其中结核病是由结核分枝杆菌引起的以结核结节形成和干酪样坏死为病变特征的慢性增生性炎症;伤寒是由伤寒杆菌引起的以伤寒结节为病变特征的急性增生性炎;细菌性痢疾是由痢疾杆菌引起的主要累及直肠和乙状结肠的假膜性炎;流行性出血热是由汉坦病毒引起的以全身毛细血管和小血管广泛损伤为病变特征的急性传染病;流脑是由脑膜炎双球菌引起的主要累及脑脊髓膜的急性化脓性炎;乙脑是由乙型脑炎病毒引起的主要累及脑实质的急性变质性炎;淋病是由淋球菌引起的泌尿生殖系统的化脓性炎症;梅毒是由梅毒螺旋体引起的慢性传染病,其基本病变是闭塞性动脉内膜炎、小血管周围炎和树胶样肿。

(范海明)

 目标检测

1. 结核结节中具有诊断意义的是（   ）

   A. 类上皮细胞及干酪样坏死　　　B. 淋巴细胞

   C. 朗汉斯巨细胞　　　　　　　　D. 纤维母细胞

   E. 浆细胞

2. 哪一项不符合结核病治愈、转归（   ）

   A. 吸收、消散　　　　　　　　　B. 纤维化

   C. 纤维包裹　　　　　　　　　　D. 钙化

   E. 病灶周围炎

3. 有关肺结核原发综合征的描述,下列哪项错误（   ）

   A. 大多发生在儿童　　　　　　　B. 原发灶多在肺尖部

   C. 肺的淋巴结干酪样坏死　　　　D. 一般无明显临床表现

   E. 可发展成为急性粟粒性肺结核

4. 继发性肺结核的主要感染方式是（ ）

A. 消化道感染 B. 呼吸道感染

C. 皮肤感染 D. 内源性再感染

E. 泌尿道感染

5. 结核结节属于（ ）

A. 异物肉芽肿 B. 感染性肉芽肿

C. 炎性假瘤 D. 炎性息肉

E. 脓肿

6. 下列除哪项外均为结核结节的成分（ ）

A. 类上皮细胞 B. 朗汉斯巨细胞

C. 中性粒细胞 D. 成纤维细胞

E. 淋巴细胞

7. 原发性肺结核病的肺内原发灶常位于（ ）

A. 肺尖 B. 上叶下部近胸膜处

C. 肺门 D. 肺膈面

E. 胸膜面

8. 伤寒的病理变化主要特征是（ ）

A. 肠道溃疡 B. 脾肿大

C. 肝大 D. 腹直肌变性

E. 伤寒肉芽肿

9. 下列哪一项不是肠伤寒的临床表现（ ）

A. 相对缓脉 B. 皮肤玫瑰疹

C. 脾肿大 D. 白细胞计数增多

E. 高热

10. 中毒性菌痢的发病原因主要是由于（ ）

A. 感染了毒力强的志贺氏痢疾杆菌 B. 有人认为是机体对痢疾杆菌毒素的反应性较高

C. 机体免疫功能低下 D. 肠道的病变过于严重

E. 以上均不是

11. 流行性出血热的基本病变为（ ）

A. 全身毛细血管中毒性损害

B. 毛细血管内大量微血栓

C. 由免疫复合物所引起的全身小血管损害，表现为充血、出血、水肿，同时伴有实质细胞的变性坏死

D. 血管内膜增生性炎症

E. 皮肤广泛的出血性损害

12. 下述关于流行性脑脊髓膜炎的描写，哪项是错误的（   ）

   A. 脑脊液中糖含量降低
   B. 血性脑脊液
   C. 脑膜刺激征
   D. 颅内压升高症状
   E. 皮肤黏膜瘀点、瘀斑

13. 流行性乙型脑炎最具特征性的病变是（   ）

   A. 噬神经细胞现象
   B. 卫星现象
   C. 筛网状软化灶
   D. 淋巴细胞袖口状浸润
   E. 胶质结节

14. 一患者患病3周，持续性高热，心动过缓，腹胀、腹泻，因中毒性休克死亡。尸检见弥漫性腹膜炎，回肠淋巴结肿大，坏死和溃疡形成，肝脾肿大。应诊断为（   ）

   A. 急性坏死性肠炎
   B. 细菌性痢疾
   C. 阿米巴痢疾
   D. 肠结核
   E. 肠伤寒

15. 流行性脑脊髓膜炎的特征性病变是（   ）

   A. 硬脑膜中性粒细胞浸润
   B. 蛛网膜下隙有大量单核细胞
   C. 脑实质内软化灶形成
   D. 蛛网膜下隙有大量中性粒细胞渗出
   E. 硬脑膜有大量单核细胞浸润

16. 流行性乙型脑炎的病理改变中，下列哪一项是错误的（   ）

   A. 筛状软化灶
   B. 淋巴细胞浸润的围管现象
   C. 蛛网膜下隙见大量中性粒细胞
   D. 神经细胞变性坏死
   E. 形成胶质结节

17. 神经细胞卫星现象指的是哪一种细胞增生（   ）

   A. 小胶质细胞
   B. 星形胶质细胞
   C. 少突胶质细胞
   D. 淋巴细胞
   E. 中性粒细胞

18. 树胶肿与结核结节的区别哪项是错的（   ）

   A. 干酪样坏死不彻底，可有血管壁轮廓
   B. 可发生于任何器官
   C. 多见于第三期梅毒
   D. 可吸收，纤维化，但很少钙化
   E. 较多类上皮细胞，但淋巴细胞、浆细胞很少

项目二十 寄生虫病

学习目标

知识目标

1. 掌握肠阿米巴病的病理变化，血吸虫病的病理变化、主要器官病变及临床病理联系。
2. 熟悉肠阿米巴病的病因、传染途径、发病机制、并发症及临床病理联系，血吸虫病的病因、感染途径及发病机制。
3. 了解肠外阿米巴病。

任务一 阿米巴病

阿米巴病（amoebiasis）是由溶组织内阿米巴原虫感染人体而引起的一种寄生虫病，主要寄生于结肠，称为肠阿米巴病。但肝、肺、脑及其他器官也可受侵犯，称为肠外阿米巴病。

一、肠阿米巴病

(一) 病因和发病机制

溶组织内阿米巴生活史分为包囊期和滋养体期，包囊期是传染阶段，而滋养体期是致病阶段。慢性期患者或包囊携带者是本病的重要传染源，苍蝇是常见的传播媒介，通过摄入被成熟包囊污染的饮水或食物而进入人体消化道。因囊壁有抗胃酸作用，故在胃内不被破坏。进入肠内后，包囊经肠液的作用脱囊而出，发育成小滋养体。若结肠功能正常，人体抵抗力强，肠管环境不适宜其生长，则小滋养体不能分裂繁殖，形成成熟包囊随粪便排出，成为传染源。当结肠功能紊乱，人体抵抗力（受凉、营养不良）降低，肠管环境适宜其生长繁殖，以及肠黏膜受损时，小滋养体便可侵入肠壁，大量生长繁殖，并转变为大滋养体，引起病变。

溶组织内阿米巴的致病作用可能与其在组织当中运动时的机械损伤，以及利用其表面的凝集素对宿主细胞的吸附溶解有关。另外，其产生的肠毒素可损害肠黏膜和引起腹泻。

(二) 病理变化

肠阿米巴病其病变主要发生于盲肠、升结肠，其次为乙状结肠和直肠，严重时可累及全部结肠和回肠下段，是一种以坏死为主的变质性炎症。根据其病程，可分为急性期和慢性期。

1. 急性期

阿米巴侵入黏膜固有层，使其溶解坏死，在肠黏膜表面可见散在分布的多个隆起的灰黄色斑点状坏死或浅表溃疡；若病变继续发展，阿米巴穿过黏膜肌层到达黏膜下层，可引起广泛的组织坏死。坏死组织液化脱落后，可形成特征性的口小底大的烧瓶状溃疡。如溃疡继续扩大，可相互合并，在黏膜下相互沟通形成隧道状，其表面黏膜若大块坏死脱落，可形成巨大溃疡。镜下观，溃疡常深达黏膜下层，溃疡内有残留的坏死组织。在坏死组织与正常组织交界处常可找到阿米巴滋养体（图20-1）。溃疡周围组织有充血、水肿、出血及少量淋巴细胞和浆细胞浸润。本期患者多数可治愈，少数可因治疗不当，经久不愈而转为慢性。

2. 慢性期

肠壁病变复杂多样，组织损害与修复同时存在。旧的溃疡有的已愈合，有的则继续扩大，又有新的坏死发生与溃疡形成。这些病变的反复进行，可引起肠壁纤维组织明显增生，以及肠黏膜增生形成息肉。大量纤维组织增生可致肠壁增厚、变硬，甚至肠狭窄。偶有因肉芽组织过度增生而形成局限性包块，称为阿米巴肿，临床上易误诊为结肠癌。

肠阿米巴的并发症有：①肠出血，多见于急性期，由阿米巴滋养体侵蚀肠壁血管而引起，多为少量出血。反复大出血可危及生命。②肠穿孔，见于重症患者，由溃疡过深将肠壁穿透而引起，常发生于回盲部。慢性穿孔常见，因穿孔前与周围组织已有粘连，故仅引起局限性腹膜炎。③肠梗阻不多见，由肠狭窄、阿米巴肿或肠粘连而引起。

二、肠外阿米巴病

肠外阿米巴病常见于肝、肺、脑，其中阿米巴肝脓肿是最重要和最常见的并发症。

1. 阿米巴肝脓肿

阿米巴肝脓肿常发生于肠阿米巴病发病后 1~3 个月内，多位于肝右叶（图 20-2）。阿米巴滋养体一般经肠壁小静脉到达肝，也可直接进入腹腔而侵犯肝脏。脓肿大小不等，大者直径可达儿头大，其内容物呈棕褐色果酱样物质，由液化坏死组织与陈旧出血混合而成，而并非真正脓液。脓肿壁附有棉絮状未彻底坏死组织，有少许炎细胞浸润。在坏死组织与正常组织交界处可找到阿米巴滋养体。若合并细菌感染，则可形成典型脓肿，镜下见不等量炎细胞及脓细胞。慢性脓肿周围由肉芽组织和纤维组织包绕构成。

2. 阿米巴肺脓肿

阿米巴肺脓肿很少见，多数是由阿米巴肝脓肿穿破横膈扩散至肺所致，也可由血道播散引起。脓肿常位于右肺下叶，为单发性，脓肿内含棕褐色果酱样坏死物质，如脓肿破入支气管可致肺空洞形成，临床上患者咳褐色脓样痰，其中可检出阿米巴滋养体。

3. 阿米巴脑脓肿

阿米巴脑脓肿极少见，常由肝、肺病变中的阿米巴滋养体经血道播散至脑而引起，多位于大脑半球，常为多发性，形态特点与肝、肺所见基本相同。

（赵 宇）

任务二　血吸虫病

血吸虫病（schistosomiasis）是由血吸虫寄生于人体而引起的地方性寄生虫病。2100年前在我国已有血吸虫病的流行，主要流行于长江中下游13个省、市的广大地区。病变主要是在肝、肠形成血吸虫虫卵结节。临床上急性期以发热、荨麻疹、肝大伴压痛、血嗜酸性粒细胞增多为主要特征；慢性期以腹泻或痢疾样腹泻，肝脾大为主要表现，晚期则发展为肝纤维化。

一、病因及感染途径

寄生于人体的血吸虫主要有三种：埃及血吸虫、曼氏血吸虫和日本血吸虫。在我国只有日本血吸虫病流行，其生活史有虫卵、毛蚴、尾蚴、童虫及成虫等阶段。虫卵随患者或病畜粪便排入水中，孵化出毛蚴，侵入钉螺体内继续发育为尾蚴，尾蚴从螺体逸入水中，最长可存活3 d；当人或牲畜与疫水接触，尾蚴由皮肤侵入发育成童虫，童虫随静脉或淋巴管进入血液循环，经右心、肺入体循环分布到全身。只有进入肠系膜静脉的童虫才能发育为成虫，并交配产卵。虫卵随肝门静脉血流入肝或逆流入肠壁发育为成熟虫卵，并可破坏肠黏膜进入肠腔，随粪便排出体外，重演上述生活周期。

传染源主要是排出血吸虫虫卵的患者和患病的哺乳类动物，如钉螺是唯一的中间宿主。传播途径主要通过皮肤与疫水接触而感染，若饮用含有尾蚴的生水也可经口腔黏膜侵入机体。人群普遍易感，夏秋季因接触疫水机会多而多发。

钉螺是一种生活在田间的动物，是日本血吸虫的唯一中间宿主，因此有钉螺的地区，才有可能出现血吸虫病的流行。我国的钉螺称湖北钉螺，为水陆两栖动物，但在地面上活动速度缓慢，可附着于水面各种漂浮物，如湖草、芦苇等，扩散到远处，形成新的孳生地。

二、病理变化及发病机制

血吸虫的各个发育阶段，均可引起人体的病变，其机制除与虫体移行所造成的机械性损伤外，还与其代谢产物或虫体死亡后蛋白分解产物所致组织的变态反应有关，尤以虫卵引起的病变最严重，危害最大。

（一）尾蚴及童虫引起的病变

1. 尾蚴引起的损害

尾蚴侵入皮肤后，引起局部的炎症，称为尾蚴性皮炎。它常表现为红色小丘疹、奇痒。镜下观，真皮层毛细血管扩张充血、出血及水肿，周围有中性粒细胞、嗜酸性粒细胞和单核细胞浸润。

2. 童虫引起的损害

童虫在体内移行引起轻度血管炎和血管周围炎，以肺组织受损最为明显，患者可出现发热、短暂咳嗽和痰中带血丝等症状。

（二）成虫引起的病变

成虫对机体的损害较轻，主要是其代谢产物使机体发生贫血、嗜酸性粒细胞增多、脾大、静脉内膜炎及静脉周围炎等。肝脾巨噬细胞增生，并吞噬有血吸虫成虫分解血红蛋白形成的黑褐色血吸虫色素，色素也见于成虫的肠道内。

（三）虫卵引起的病变

虫卵引起的病变最严重，基本病变是虫卵结节形成。其病变发展过程如下。

1. 急性虫卵结节

肉眼观，虫卵结节呈灰黄色、粟粒至黄豆大的小结节。镜下观，结节中央有一至数个成熟虫卵，虫卵表面有时可见附有放射状嗜酸性的棒状体（已证实为抗原抗体复合物）。虫卵周围是一片无结构的坏死物质及大量嗜酸性粒细胞浸润。因其病变类似脓肿，故又称嗜酸性脓肿。随病变发展卵内毛蚴死亡，虫卵周围出现肉芽组织增生，嗜酸性粒细胞逐渐被巨噬细胞、淋巴细胞代替，并围绕结节呈放射状排列的类上皮细胞，构成晚期急性虫卵结节（图20-3）。

2. 慢性虫卵结节

急性虫卵结节经过10余日后，虫卵内毛蚴死亡，坏死物质逐渐被巨噬细胞清除，虫卵破裂或钙化，其周围出现由巨噬细胞转变而来的类上皮细胞和少量异物巨细胞，伴有淋巴细胞浸润，形态上似结核结节，故称假结核结节。最后结节发生纤维化，其中卵壳碎片及钙化死卵可长期残留（图20-3）。

三、主要脏器病理变化及其与临床的联系

1. 结肠病变

结肠病变常累及全部结肠，尤以乙状结肠和直肠最为显著，因血吸虫多寄生于肠系膜下静脉和直肠上静脉所致。肉眼观，肠黏膜充血、水肿，虫卵堆积所致的灰黄色细颗粒状扁平隆起的病灶，直径为0.5～1.0 cm。病灶中央发生坏死脱落，形成点状出血及浅表溃疡，虫卵脱落至肠腔，粪便虫卵检查呈阳性，临床出现腹痛、腹泻和脓血便等痢疾样症状。镜下观，虫卵沉着在黏膜及黏膜下层，形成急性虫卵结节。晚期肠道病变主要表现为肠壁纤维化，肠壁增厚变硬，或呈息肉状增生使肠腔狭窄，少数病

例可并发管状或绒毛状腺瘤,甚至腺癌。

2. 肝脏病变

虫卵随血流栓塞于汇管区肝门静脉末梢分支内,以肝左叶为甚。肉眼观,早期轻度肝大,切面见多少不等的散在灰白色粟粒样大小的结节。镜下观,汇管区有大量急性虫卵结节。肝细胞可因受压而萎缩变性或小灶状坏死。库普弗细胞增生和吞噬血吸虫色素(图20-4)。

晚期则肝缩小、变硬,导致血吸虫性肝硬化。切面可见沿肝门静脉分支增生的结缔组织呈树枝状分布,故称为干线型或管道型肝硬化。镜下观,门管区内大量虫卵沉积所致的虫卵结节形成,小叶间结缔组织增生,但肝小叶未遭受严重破坏,不形成明显假小叶。由于虫卵在肝门静脉分支内的栓塞,以及继发的静脉内膜炎、静脉内血栓形成和血栓机化,均可致窦前性肝门静脉高压,临床上常出现巨脾、腹水、食管静脉曲张等症状。

3. 脾脏病变

早期脾大不明显,主要由成虫的代谢产物引起的单核-巨噬细胞增生所致。晚期主要由肝门静脉高压引起的重度慢性脾淤血,可形成巨脾,重量可达4 000 g以上。肉眼观,脾质地坚韧,包膜增厚,切面暗红色,常见棕黄色的含铁小结。镜下观,窦壁纤维结缔组织和窦内网状细胞增生,使增大脾的质地变得十分坚硬。单核巨噬细胞内可见血吸虫色素沉着,临床上可出现贫血、白细胞和血小板减少等脾功能亢进症状。

4. 其他器官病变

血吸虫卵可以通过门-腔静脉吻合支进入肺,引起肺虫卵结节。虫卵还可进入肺静脉,由动脉血带入脑内,形成脑内虫卵结节,引起脑炎、癫痫发作及占位性症状。

肠阿米巴病是由溶组织内阿米巴原虫引起的主要累及结肠的以坏死为主的变质性炎,急性期肠壁上可形成烧瓶状溃疡,慢性期大量纤维组织增生可致肠壁增厚、变硬。血吸虫病是由血吸虫引起的以肉芽肿形成和纤维化为病变特征的地方性寄生虫病。

(赵 宇)

目标检测

1. 血吸虫病的急性虫卵结节中浸润的细胞主要为（   ）

   A. 嗜中性粒细胞　　　　　　　　　B. 巨噬细胞

   C. 嗜碱性粒细胞　　　　　　　　　D. 嗜酸性粒细胞

   E. 上皮样细胞

2. 日本血吸虫病引起的肝硬化为（   ）

   A. 胆汁性肝硬化　　　　　　　　　B. 门脉性肝硬化

   C. 坏死后肝硬化　　　　　　　　　D. 干线型肝硬化

   E. 淤血性肝硬化

3. 日本血吸虫病的病变主要由下列哪种所致（   ）

   A. 虫卵　　　　　　　　　　　　　B. 毛蚴

   C. 尾蚴　　　　　　　　　　　　　D. 童虫

   E. 成虫

4. 诊断假结核结节最主要的根据是（   ）

   A. 上皮样细胞　　　　　　　　　　B. 朗汉斯巨细胞

   C. 干酪样坏死　　　　　　　　　　D. 结核结节加干酪样坏死

   E. 虫卵

5. 肠阿米巴病的特征为（   ）

   A. 烧瓶状溃疡　　　　　　　　　　B. 大小不等、形状不一的浅溃疡

   C. 环形溃疡　　　　　　　　　　　D. 圆形或椭圆形溃疡

   E. 火山口溃疡

参考文献

［1］丁运良，孟冬月，杨美玲. 病理学与病理生理学［M］. 南京：江苏科学技术出版社，2011.
［2］阮永华，赵卫星. 病理学［M］. 3版. 北京：人民卫生出版社，2013.
［3］杨怀宝，谢建华. 病理学［M］. 西安：第四军医大学出版社，2012.
［4］丁运良. 病理学学习指导及习题集［M］. 北京：人民卫生出版社，2010.
［5］王志敏. 病理学基础［M］. 2版. 北京：人民卫生出版社，2008.
［6］吴伟康，赵卫星. 病理学［M］. 2版. 北京：人民卫生出版社，2007.
［7］金慧铭，王建枝. 病理生理学［M］. 7版. 北京：人民卫生出版社，2008.
［8］杨美玲，李子良. 病理学基础［M］. 西安：第四军医大学出版社，2009.
［9］杨美玲，张麦秀. 病理学［M］. 西安：世界图书出版西安公司，2010.
［10］丁运良. 病理学与病理生理学［M］. 2版. 北京：高等教育出版社，2011.

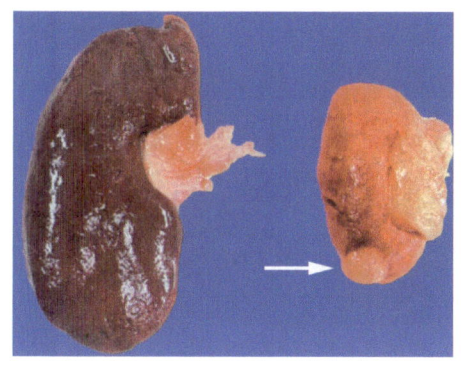

图2-1 肾脏萎缩（肉眼观）

图中可见两个不同的肾脏，左侧是正常大小的肾脏，右侧是萎缩的肾脏，肾脏体积缩小

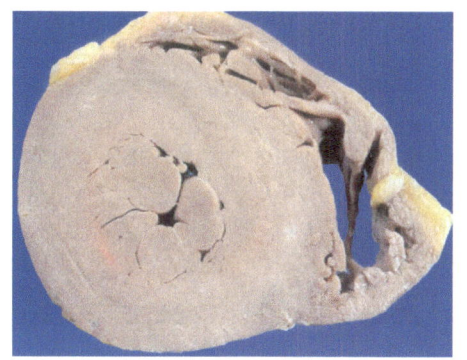

图2-2 心脏肥大（肉眼观）

图中可见心肌肥厚，心脏重量增加

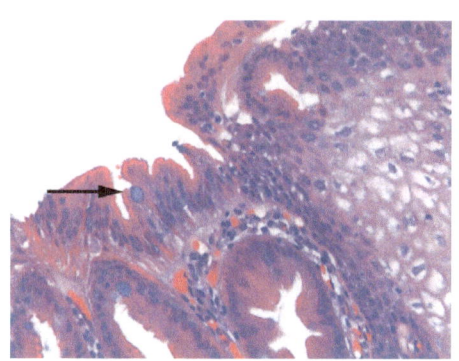

图2-3 化生（镜下观）

图的右侧可见复层鳞状上皮，左侧可见上皮为柱状上皮，箭头所示为杯状细胞

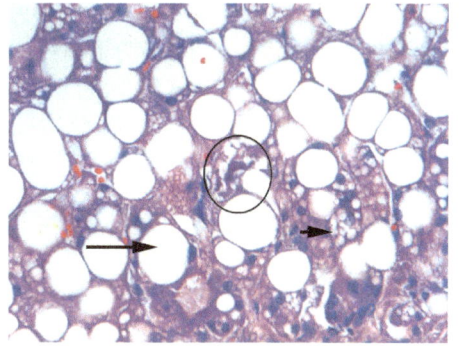

图2-4 肝脂肪变性（镜下观）

肝细胞内出现大小不等的近圆形空泡，胞核被细胞质内蓄积的脂滴压向一侧

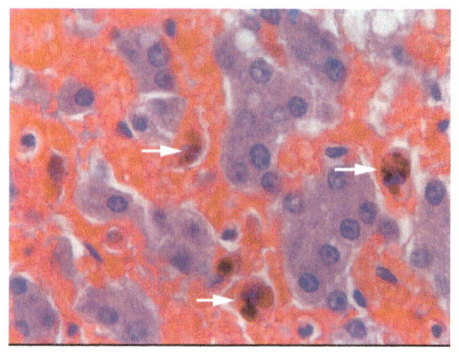

图2-5 肝脏Kuffer细胞（镜下观）

内含铁血黄素沉积，呈棕黄色、粗大的折光颗粒

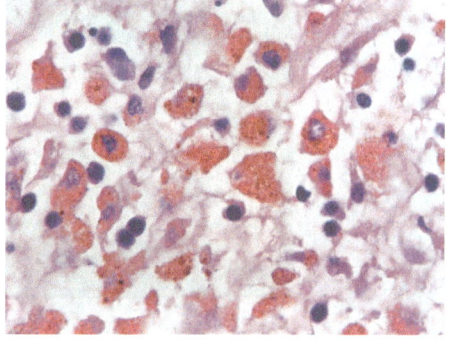

图2-6 肝脏巨噬细胞（镜下观）

内可见脂褐素沉积，光镜下可见细胞质内黄褐色微细颗粒

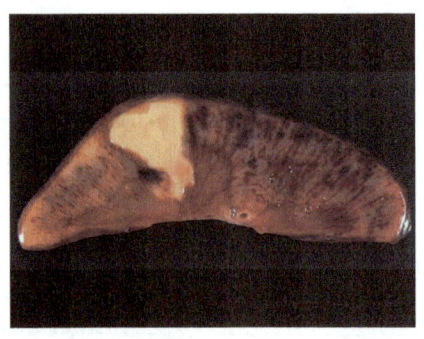 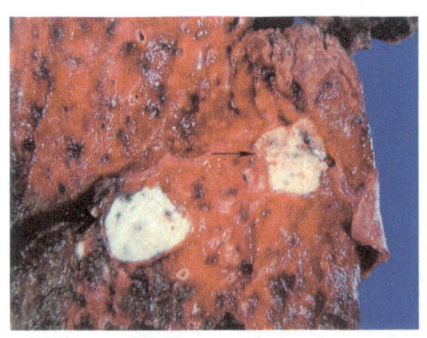

图2-7 肾凝固性坏死（镜下观）　　图2-8 肺结核干酪样坏死（肉眼观）

图中可见坏死灶颜色变浅，呈三角形，肾脏轮廓完整

箭头所示坏死灶呈白色或微黄，质地细腻

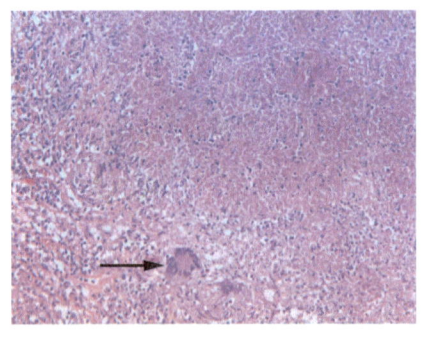

图2-9 肺结核干酪样坏死（镜下观）　　图2-10 脑液化性坏死（镜下观）

组织坏死彻底，坏死部位原有组织结构的残影不可见，而呈现类上皮细胞和典型的朗汉斯多核巨细胞（箭头所示）

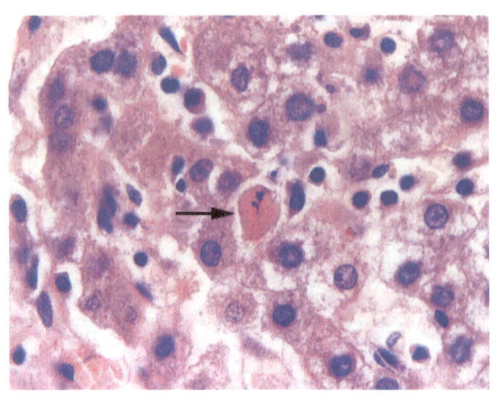 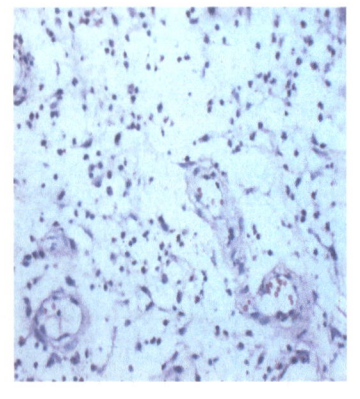

图2-11 肝细胞凋亡（镜下观）　　图2-12 肉芽组织（镜下观）

肝细胞内出现嗜酸性小体，代表凋亡或程序性细胞死亡

图中可见毛细血管、成纤维细胞和各种炎细胞

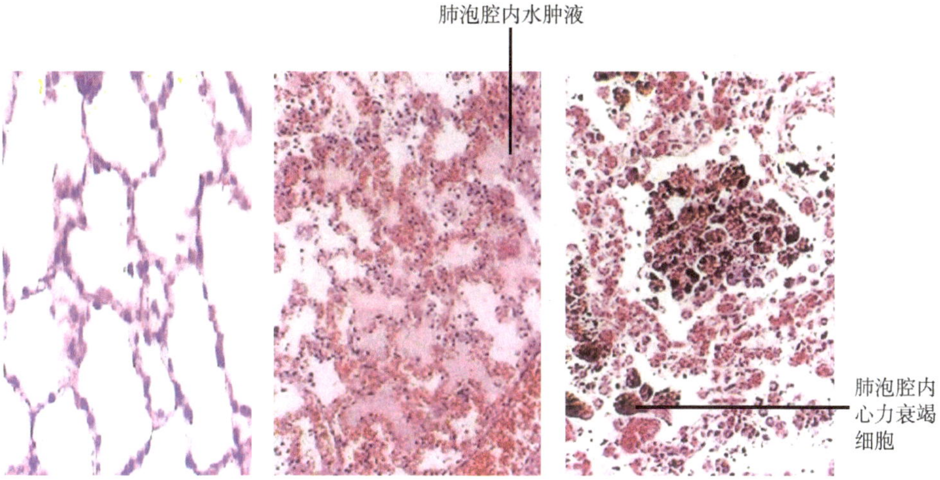

| 正常肺组织 | 肺水肿 | 肺泡腔内心力衰竭细胞 |

肺泡腔内水肿液

肺泡腔内心力衰竭细胞

图3-1　正常肺组织与肺淤血比较（镜下观）

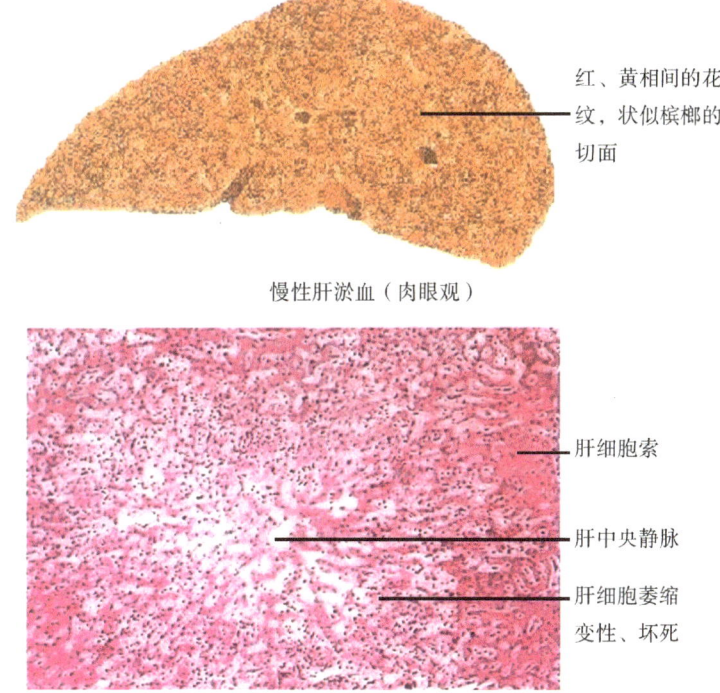

红、黄相间的花纹，状似槟榔的切面

慢性肝淤血（肉眼观）

肝细胞索

肝中央静脉

肝细胞萎缩变性、坏死

慢性肝淤血（镜下观）

图3-2　慢性肝淤血

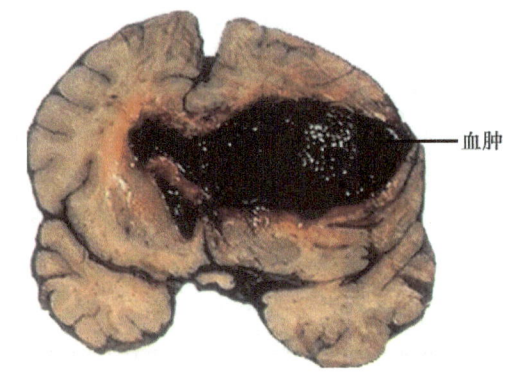

图 3-3 脑出血（肉眼观）

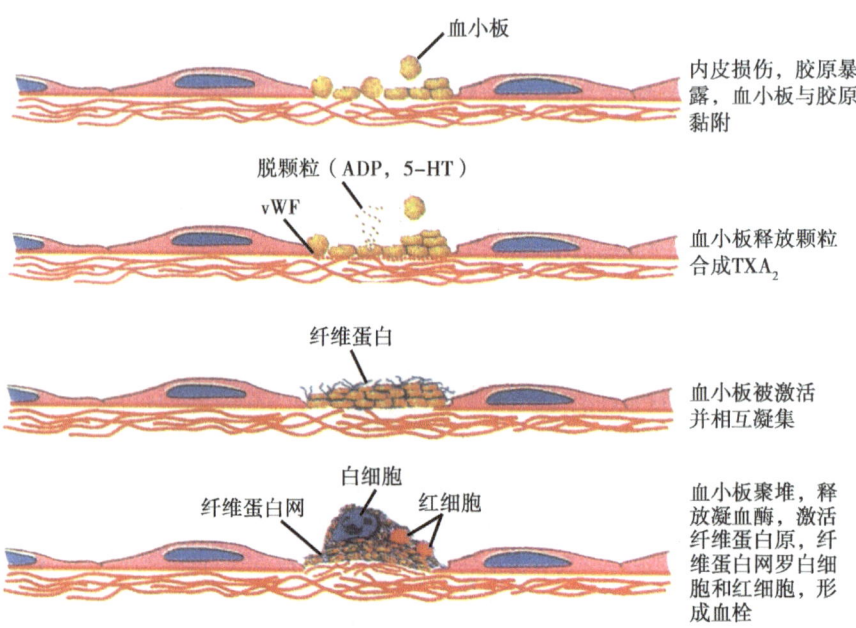

图 3-4 内皮细胞损伤、血小板黏集示意图

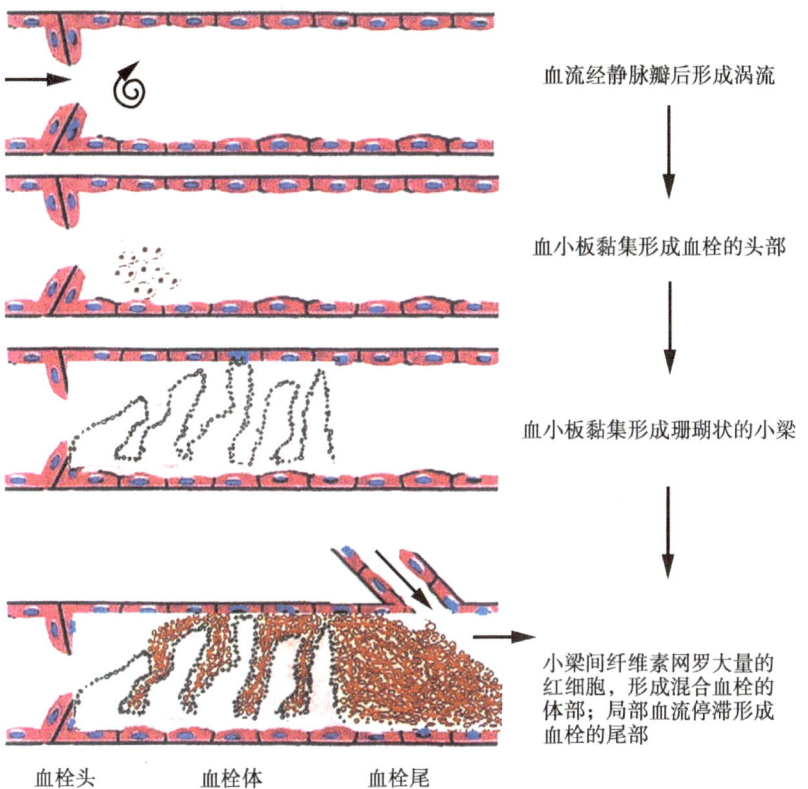

图 3-5　延续性血栓形成示意图

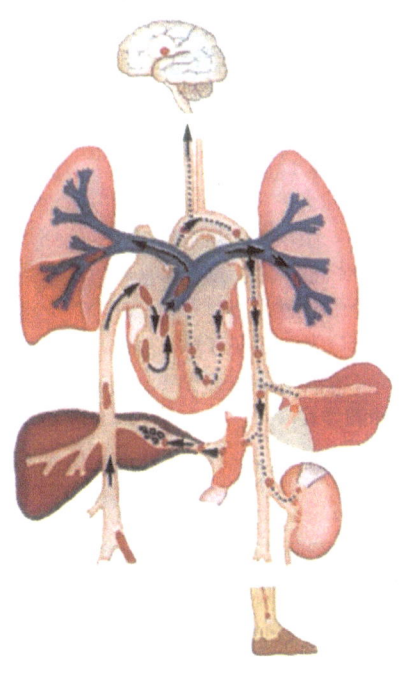

图 3-6　血栓运行途径

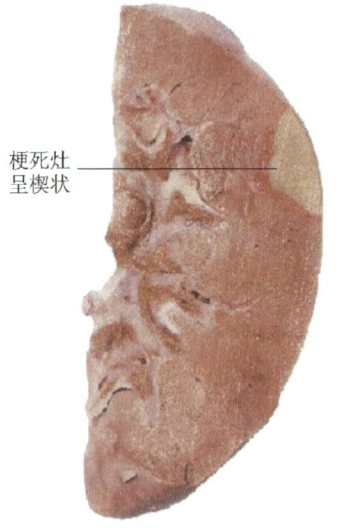 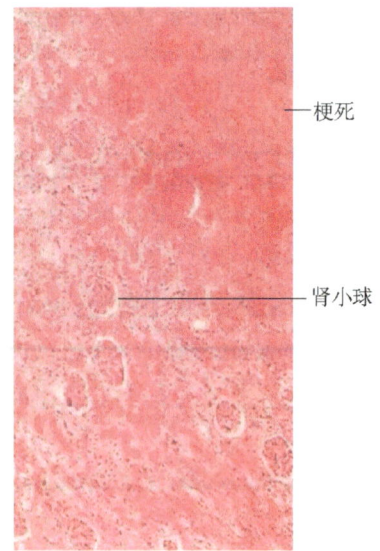

肉眼观　　　　　　　　镜下观

图 3-7　肾贫血性梗死

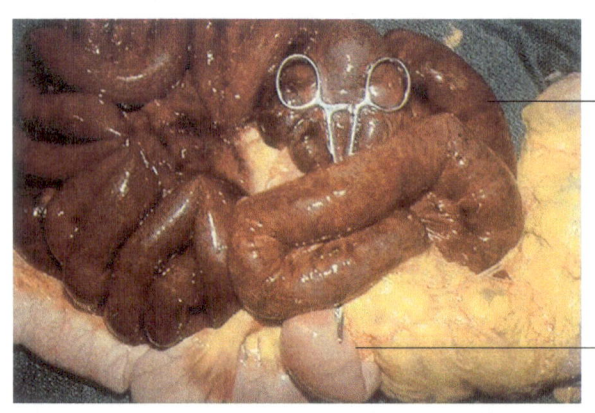

图 3-8　肠出血性梗死

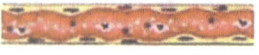 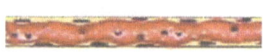

正常血流　　　　　　血管收缩，血流减少

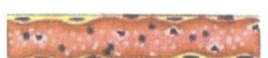 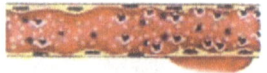

血管扩张，血流加快　　血管进一步扩张，
　　　　　　　　　　　血流变慢，血浆渗出

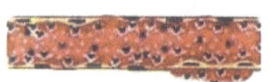 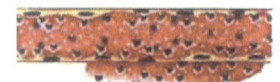

血流变慢，　　　　　　血流显著变慢，
白细胞游出血管　　　　白细胞流出增多，
　　　　　　　　　　　红细胞漏出

图 4-1　炎症时血流动力学变化模式图

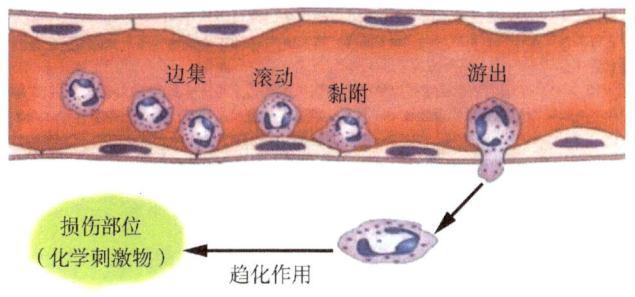

图 4-2　白细胞的渗出过程

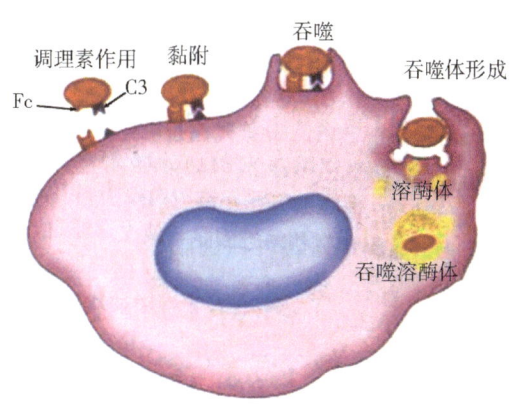

图 4-3　白细胞的吞噬作用

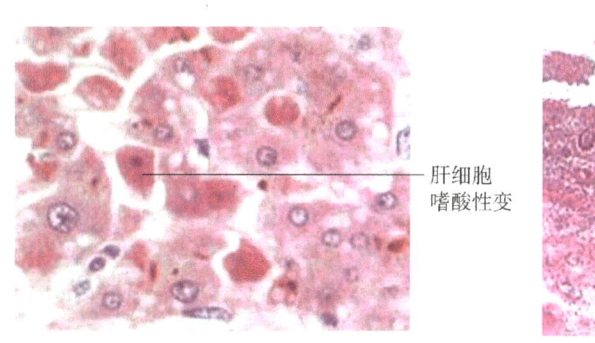

图 4-4　病毒性肝炎（镜下观）

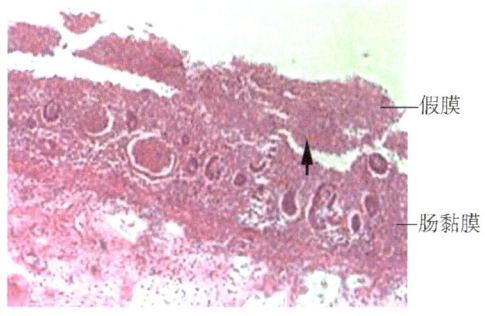

图 4-5　细菌性痢疾（镜下观）

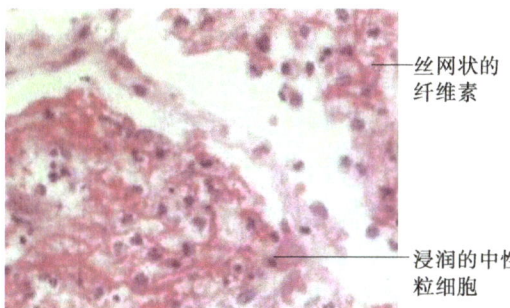

图 4-6　大叶性肺炎（镜下观）

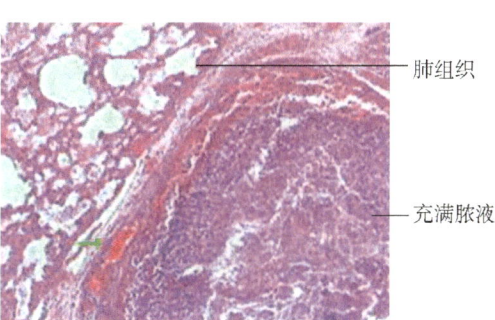

图 4-7　肺脓肿（镜下观）

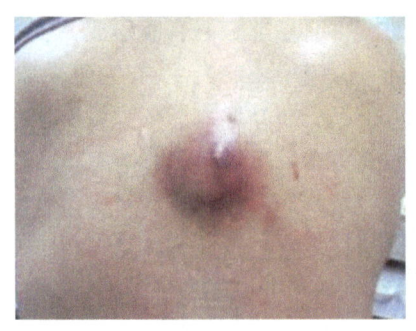

图 4-8　背部脓肿（肉眼观）

局部皮肤隆起，色较红，触之有波动感

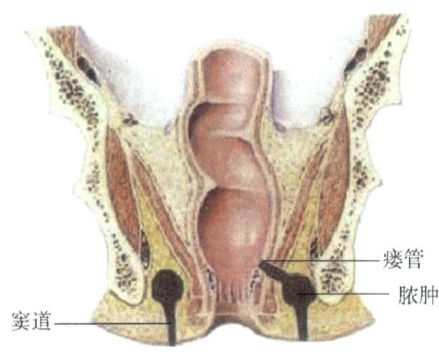

图 4-9　肛旁脓肿伴窦道和瘘管形成

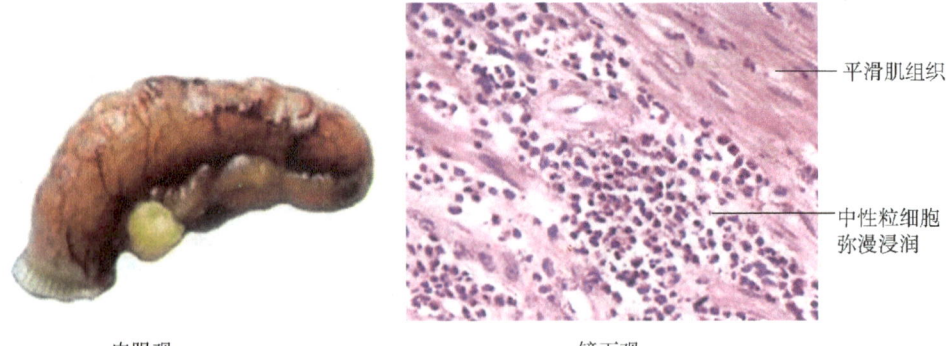

肉眼观　　　　　　　　镜下观

图 4-10　急性蜂窝织炎性阑尾炎

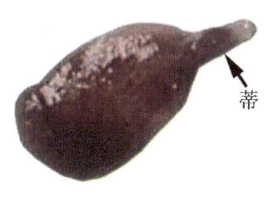
蒂

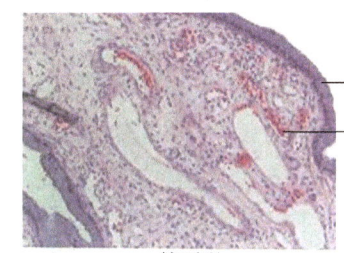
黏膜上皮
腺体及肉芽组织

大体观　　　　　　　镜下观

图 4-11　子宫颈息肉

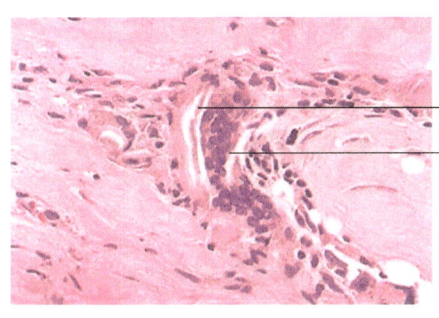
异物
多核巨细胞

图 4-12　异物性肉芽肿

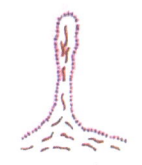 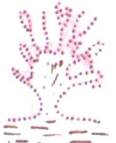 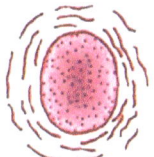 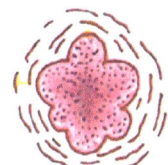 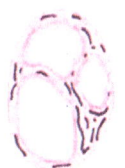

息肉状　　乳头状　　结节状　　分叶状　　囊状
（外生性生长）（外生性生长）（膨胀性生长）（膨胀性生长）（膨胀性生长）

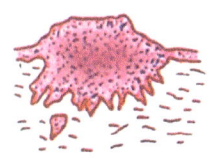 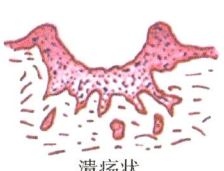 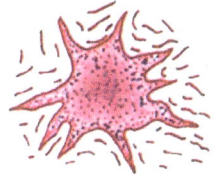

弥漫性肥厚状　　溃疡状　　浸润性包块状
（外生伴浸润性生长）（浸润性生长）（浸润性生长）

图 5-1　肿瘤的外形和生长方式模式图

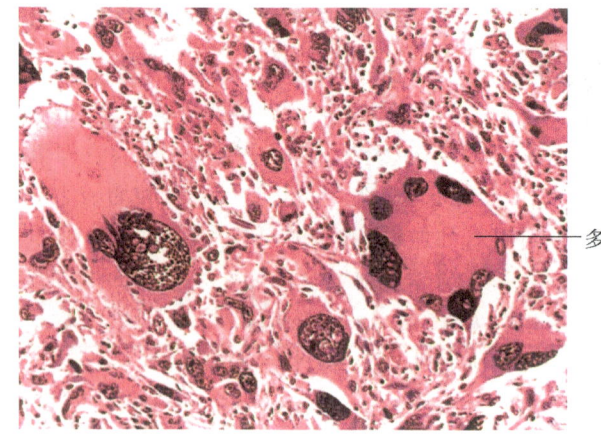

图5-2 横纹肌肉瘤，多核瘤巨细胞

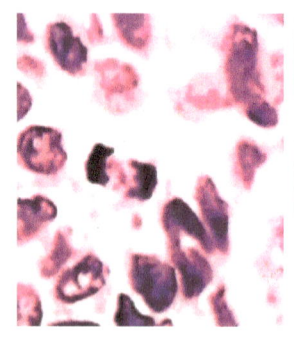
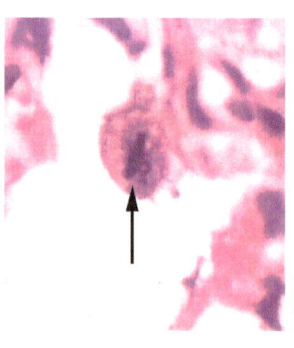
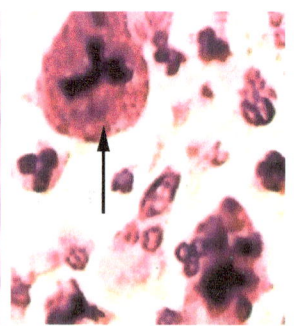

核大小不等、核膜厚　　　　　不对称性核分裂　　　　　三极核分裂

图5-3 肿瘤细胞病理性核分裂

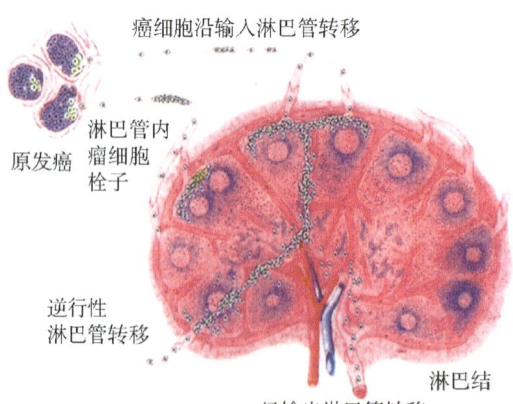

图5-4 癌的淋巴道转移

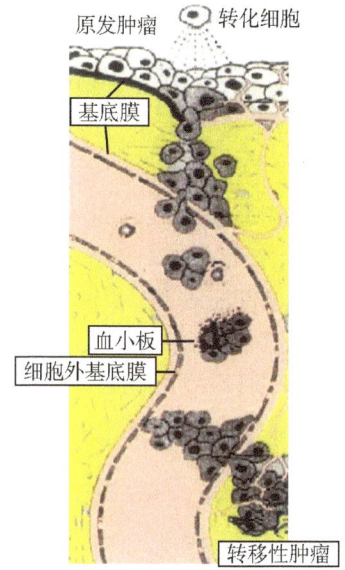
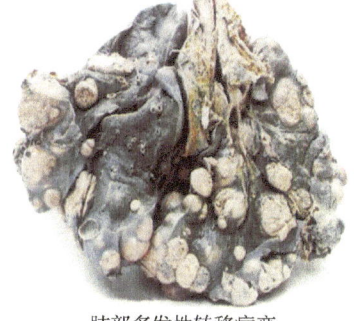

图 5-5 恶性肿瘤的血道转移

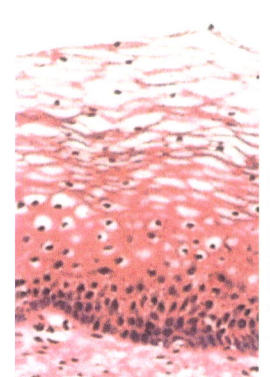
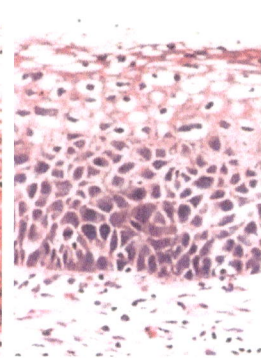
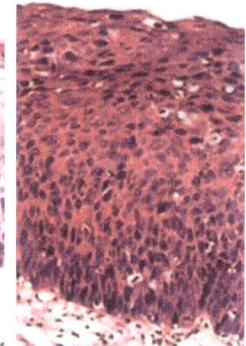
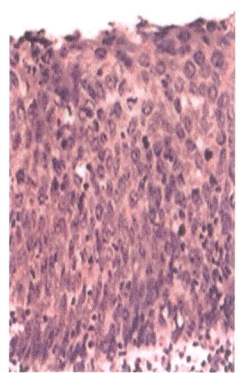

上皮内瘤变Ⅰ级　　上皮内瘤变Ⅱ级　　上皮内瘤变Ⅲ级　　原位癌

图 5-6 上皮内瘤变、原位癌

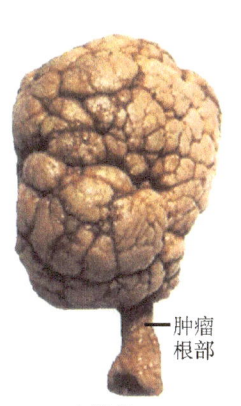
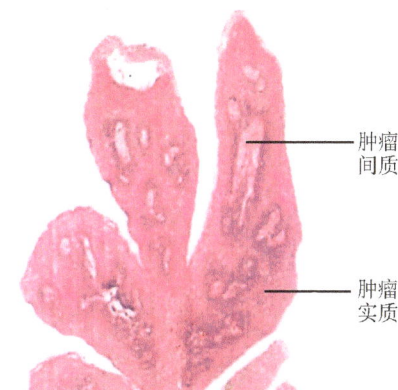

肉眼观　　　　　　镜下观

图 5-7 皮肤乳头状瘤

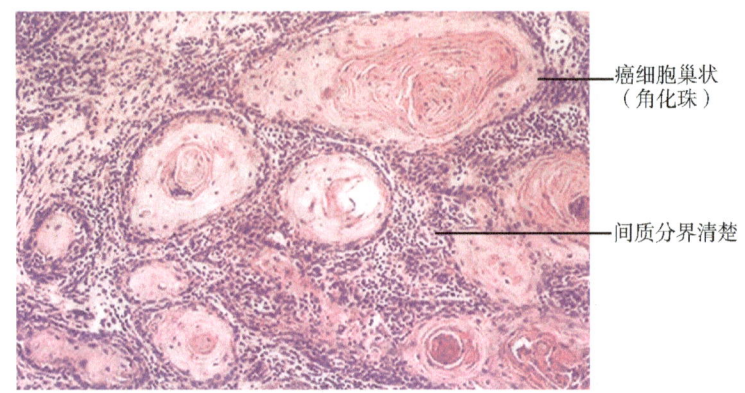

图 5-8　鳞状细胞癌

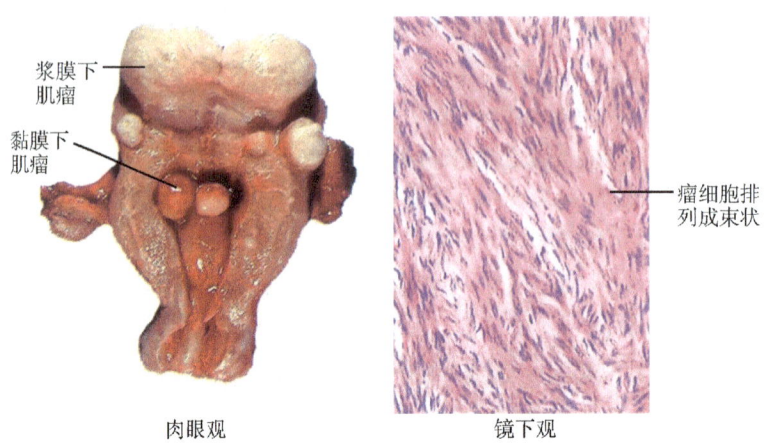

肉眼观　　　　　　镜下观

图 5-9　子宫平滑肌瘤

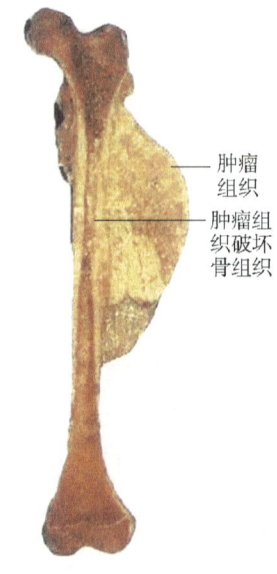

图 5-10　骨肉瘤

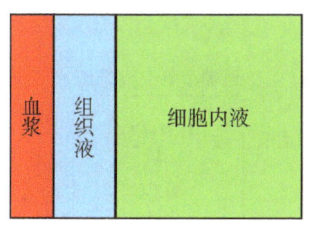

图6-1 正常体液分布

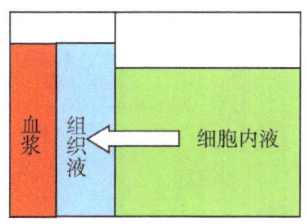

图6-2 高渗性脱水时体液分布变化

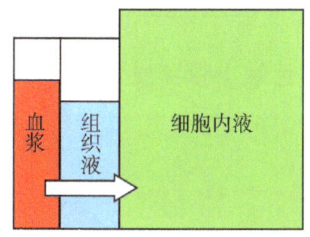

图6-3 低渗性脱水时体液分布变化

图6-4 等渗性脱水时体液分布变化

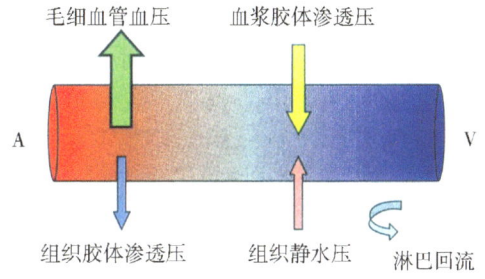

图6-5 水肿的发生机制

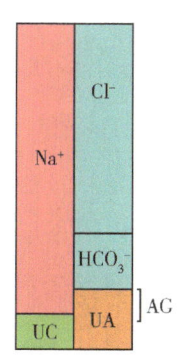

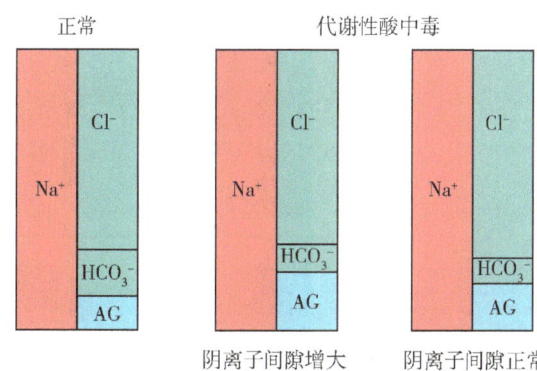

图7-1 阴离子间隙

图7-2 正常和代谢性酸中毒时的阴离子间隙

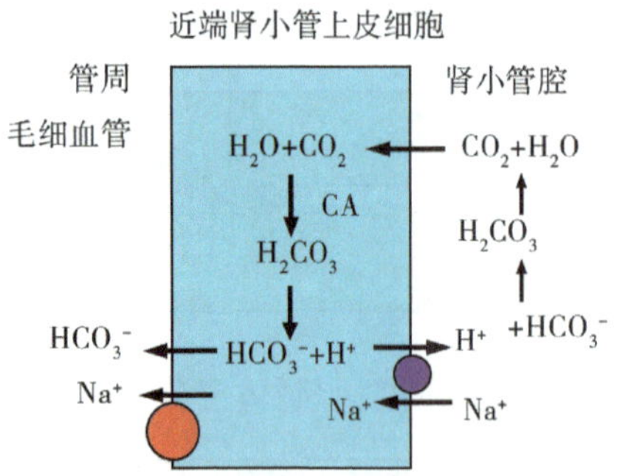

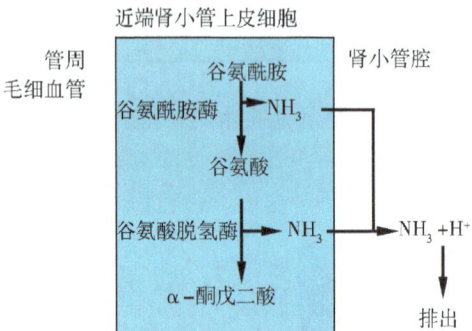

图7-3 近端小管泌H^+和$NaHCO_3$重吸收

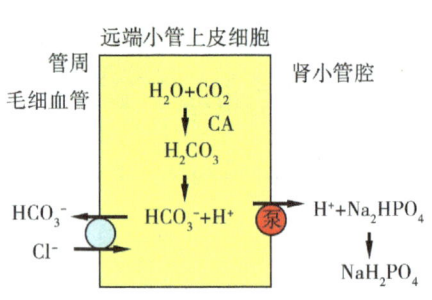

图7-4 远端小管和集合管泌H^+和磷酸盐排出

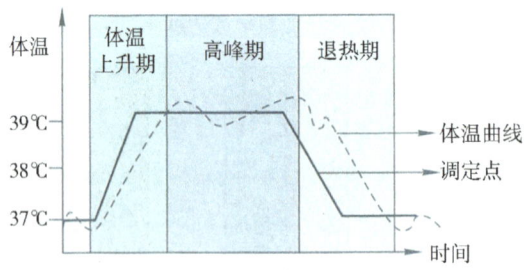

图7-5 肾小管泌NH_3和铵盐排出

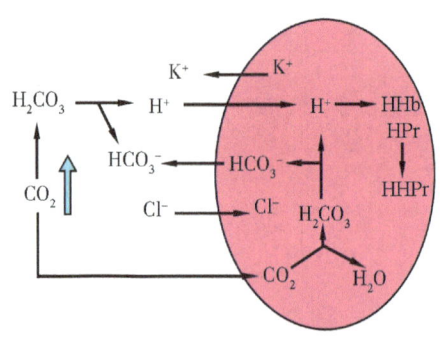

图7-6 呼吸性酸中毒时血红蛋白缓冲和细胞内外离子交换

图8-1 发热时相和调定点的关系

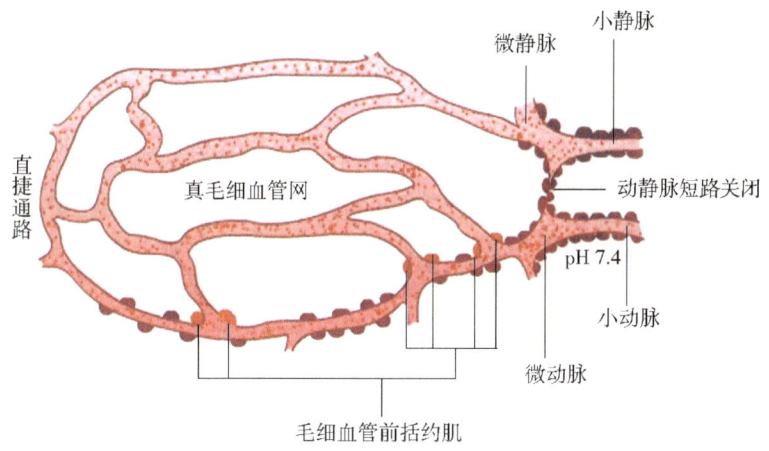

图10-1　正常微循环结构示意图

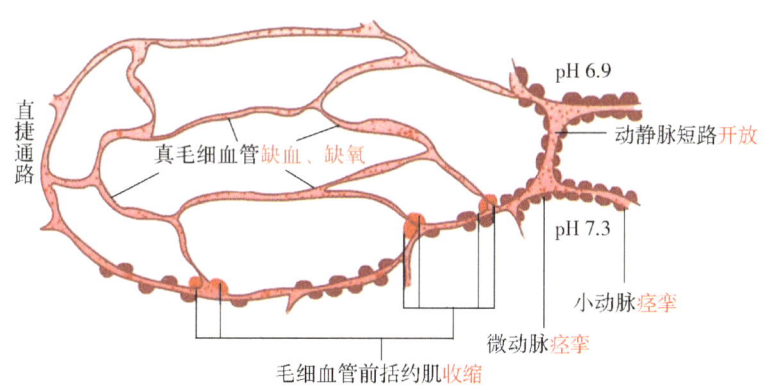

图10-2　休克代偿期微循环变化

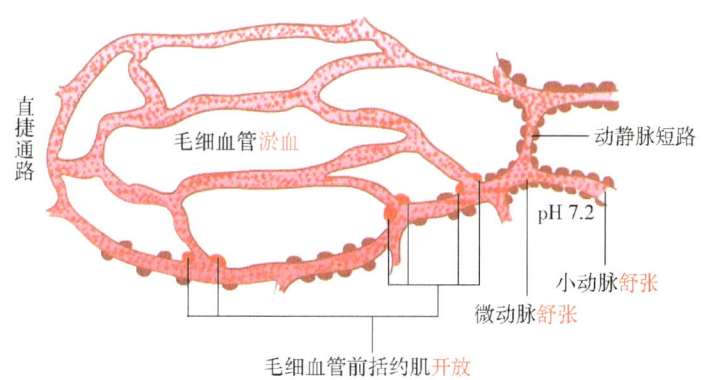

图10-3　休克进展期微循环变化

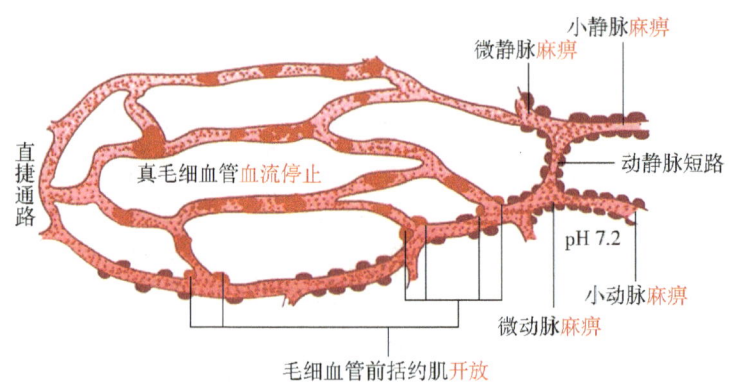

图10-4 休克难治期微循环变化

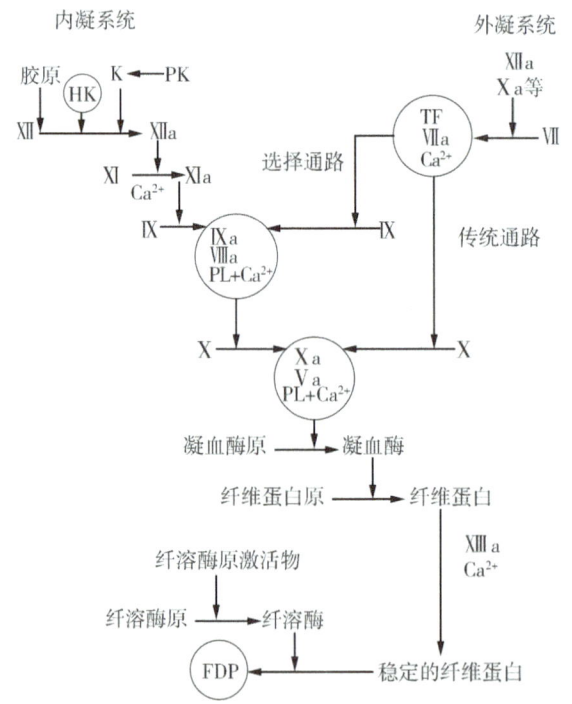

图11-1 血液凝固和纤维蛋白溶解过程

TF：组织因子；PL：细胞膜磷脂；PK：激肽释放酶原；K：激肽释放酶；HK：高分子激肽原；FDP：纤维蛋白降解产物

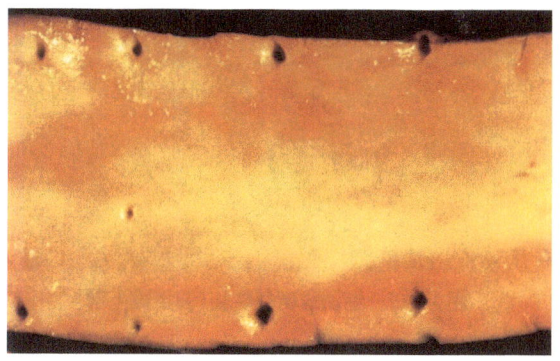

图13-1　主动脉粥样硬化（肉眼观）

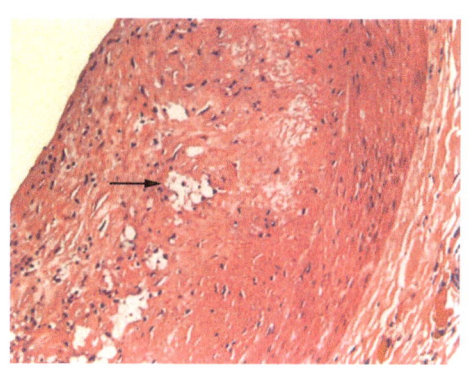

图13-2　动脉粥样硬化（镜下观）

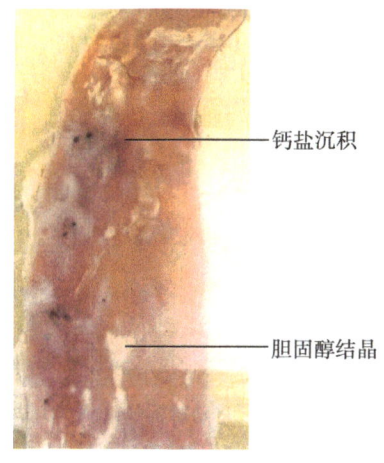

钙盐沉积

胆固醇结晶

图13-3　主动脉粥样硬化（肉眼观）
（粥样斑块）

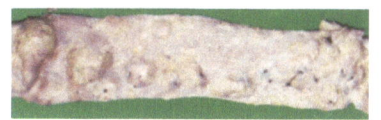

图13-4　主动脉粥样硬化（肉眼观）

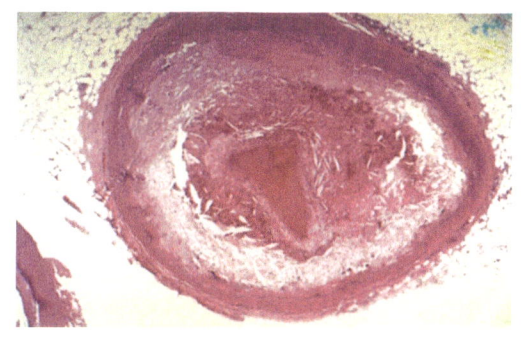

图13-5　冠状动脉粥样硬化（镜下观）
（粥样斑块）

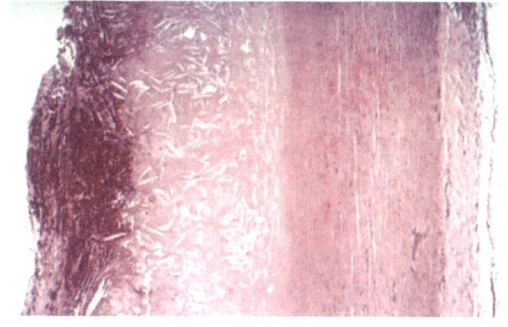

图13-6　主动脉粥样硬化（镜下观）

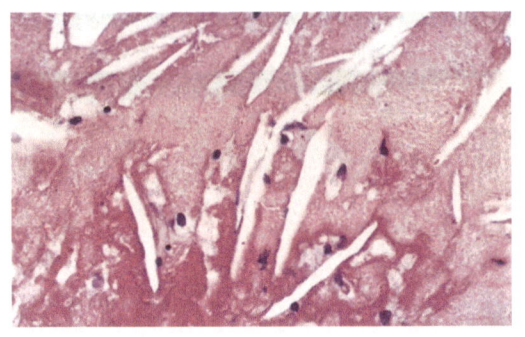

图13-7　主动脉粥样硬化（高倍镜下观）

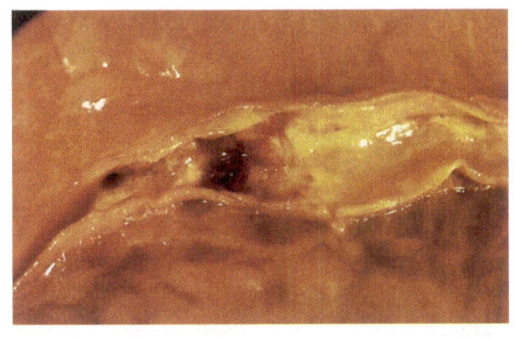

图13-8　冠状动脉粥样硬化伴有斑块破裂出血（肉眼观）

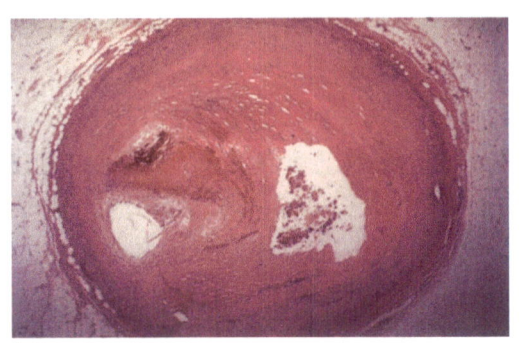

图13-9　冠状动脉粥样硬化伴血栓形成（镜下观）

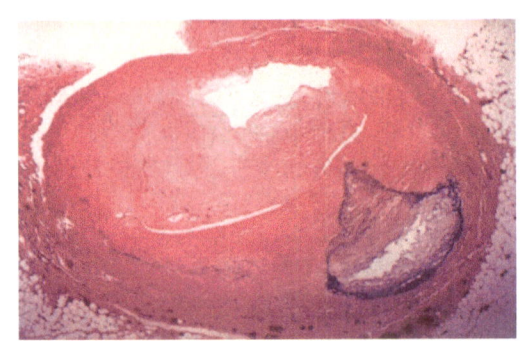

图13-10　冠状动脉粥样硬化钙化（镜下观）

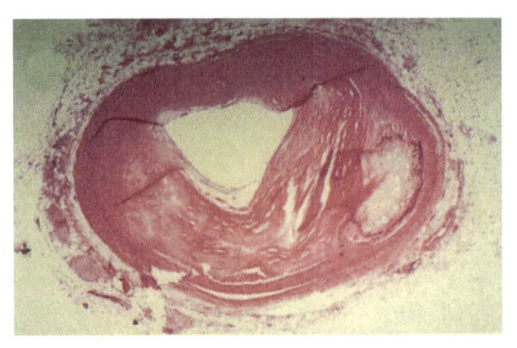

图13-11　冠状动脉粥样硬化导致血管腔狭窄（镜下观）

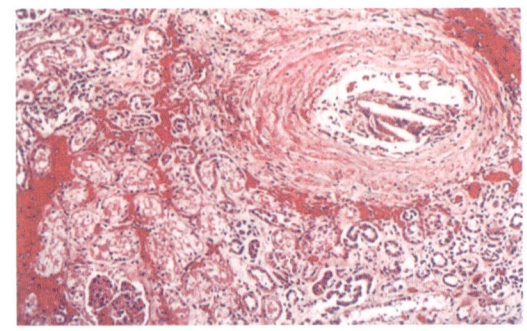

图13-12　肾动脉分支处可见斑块引起的血管管腔狭窄（镜下观）

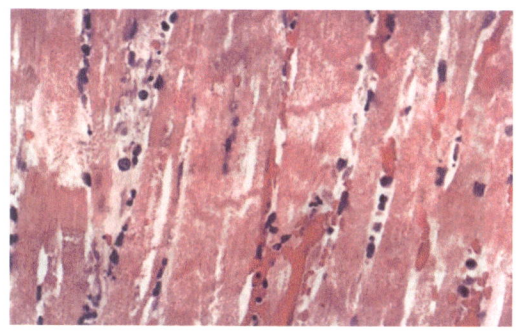

图13-13 心肌梗死48 h后

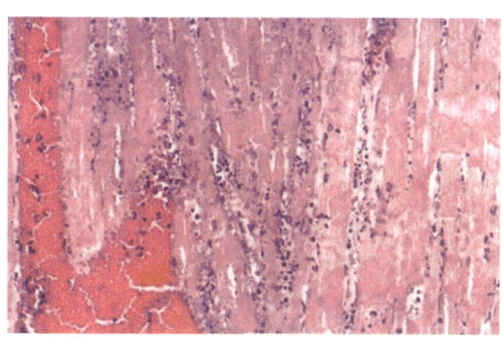

图13-14 梗死后心肌凝固性坏死（镜下观，肌浆凝集）

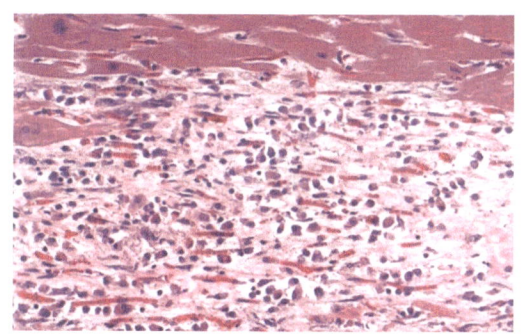

图13-15 心肌梗死第7日后（镜下观）

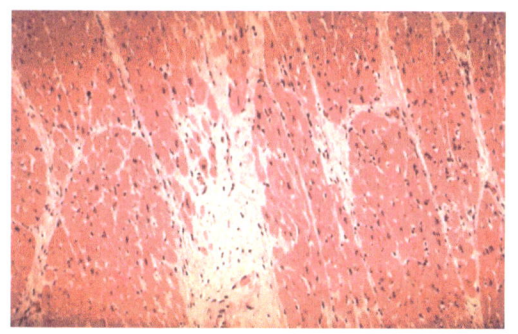

图13-16 心肌梗死第3周后（镜下观）

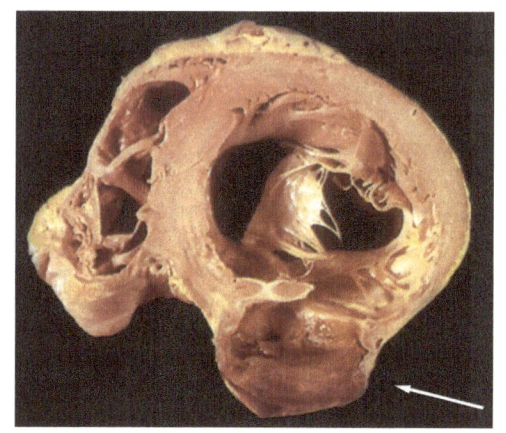

图13-17 心脏横切面

箭头示心室动脉瘤，心室壁很薄，向外凸出

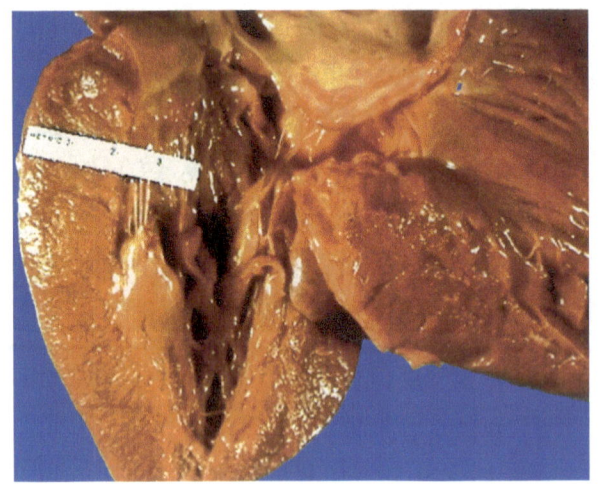

图 13-18 原发性高血压心肌肥厚（肉眼观）

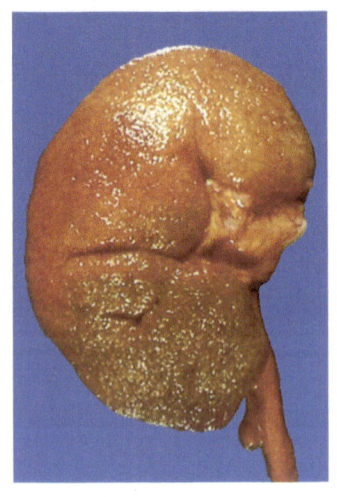

图 13-19 良性高血压肾脏（肉眼观）

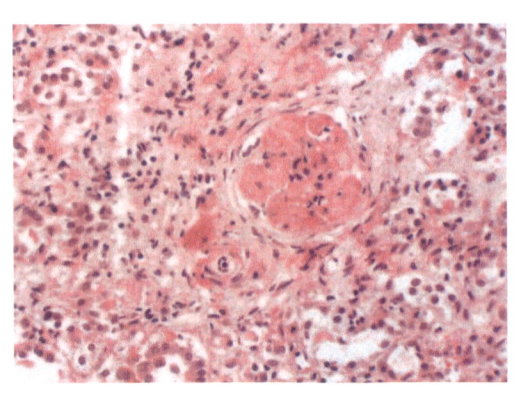

图 13-20 良性高血压肾脏（镜下观）1
图示结缔组织增生及淋巴细胞浸润

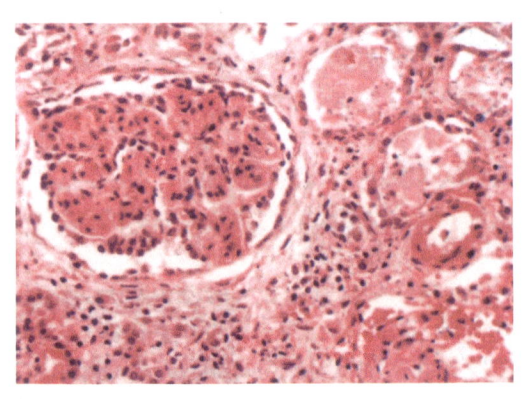

图 13-21 良性高血压肾脏（镜下观）2
图示肾小球代偿性肥大

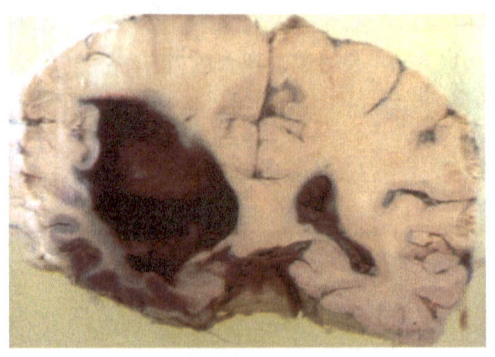

图 13-22 高血压脑出血（肉眼观）

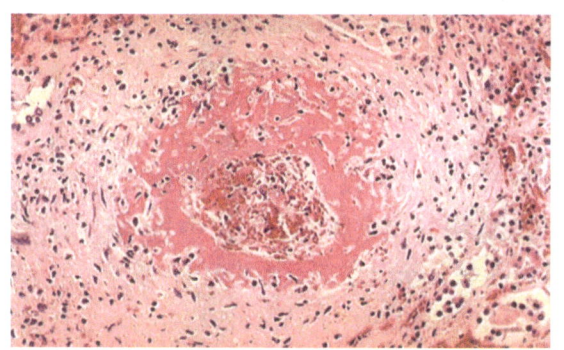

图 13-23 恶性高血压肾（镜下观）

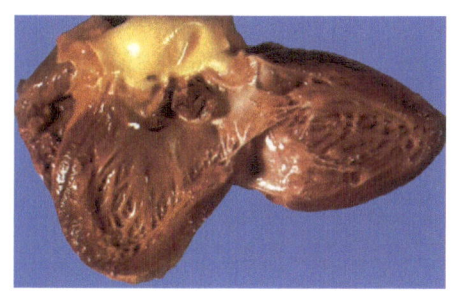

图 13-24 急性感染性心内膜炎（肉眼观）

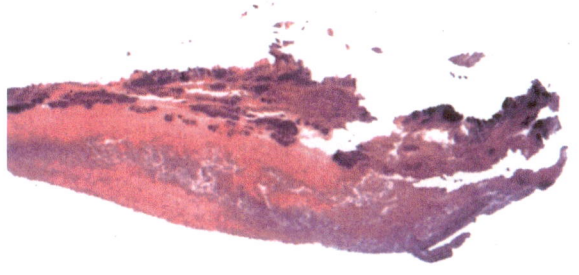

图 13-25 急性感染性心内膜炎（镜下观）

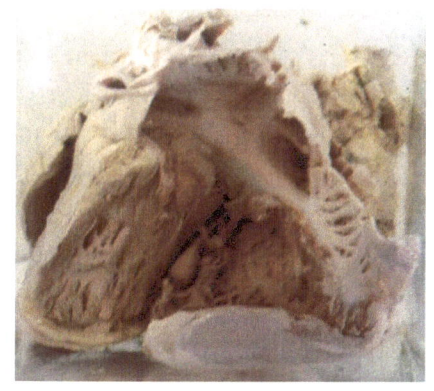

图 13-26 亚急性感染性心内膜炎（肉眼观）

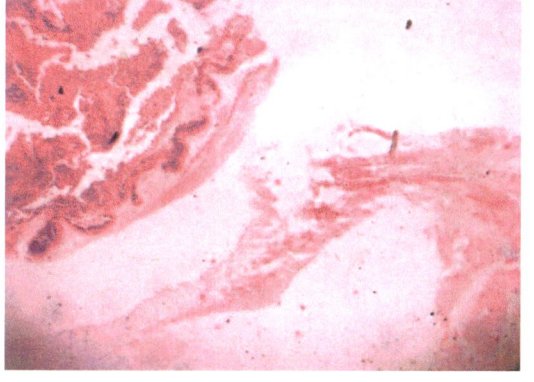

图 13-27 亚急性感染性心内膜炎（镜下观）

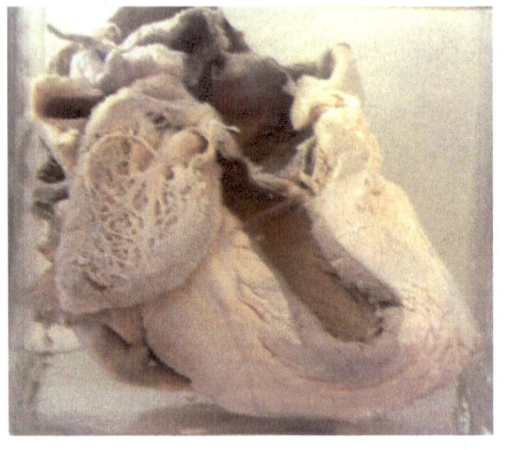

图 13-28　二尖瓣狭窄（肉眼观）

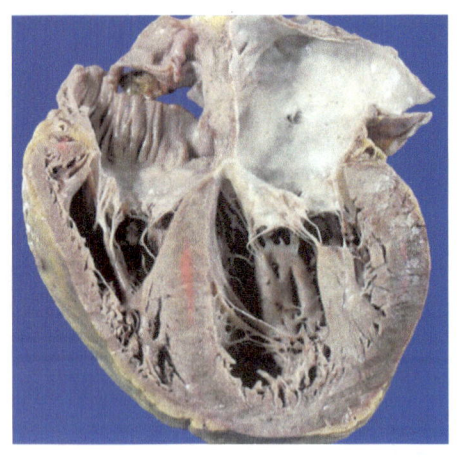

图 13-29　扩张型心肌病（肉眼观）

各心腔均明显扩张

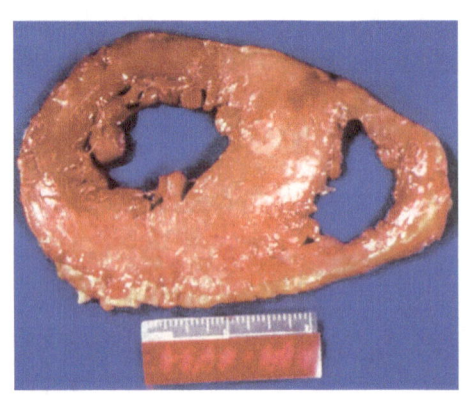

图 13-30　肥厚型心肌病（肉眼观）

室间隔肥厚

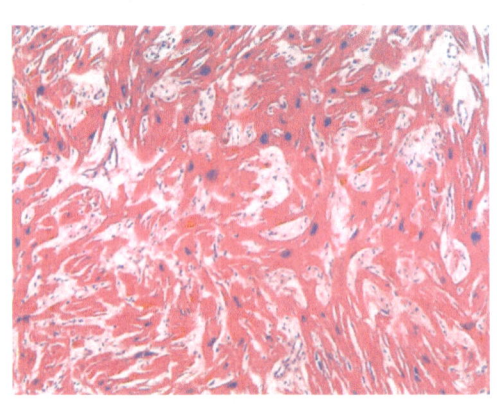

图 13-31　肥厚型心肌病（镜下观）

心肌细胞普遍性高度肥大

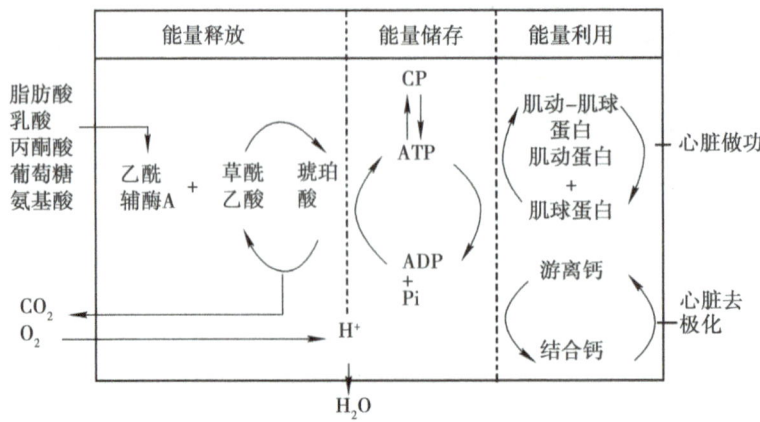

图 13-32　心肌能量代谢过程示意图

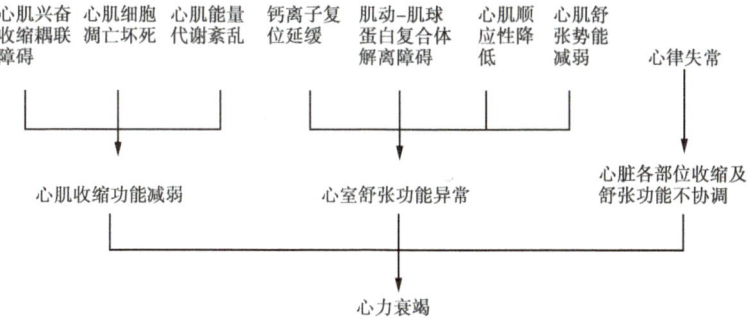

图13-33　心力衰竭发生机制

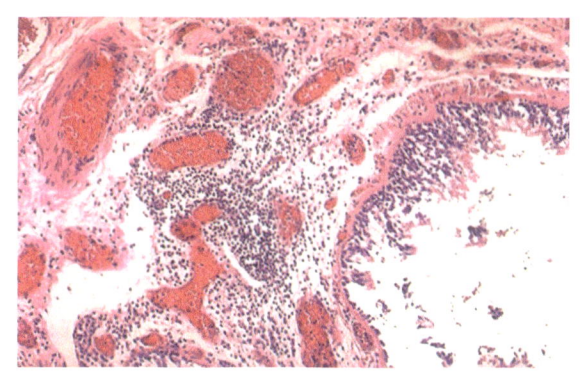

图14-1　慢性支气管炎（镜下观）

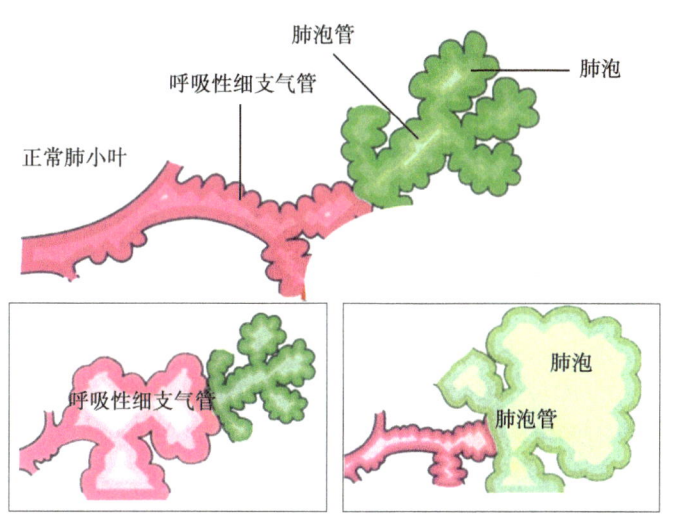

图14-2　肺泡性肺气肿示意图

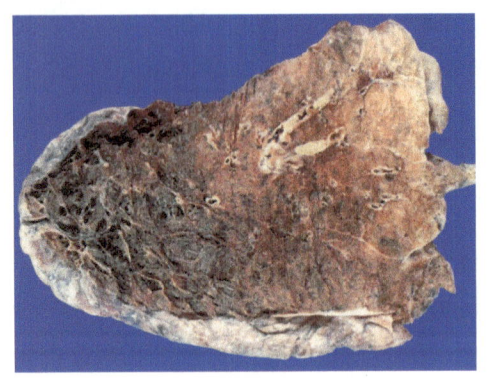
图14-3 间质性肺气肿（肉眼观）

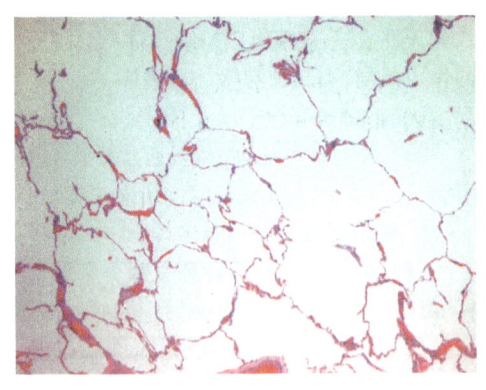
图14-4 间质性肺气肿（镜下观）

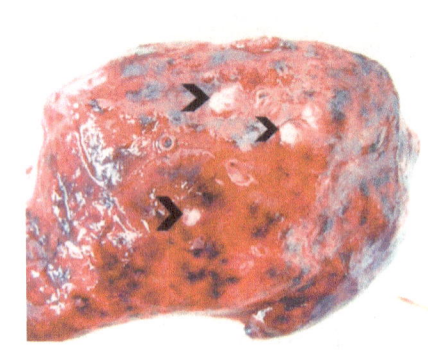
图14-5 支气管哮喘（肉眼观）

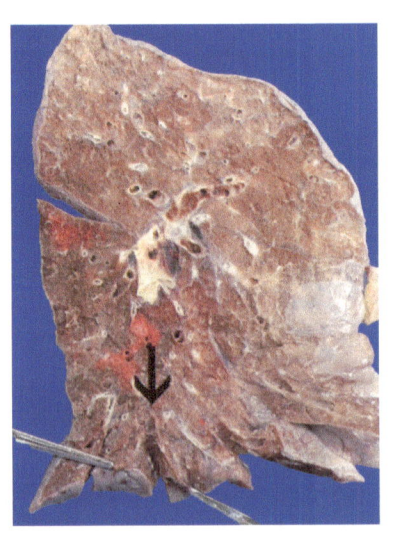
图14-6 支气管扩张（肉眼观）

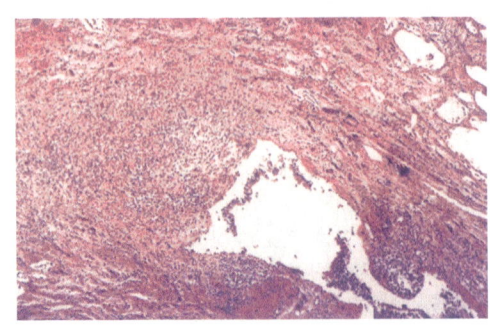
图14-7 支气管扩张（镜下观）

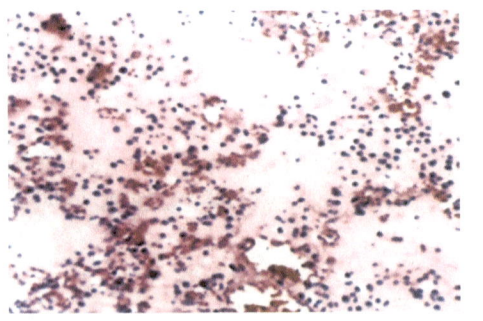
图14-8 大叶性肺炎充血水肿期（镜下观）

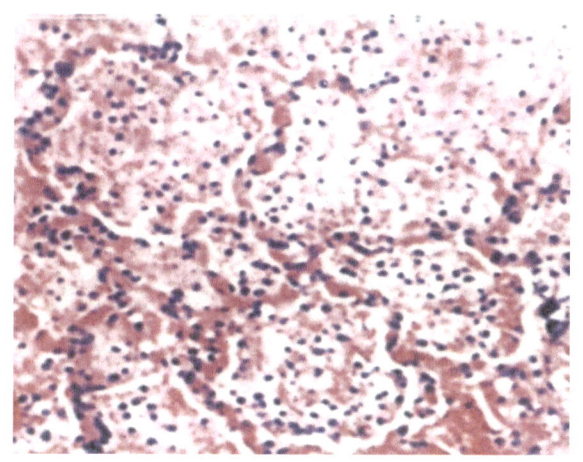
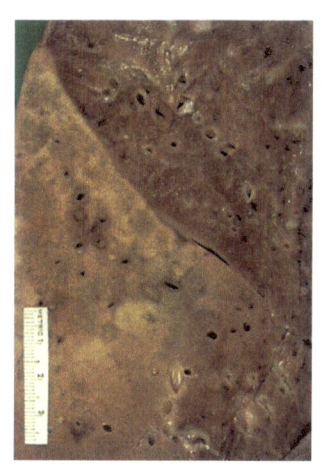

图14-9 大叶性肺炎红色肝样变期（镜下观）　　图14-10 大叶性肺炎灰色肝样变期（肉眼观）

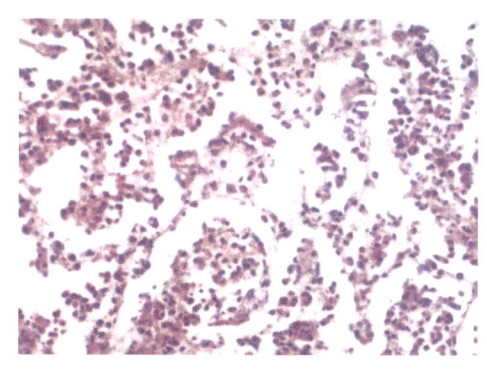
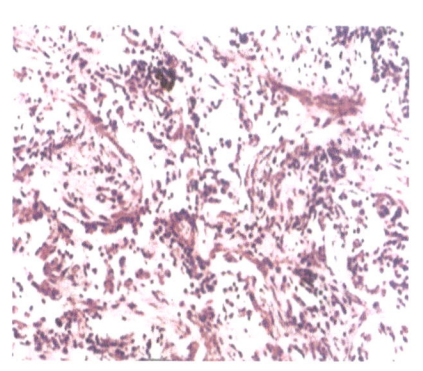

图14-11 大叶性肺炎灰色肝样变期（镜下观）　　图14-12 肺肉质变（镜下观）

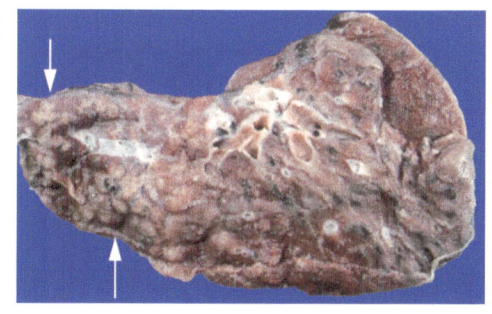
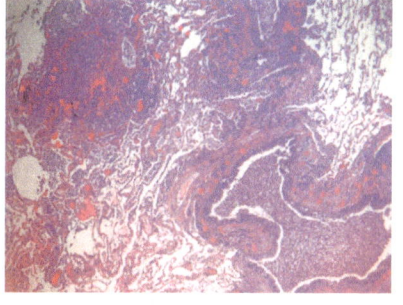

图14-13 小叶性肺炎（肉眼观）　　图14-14 小叶性肺炎（镜下观）

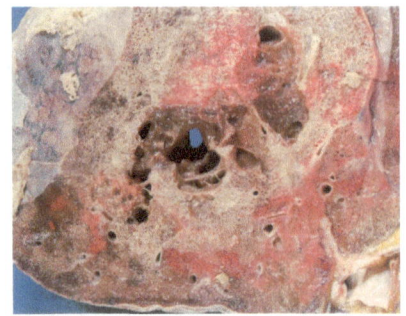
图14-15 小叶性肺炎合并肺脓肿（肉眼观）

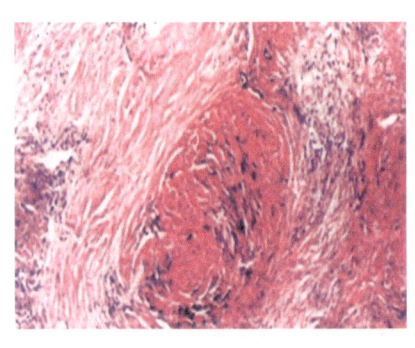
图14-16 肺硅沉着症（镜下观）

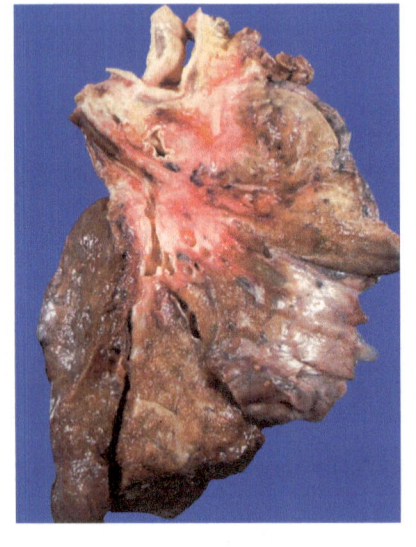
图14-17 中央型肺癌（肉眼观）
肺门部可见灰白色的癌组织

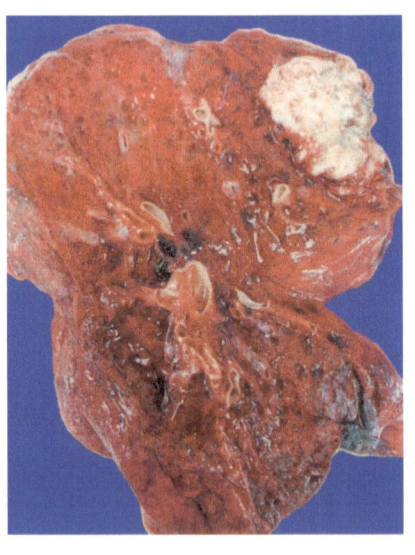
图14-18 周围性肺癌（肉眼观）
肿块呈结节状，位于肺叶的周边部

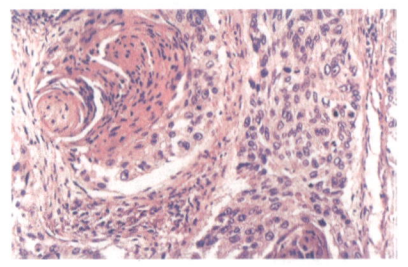
图14-19 肺鳞状细胞癌（镜下观）1
高度分化鳞状细胞癌可见癌珠

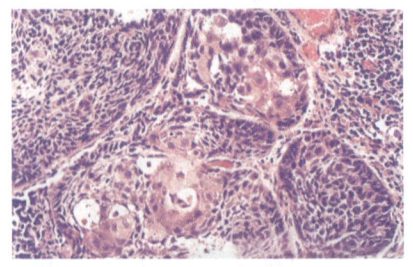
图14-20 肺鳞状细胞癌（镜下观）2
中度分化鳞状细胞癌的癌巢界限清楚，有细胞内角化但无角化珠形成

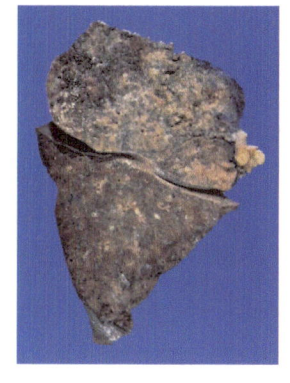 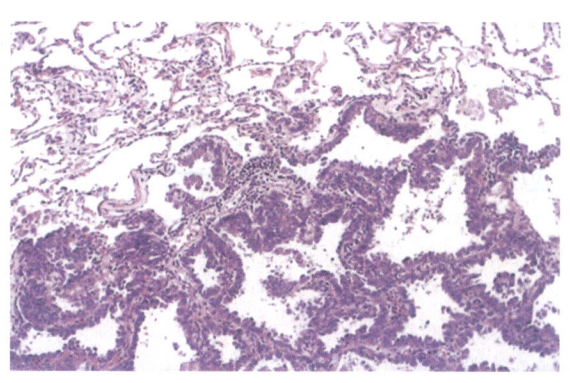

图 14-21　细支气管肺泡癌（肉眼观）　　图 14-22　细支气管肺泡癌（镜下观）

癌组织呈弥漫型　　　　　　　癌细胞沿肺泡壁生长，形似腺样结构

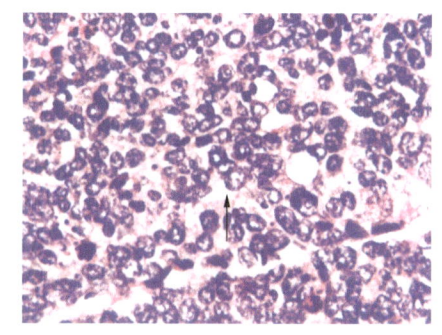 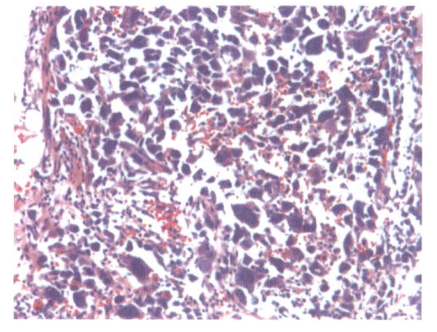

图 14-23　肺小细胞癌（镜下观）　　图 14-24　肺大细胞癌（镜下观）

癌细胞呈短梭形，排列成团（燕麦细胞癌）　　癌细胞大，异型性明显，可见瘤巨细胞

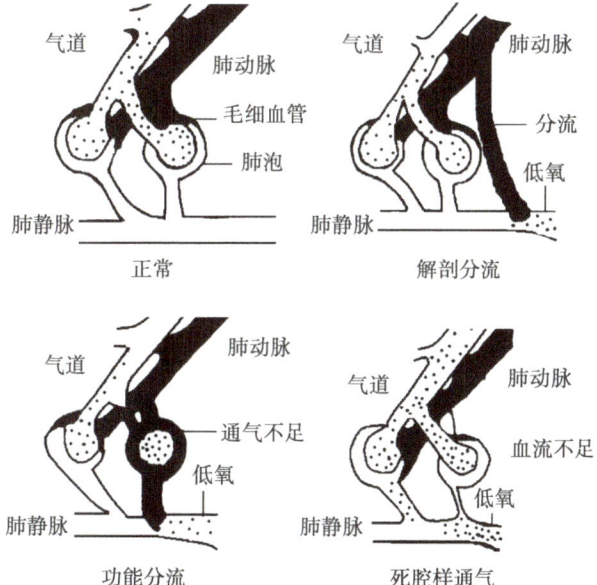

图 14-25　肺泡通气与血流比例失调模式图

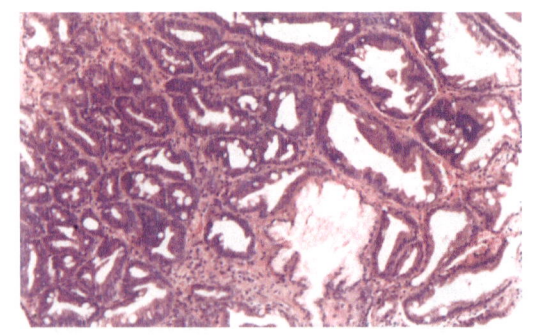

图15-1 慢性萎缩性胃炎肠上皮化生（HE×100）

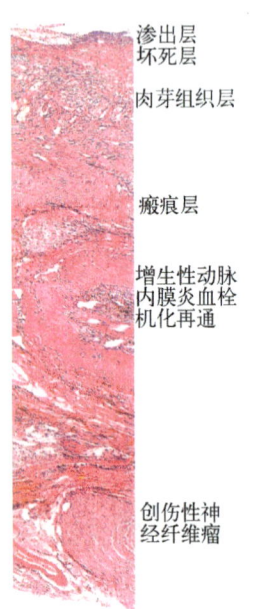

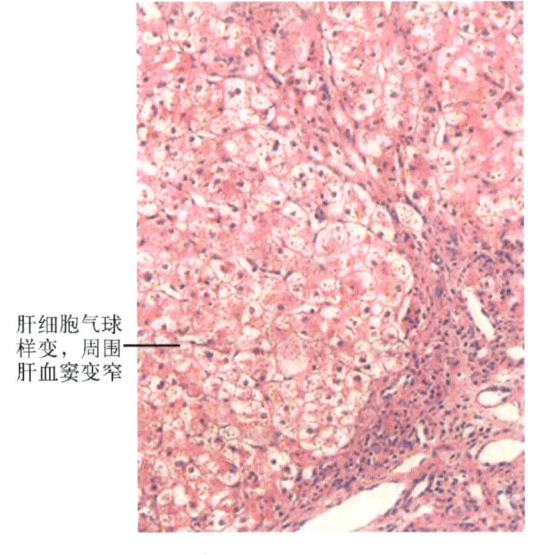

图15-2 慢性胃溃疡（镜下观）

图15-3 急性病毒性肝炎（镜下观）

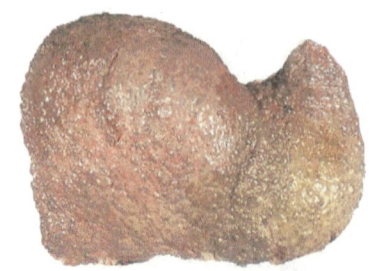

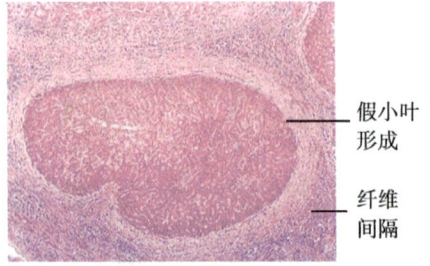

肝表面呈弥漫、大小较一致结节（肉眼观）　　假小叶形成（镜下观）

图15-4 肝门静脉性肝硬化

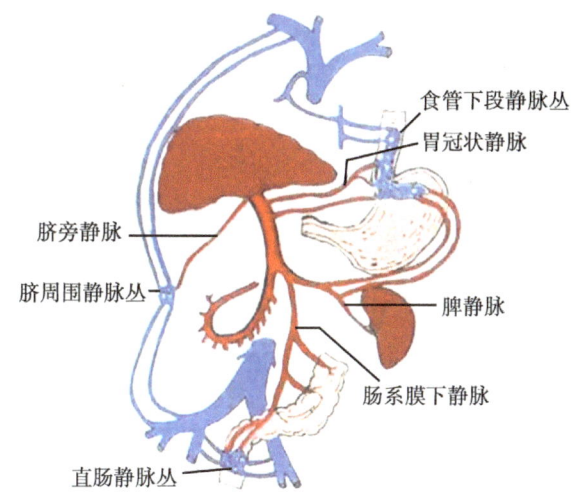

图 15-5　肝门静脉高压侧支循环形成模式图

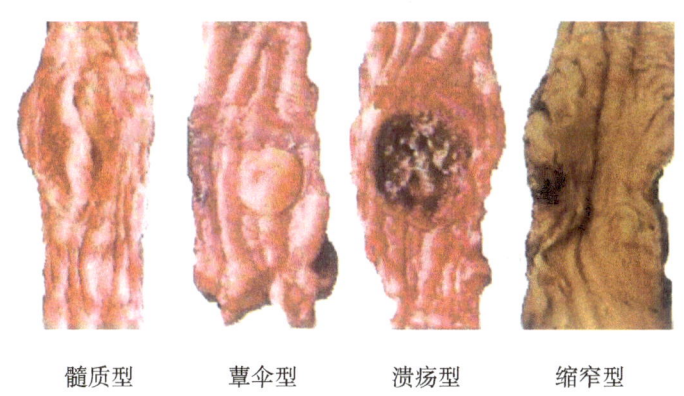

髓质型　　　蕈伞型　　　溃疡型　　　缩窄型

图 15-6　食管癌类型（肉眼观）

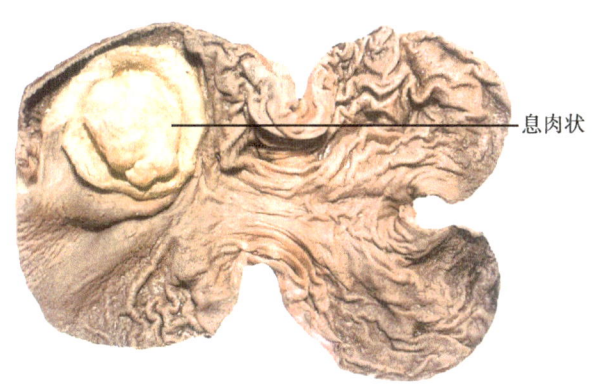

图 15-7　息肉型胃癌（肉眼观）

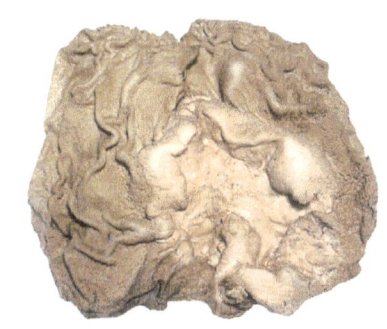

图 15-8　溃疡型胃癌（肉眼观）

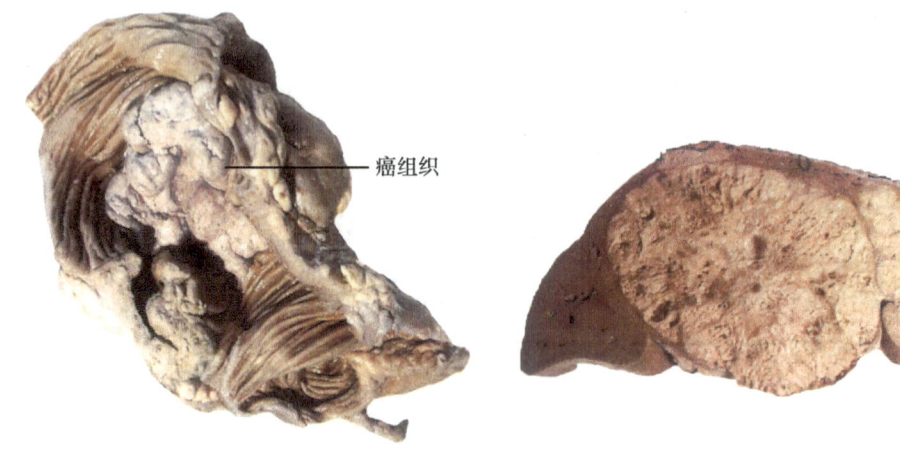

图15-9　结肠癌（隆起型）　　　图15-10　肝癌（巨块型）

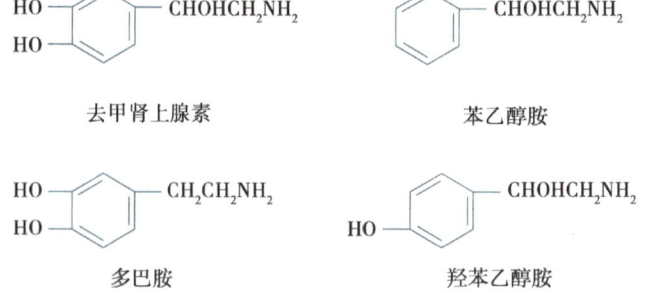

图15-11　正常神经递质与假性神经递质的结构

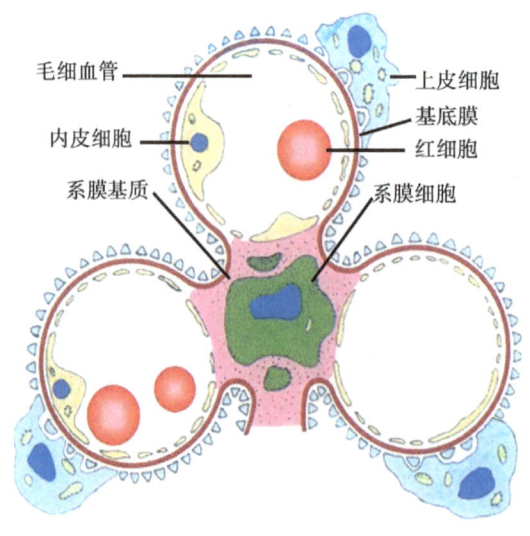

图16-1　肾小球滤过屏障结构模式图

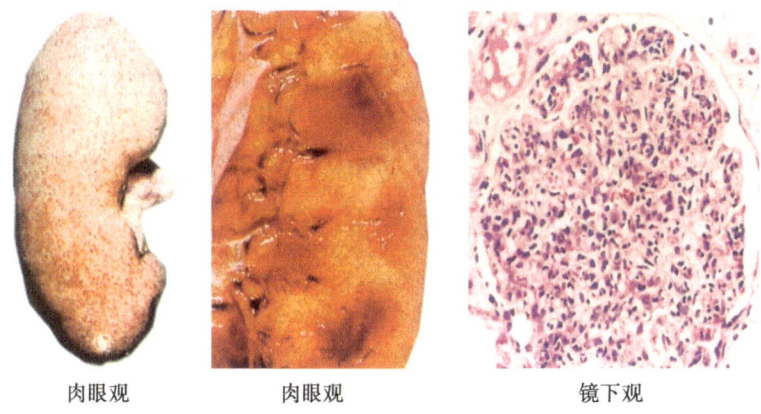

图16-2 毛细血管增生性肾小球肾炎

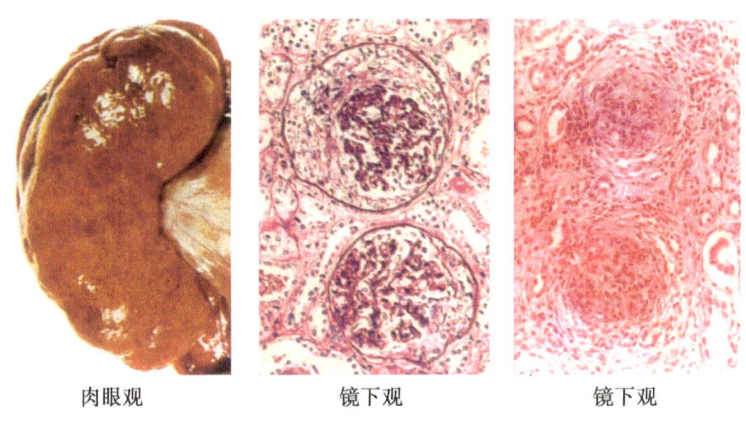

图16-3 新月体性肾小球肾炎

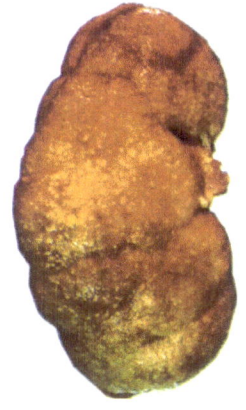

图16-4 硬化性肾小球肾炎（肉眼观）

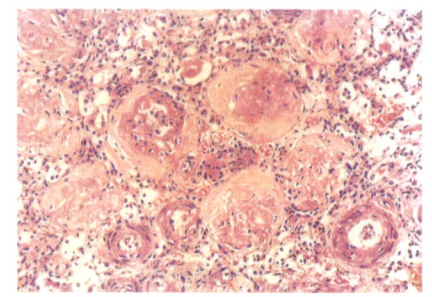
图16-5 硬化性肾小球肾炎（镜下观）

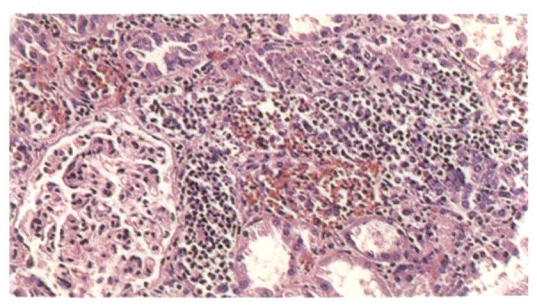
图16-6 急性肾盂肾炎（镜下观）

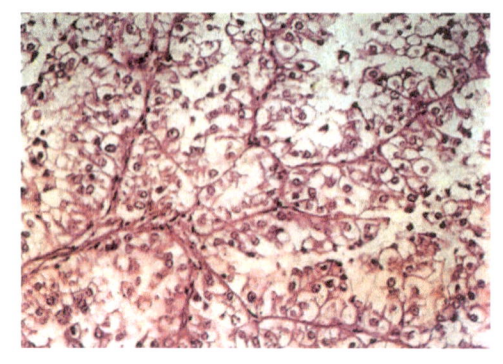
图16-7 肾透明细胞癌（镜下观）

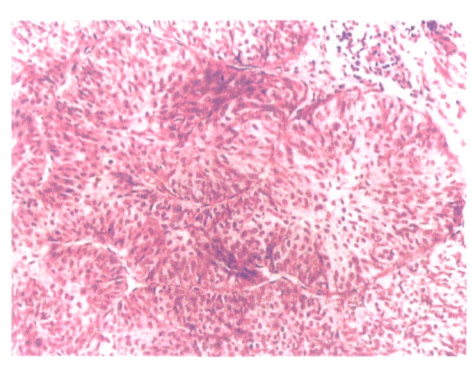
图16-8 高级别尿路上皮乳头状癌（镜下观）

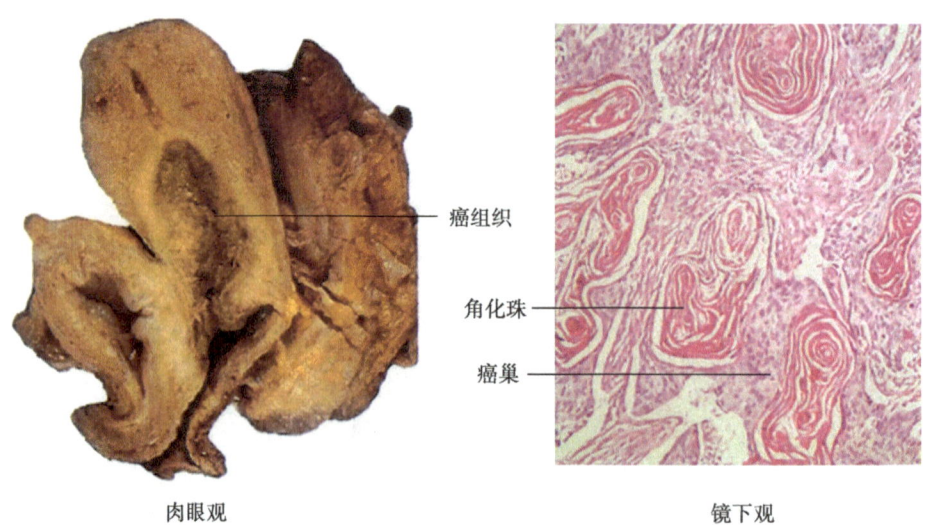

癌组织

角化珠

癌巢

肉眼观　　　　　　　　　镜下观

图17-1 子宫颈癌

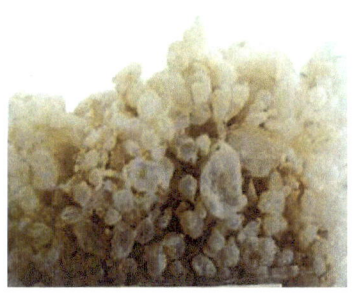

图17-2 葡萄胎（肉眼观）

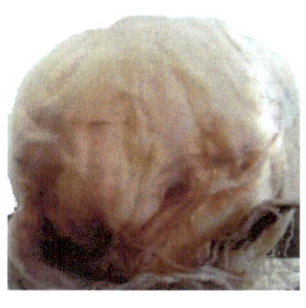

图17-3 浆液性囊腺瘤（肉眼观）

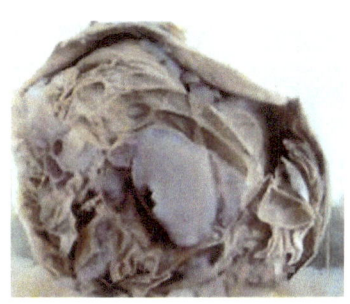

图17-4 黏液性囊腺瘤（肉眼观）

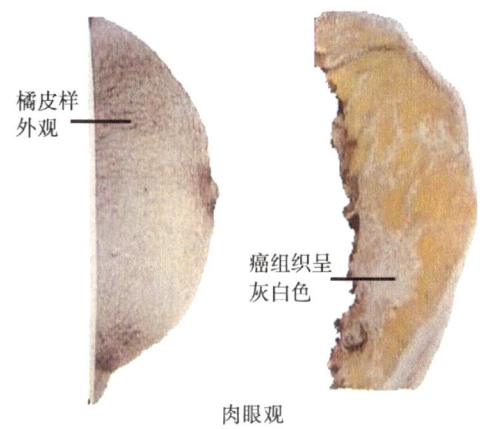

橘皮样外观　癌组织呈灰白色　癌细胞呈条索状

肉眼观　镜下观

图17-5 乳腺癌

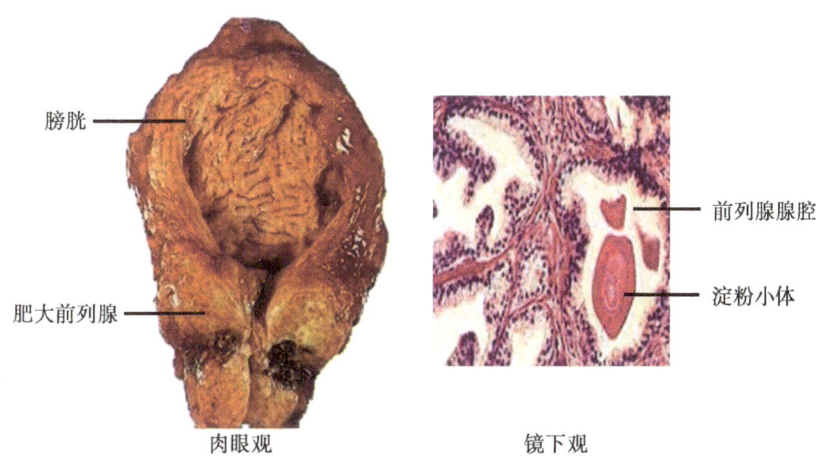

膀胱　前列腺腺腔
肥大前列腺　淀粉小体

肉眼观　镜下观

图17-6 前列腺增生

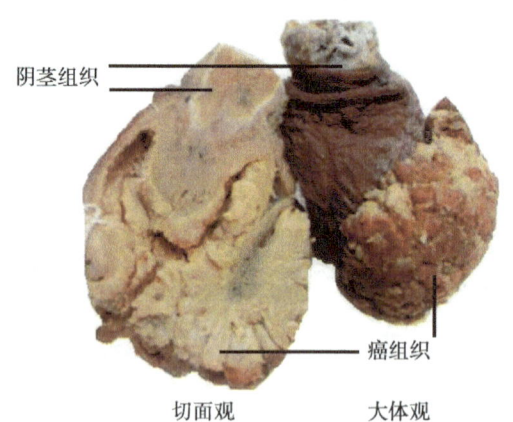

图17-7 阴茎癌（肉眼观）

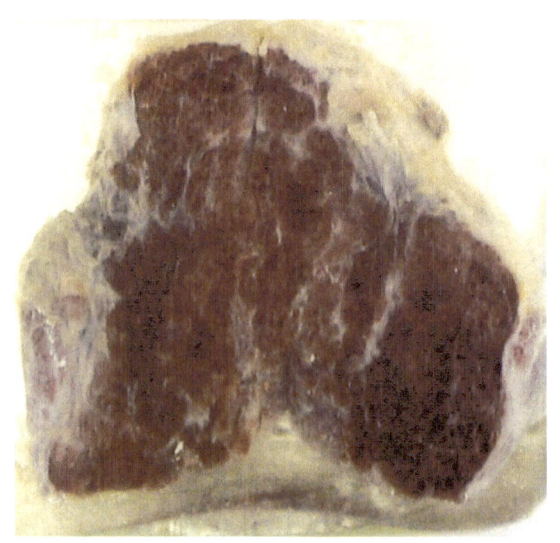

图18-1 胶样甲状腺肿（肉眼观）

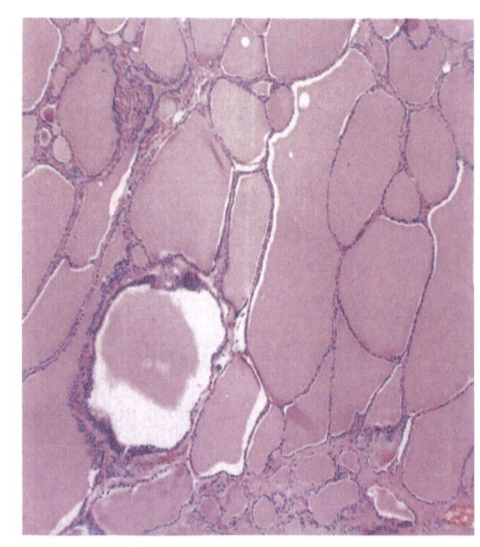

图18-2 胶样甲状腺肿（镜下观）

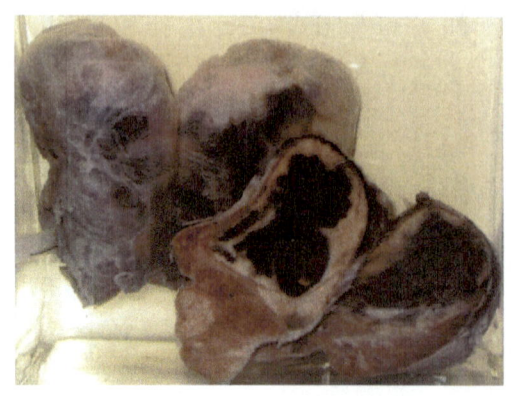

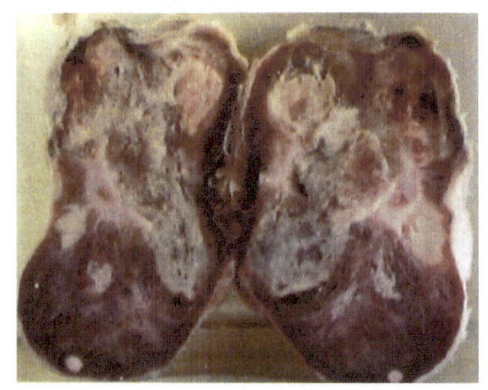

图18-3 结节样甲状腺肿（肉眼观）

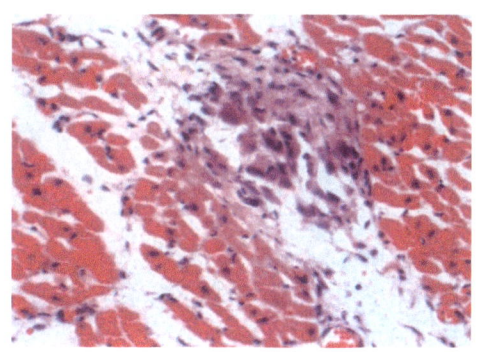

图18-4 风湿性心肌炎（镜下观）

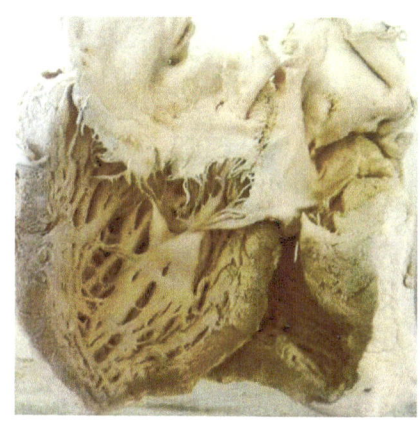

图18-5 风湿性心内膜炎（肉眼观）

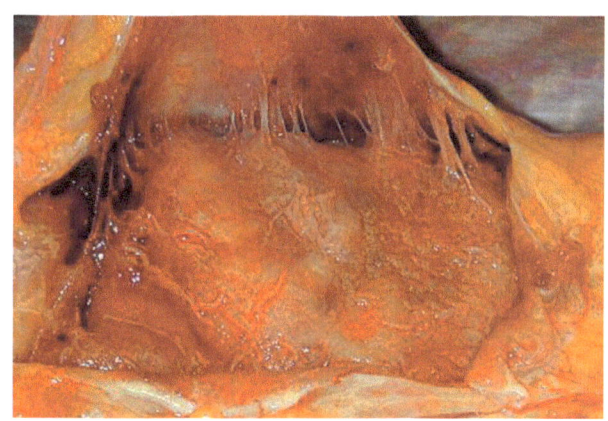

图18-6 纤维素性心包炎（肉眼观）

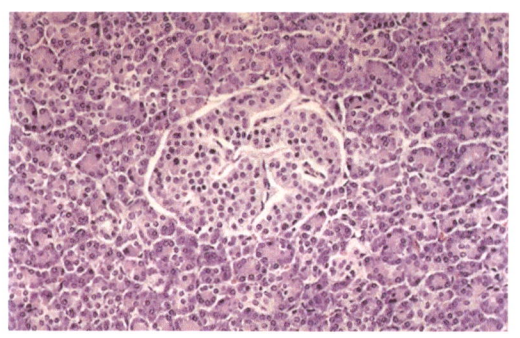

图18-7 正常胰岛形态（镜下观）

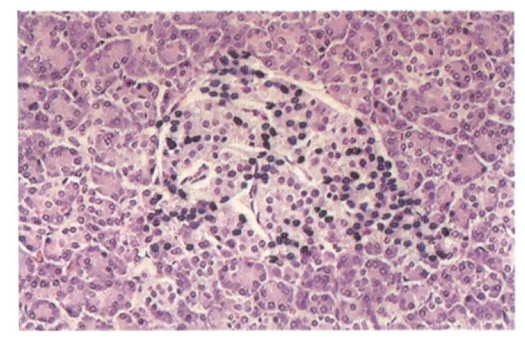 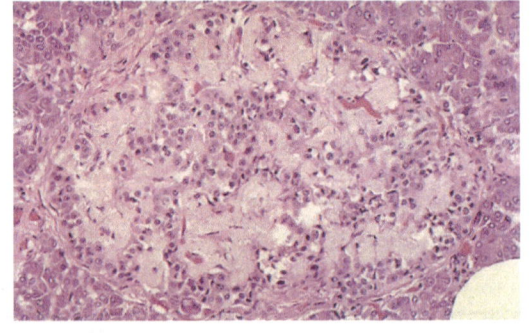

图18-8　1型糖尿病（镜下观）　　　　图18-9　2型糖尿病（镜下观）

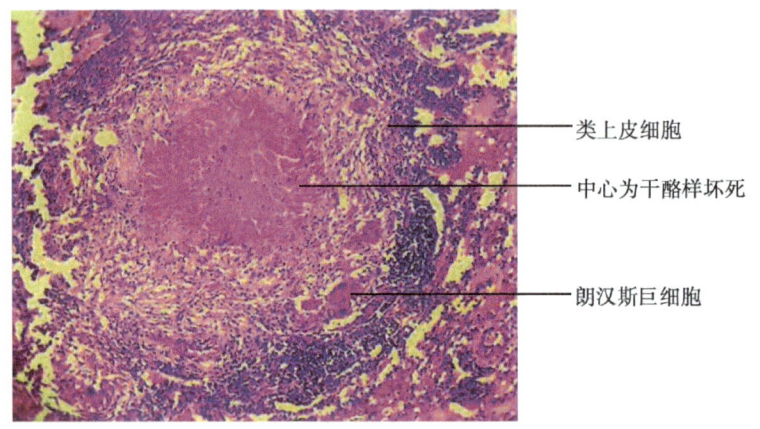

— 类上皮细胞
— 中心为干酪样坏死
— 朗汉斯巨细胞

图19-1　结核结节（镜下观）

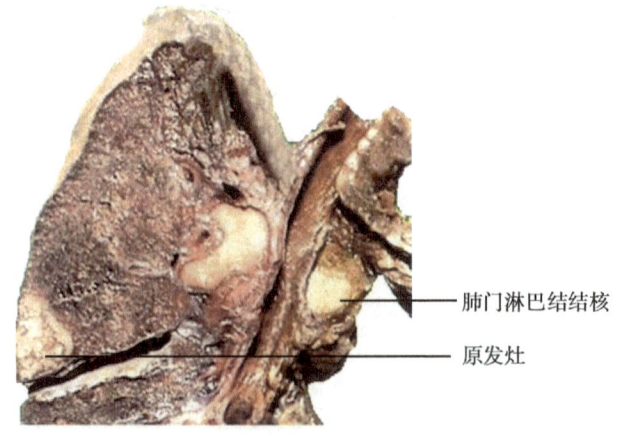

— 肺门淋巴结结核
— 原发灶

图19-2　肺原发综合征（肉眼观）

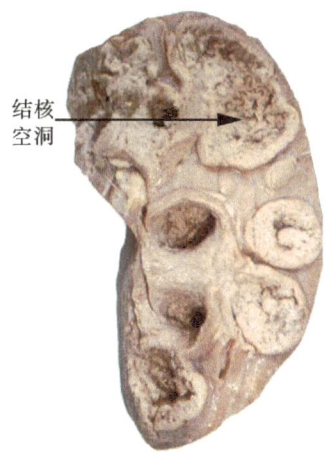

图19-3　肾结核（肉眼观）

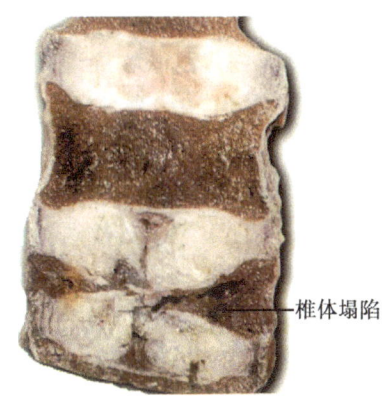

图19-4　椎体结核（肉眼观）

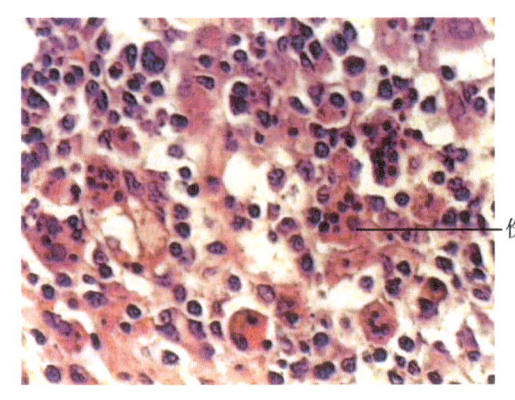

图19-5　伤寒肉芽肿（镜下观）

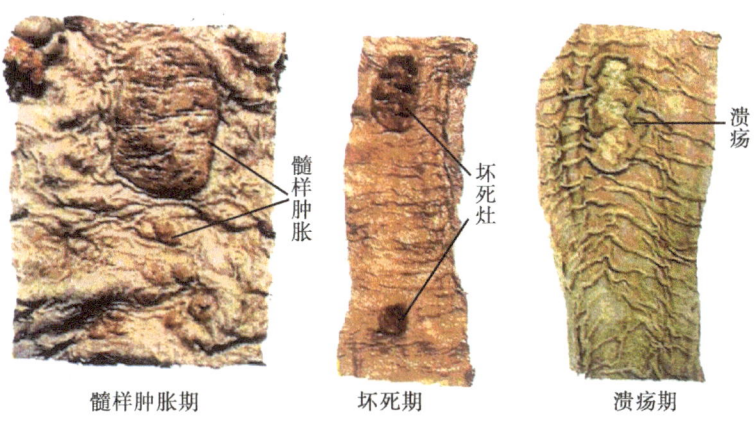

图19-6　伤寒肠道病变

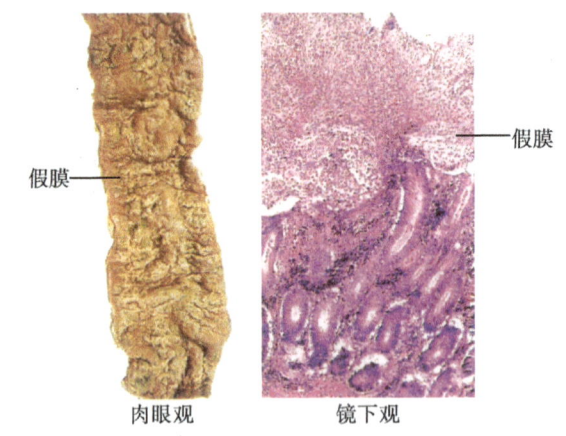

图 19-7 细菌性痢疾

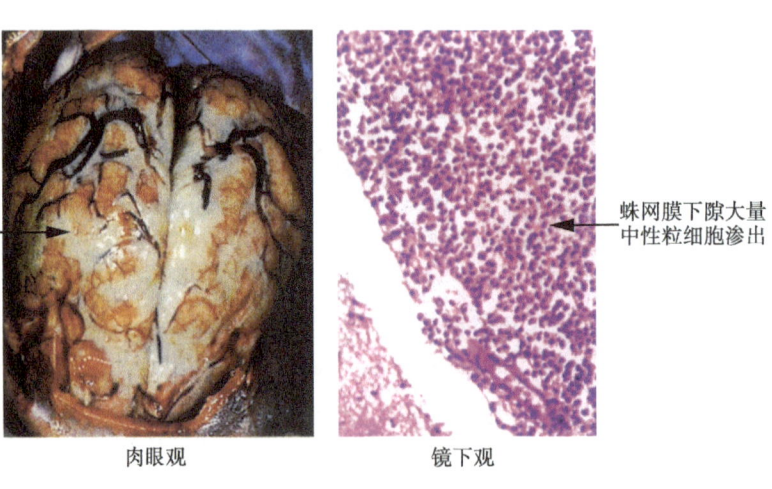

图 19-8 流行性脑脊髓膜炎

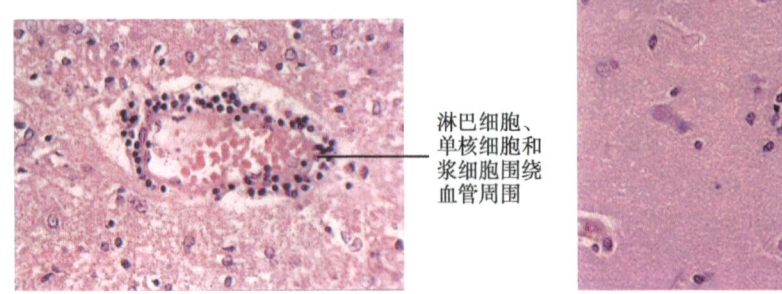

图 19-9 流行性乙型脑炎的血管淋巴套（镜下观）

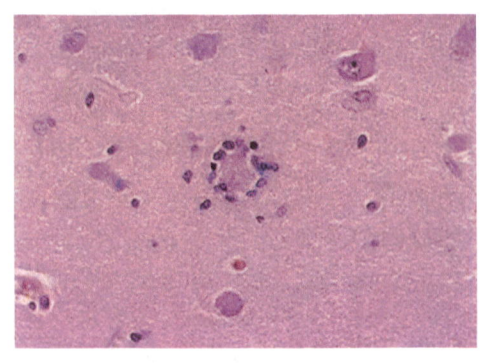

图 19-10 流行性乙型脑炎的神经细胞卫星现象（镜下观）

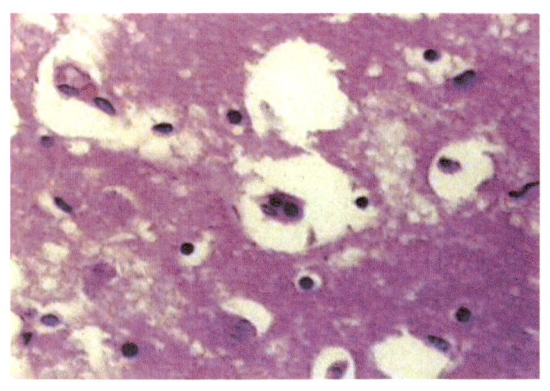
图19-11 流行性乙型脑炎的噬神经细胞现象（镜下观）

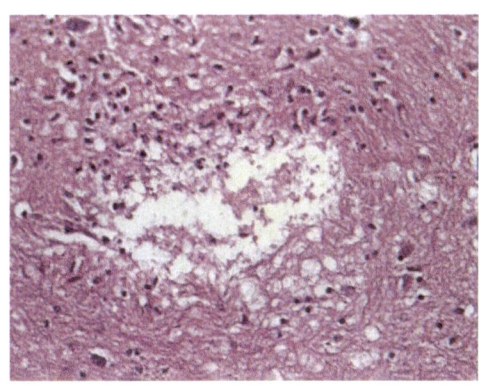
图19-12 流行性乙型脑炎的软化灶（镜下观）

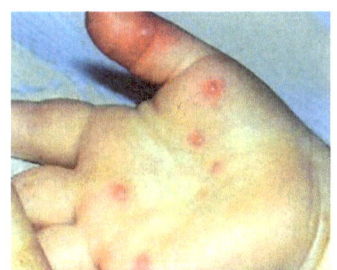
手部皮肤斑丘疹

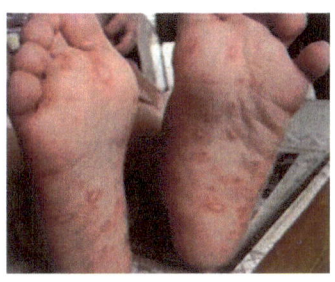
足部皮肤斑丘疹

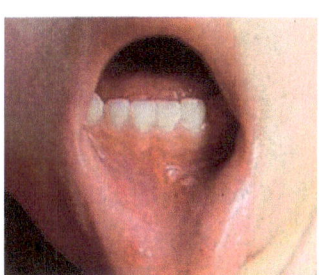
口腔溃疡

图19-13 手足口病

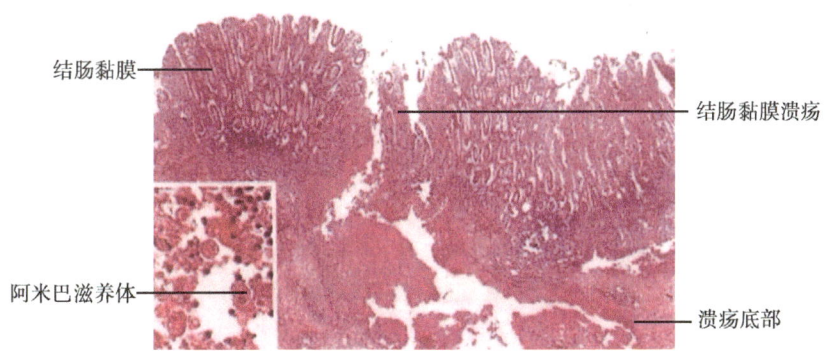
图20-1 结肠阿米巴溃疡（镜下观）

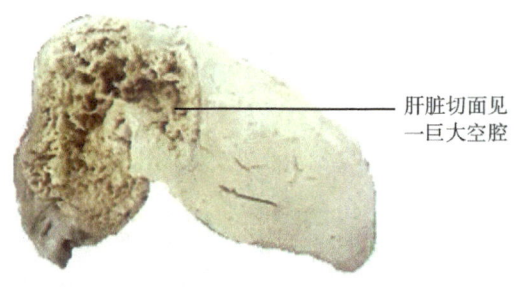

图20-2 阿米巴肝脓肿（肉眼观）

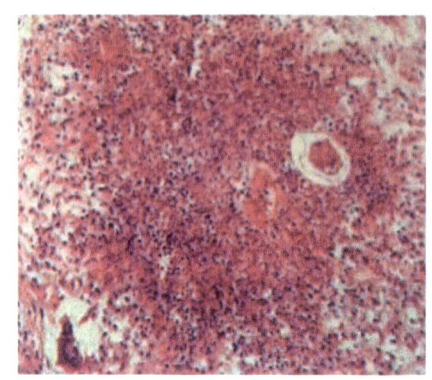

急性虫卵结节

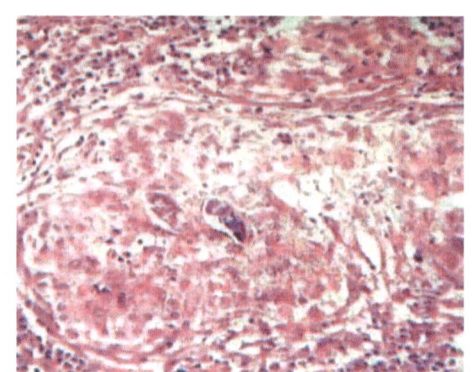

慢性虫卵结节

图20-3 血吸虫病虫卵结节（镜下观）

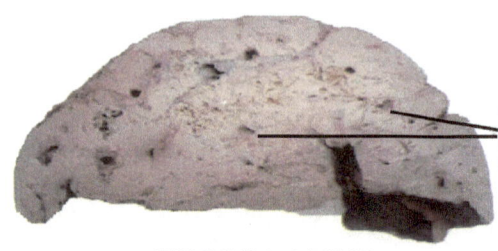

肝脏体积缩小（肉眼观）

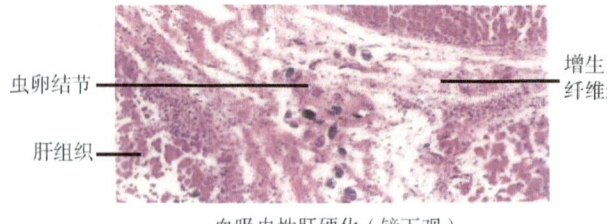

血吸虫性肝硬化（镜下观）

图20-4 血吸虫性肝硬化